U0335756

卒中中心
手册

主 编：王拥军

人民卫生出版社

图书在版编目（CIP）数据

卒中中心手册/王拥军主编.—北京：人民卫生出版社，2016
ISBN 978-7-117-22767-4

Ⅰ.①卒… Ⅱ.①王… Ⅲ.①脑血管疾病–诊疗–手册
Ⅳ.①R743-62

中国版本图书馆 CIP 数据核字（2016）第 123961 号

| 人卫智网 | www.ipmph.com | 医学教育、学术、考试、健康，购书智慧智能综合服务平台 |
| 人卫官网 | www.pmph.com | 人卫官方资讯发布平台 |

卒中中心手册

主　　编：王拥军
出版发行：人民卫生出版社（中继线 010-59780011）
地　　址：北京市朝阳区潘家园南里 19 号
邮　　编：100021
E - mail：pmph @ pmph.com
购书热线：010-59787592　010-59787584　010-65264830
印　　刷：北京盛通印刷股份有限公司
经　　销：新华书店
开　　本：850×1168　1/32　印张：13.5
字　　数：367 千字
版　　次：2016 年 6 月第 1 版　2018 年 2 月第 1 版第 3 次印刷
标准书号：ISBN 978-7-117-22767-4/R · 22768
定　　价：85.00 元

打击盗版举报电话：010-59787491　E-mail：WQ @ pmph.com
（凡属印装质量问题请与本社市场营销中心联系退换）

编写指导专家委员会

丁 里	· · ·	云南省第一人民医院
牛小媛	· · ·	山西医科大学第一医院
王小姗	· · ·	南京医科大学附属脑科医院
王振海	· · ·	宁夏医科大学总医院
文国强	· · ·	海南省人民医院
石正洪	· · ·	兰州大学第二医院
安中平	· · ·	天津市环湖医院
刘国荣	· · ·	包头市中心医院
朱梅佳	· · ·	山东大学附属千佛山医院
何 俐	· · ·	四川大学华西医院
何志义	· · ·	中国医科大学附属第一医院
李国忠	· · ·	哈尔滨医科大学附属第一医院
李吕力	· · ·	广西壮族自治区人民医院
吴世政	· · ·	青海省人民医院
杨 弋	· · ·	吉林大学第一医院
张小宁	· · ·	新疆医科大学第一附属医院
胡世莲	· · ·	安徽省立医院
秦新月	· · ·	重庆医科大学附属第一医院
唐北沙	· · ·	中南大学湘雅医院
楚 兰	· · ·	贵州医科大学附属医院
楼 敏	· · ·	浙江大学医学院附属第二医院

主编：王拥军

编 委

张玉梅
首都医科大学附属北京天坛医院

杨弋
吉林大学第一医院

张苗
中国卒中学会

王伊龙
首都医科大学附属北京天坛医院

彭斌
北京协和医院

缪中荣
首都医科大学附属北京天坛医院

何俐
四川大学华西医院

楼敏
浙江大学医学院附属第二医院

王少石
上海市第一人民医院

刘丽萍
首都医科大学附属北京天坛医院

许予明
郑州大学第一附属医院

董强
复旦大学附属华山医院

樊东升
北京大学第三医院

徐安定
暨南大学附属第一医院（广州华侨医院）

赵钢
第四军医大学附属西京医院

胡波
华中科技大学同济医学院附属协和医院

本书在国家卫生计生委神经内科医疗质量控制中心指导下，在中国卒中学会及其中国卒中中心联盟组织下，受科技部"十二五"国家科技支撑计划课题"脑血管病急性期诊疗技术规范化应用和医疗质量评价与持续改进技术研究"（课题编号 2011BAI08B02）和北京市科学技术委员会十大疾病科技成果推广——非致残性缺血性脑血管病的早期强化抗栓防治策略推广应用研究（课题编号 Z161100000516223）的资助。

2015 年 3 月国家卫生计生委办公厅印发《关于提升急性心脑血管疾病医疗救治能力的通知》，要求逐步形成规范的卒中中心诊疗模式，不断完善急性心脑血管疾病区域协同的医疗救治体系，进一步提高急性心脑血管疾病医疗救治水平，保障急性心脑血管疾病患者能够得到及时、有效救治。2015 年 9 月国务院办公厅印发《关于推进分级诊疗制度建设的指导意见》，部署加快推进分级诊疗制度建设，形成科学有序就医格局，提高人民健康水平，进一步保障和改善民生。通知中要求以高血压、糖尿病、肿瘤、心脑血管疾病等慢性病为突破口，开展分级诊疗试点工作，合理配置医疗资源、促进基本医疗卫生服务均等化。

卒中中心建设通过合理配置区域和医院医疗资源，优化院前急救，院内卒中诊疗流程，提高卒中患者急性期再灌注治疗率，规范卒中诊治，降低死亡、复发和致残率。以卒中中心组织化医疗为主的卒中规范诊疗模式已成为各国卒中诊治指南的明确推荐。本书在国家卫生计生委神经内科医疗质量控制中心指导下，中国卒中学会及其中国卒中中心联盟组织全国脑血管病相关领域专家编写本书，旨在为进一步贯彻和落实《关于推进分级诊疗制度建设的指导意见》和《关于提升急性心脑血管疾病医疗救治能力的通知》精神，推动我国各级医院的卒中中心建设和规范卒中诊疗。

卒中中心手册主要分为两个部分，第一部分关于卒中中心组织化建设相关章节，第二部分关于卒中中心常规诊疗的技术和规范。本书既可以作为医院及神经内科或收治脑血管病相关科室负责人的卒中中心建设的指导手册，也可以作为从事脑血管病诊疗的临床医师的临床实践参考，促进各级医院的脑血管病的分级诊疗定位和卒中中心的组织化建设，保障脑血管病的患者能够获得高水平、同质化的医疗服务，推动分级诊疗制度的建设和完善。

在本书编写的过程中，编写指导委员会专家、审稿专家和编者召开多轮审稿会议，在人民卫生出版社大力支持下，几经修改，本书最终得以完成和出版，在此对各位参编专家和工作人员表示衷心的感谢。尽管如此，本书仍可能存在遗漏，不完善之处，希望广大读者批评指正。

王拥军

2016 年 5 月

目　录

第四章 卒中中心类型和建设标准

第五章 卒中中心的建立和运作

第六章　区域卒中中心的网络建设

第七章　卒中中心的医疗质量评价和改进

第八章　卒中中心的核心诊疗技术

第一章 概　述

一、卒中中心的概念

卒中中心起源于美国，代表了全新的卒中管理模式，是高质量医疗服务的载体。卒中中心的兴起得益于循证医学，卒中中心的管理组织有效性来自系统科学理论，卒中中心的工作方式依据组织行为学而非行政区划或政府主导。因此，循证医学、系统科学和组织行为学共同奠定了卒中中心的理论基础。通过建立卒中中心，达到降低卒中的复发率和病死率、改善功能预后、改善生活质量和最佳卫生资源利用的效果。

卒中中心分为初级卒中中心（PSC）和高级卒中中心（CSC）两个级别。初级卒中中心可以收治患者或转运患者到高级中心，结合患者的需要和中心的能力做进一步决策。其中，急诊医疗服务（EMS）是初级卒中中心的重要组成部分之一，对卒中患者得到及时救治起关键作用，如，将卒中呼叫置于高度优先，以确保快速评估和转运；而高级卒中中心能为较复杂的卒中、需要特殊检测和特殊干预的患者提供完整的治疗。

依照卒中中心的运营模式，卒中医疗是一个覆盖卒中识别到院外康复一系列流程的整体。整个流程主要分为三个方面：

（1）院前处理，包括公众的早期症状识别、快速急诊反应、评价和转运、建立卒中寻呼系统。

（2）院中处理，包括设定多学科卒中小组、责任医生/卒中小组负责人、有经验的急诊护士、建立急诊卒中评价区、制定适合当地环境的卒中治疗指南、快速准确的患者筛选和评价（包括治疗的危险和获益）和诊断、快速启动检查和随后的治疗、住院患者康复程序、患者和家属的教育（尤其是高危的小卒中和TIA患者）、健康教育指导。

（3）院后处理，包括门诊患者康复服务、继续治疗和教育、建立卒中预防/危险因素控制门诊。卒中中心通过各项硬件及软件达到有序运行的目的，常用的手段有建立卒中单元、制定临床指南、建立处理路径（pathway）、细化处理规程（protocol）、建立卒中康复门诊和标准卒中预防门诊、建立远程医疗及随访系统，建立基础及临床数据库等，从而实现组织化卒中医疗。

二、卒中中心的发展

美国卒中中心是在美国创伤中心运营模式的启发下得以建立。20 世纪中期，随着战争、交通事故及暴力损伤的增加，创伤救治的需求逐渐增加。创伤救治不再局限于骨科，还包括急诊科、内科、儿科、康复、护理等多学科干预。迄今为止，美国已经建立了 1600 多个创伤中心，84% 的创伤患者可以在 1 小时内到达 1、2 级创伤中心，提供从急诊室到出院全天候综合性医疗和管理，从而大大地减少了患者的病死率，保证了患者治疗连续、过程安全、救治效果满意、流程高效。卒中作为同样亟须紧急诊治的疾病，由于缺乏组织化的医疗措施，造成许多患者未能在有效时间内获得合理治疗。为了使患者获得最佳的治疗和预后，建立卒中中心成为卒中医疗发展的方向。

1998 年，美国卒中协会（ASA）启动"运作卒中（operation stroke）"项目，目的是通过系统性方法提高卒中患者生存质量，促进初级卒中中心的建立，美国 87 个大都市区域都实施了这个项目。2000 年 6 月，美国脑卒中联盟（BAC）启动了 BAC 倡议（BAC initiatives）项目，目的是建立和评价初级卒中中心（primary stroke center）。初级卒中中心成立后，ASA 组织多专业专家组就建立卒中中心或卒中系统认证项目及其有效性进行了评价。2001 年 2 月，美国卒中协会开始评价卒中中心认证的可能影响。认证旨在全面评价和识别患者治疗质量标准的模型，包括自我评价、确认、证明和项目水平鉴定。2003

年2月美国卒中协会联合保健组织鉴定联合会（JCAHO）进行初级卒中中心的认证工作，ASA、BAC、美国神经研究会（AAN）成立顾问组共同指导这项工作。JCAHO是一个民间组织，也就是国内俗称的JCI，各医院自愿参加。JCI现场检查医院是否符合BAC指南及其他一些操作标准，每2年评价一次，并在专门网站上公布鉴定结果，JCI的认证会对医疗保险产生影响，促进医院改善卒中治疗水平。JCI在全球也设立了许多分中心，如迪拜的中东中心、亚太地区的新加坡中心、欧洲的米兰和日内瓦中心等。印度的阿波罗海德拉巴（Apollo Hyderabad）成为亚太地区的第一家通过JCI卒中中心认证的医院。认证卒中中心是为了最大程度地维护卒中患者的切身利益。卒中中心／卒中系统认证项目的目的是使所有的医院根据治疗标准，提高卒中治疗能力；并认识到医院和系统的资源情况不同，所涉及的级别水平也有所不同。同年，美国国会拨款450万美元给予疾病控制和预防中心（CDC），用以发展国家级急性卒中登记数据库，从而能够追踪并提高卒中救治的疗效。此项目与AHA/ASA的"跟着卒中指南走（get with the guidelines，GWTG）"项目相一致。GWTG项目是多中心医院患者管理与数据收集的系统，用于急诊卒中治疗与卒中预防的持续医疗质量改进，以保证按照指南及循证医学对卒中患者进行管理。

为了进一步指导卒中中心的形成和运作，2005年脑卒中联盟（BAC）推出高级卒中中心标准。随后2011年AHA发表了高级卒中中心评估指南。2013年1月31日，美国心脏学会（AHA）/美国卒中学会（ASA）发布了新的急性缺血性卒中早期管理指南。2013年国际卒中大会上，新指南委员会主席、南卡罗莱纳大学医学院Edward C. Jauch教授就此做了专题讲座。医疗质量监控和改进已经成为目前美国卒中临床医疗的重点，不仅有指南，要求遵循指南，而且通过各种手段督促遵循指南。新指南第一条新推荐即为"每个医疗中心均应组织专门的医疗质量改进委员会，对卒中医疗质量的相关指标进行监控，以此缩小指南与临床实践的差距"，而且指南明确推荐开展卒中中心认证。

鉴于美国卒中中心的成功经验，2013年欧洲急性卒中管理指南呼吁支持建立欧洲卒中组织（ESO）卒中单元和ESO卒中中心。ESO卒中单元主要包括专门的卒中单元病房、多学科医疗小组。卒中中心则包括有效的卒中急诊组织、迅速诊断、在治疗时间窗内治疗、血管内溶栓治疗、早期吞咽诊断和治疗、静脉溶栓治疗、急性期监测、早期活动和康复、出院支持、基于危险因素预防的出院后随访。两者既有相似又有不同，例如，卒中单元要求有指南，而卒中中心要求有临床路径。卒中中心除常规CT及MRI外还包括多模式CT及MRI、神经外科团队等。卒中中心要求建立预防团队，承担临床试验、临床随访、临床数据库，而卒中单元不承担上述任务。

随着卒中中心的推广普及，越来越多的卒中患者得到了更好的医疗救治。截止到2013年，卒中中心认证在世界范围内已经超过2000家，大多数美国境内的医疗机构均通过了卒中中心认证。中国也已有 23 家医院通过了 JCI 认证。GWTG 数据显示，rt-PA 应用率在获得认证的卒中中心已经达到 25%，患者住院时间明显缩短。对 75 家美国医院的调查显示，超过半数患者能在到院后 45 分钟内得到治疗。

三、建立卒中中心的意义

James Grotta 曾在 1999 年 Fein-berg 会议上意味深长地指出："首先，卒中治疗很难；其次，最关键、也是容易被忽略的经验教训是应诊实验室检查的时间；再次，神经科医生在卒中救治中的作用应有所改变，要注重首诊治疗时间窗。"1997 年，J. P. Mohr 在临床卒中颁奖会议上说："随着影像技术的发展，临床治疗的进步，卒中治疗的短暂时间窗使我们当中的很多人成为了神经介入专家、心脏专家、急诊科专家。在实践中所需要的紧急救治将改变我们对卒中治疗工作的认识观念，卒中不再是不可治愈的疾病。"溶栓治疗的出现，克服了卒中治疗的消极态度。抗凝、抗血小板、神经保护等治疗药物的蓬勃发展给人们带来了希望，并且促进了卒中标准化治疗措施的实践。但卒中治疗是个整体，强有力的治疗必须在卒中发病 3 小时内实施，才能做到安全、有效。因此，建立能够提供安全、快速、有效的卒中治疗的卒中中心意义重大。

卒中中心的建立是在卒中成为重大威胁生命的全球医疗

问题,在促进卒中医疗服务改进的大背景下提出的。在过去的数十年里,卒中的防治、治疗和康复有了很大的提高,但是卒中治疗效果仍然不佳且复发率高。其原因是多方面的,包括患者入院时大多数已超过最佳治疗期,缺乏标准化的卒中治疗,出院后不能对患者继续有效康复和控制危险因素等。卒中治疗的发展需要建立一种科学、快捷、有效组织化的防治网络。虽然陆续出现了一系列新的有效的治疗方法,包括新药品新技术的应用,但如何能够确保将科技的进步及时应用到临床实践中去仍是一个很大的难题。在很多情况,这些困难与卒中相关治疗的不连贯有关,主要是多个医疗机构、多学科专业整合不够——应该是紧密配合提供卒中救治。美国国家科学院医学研究所[institute of medicine(IOM)of the national academy of science]认为:片面性提供部分卫生医疗服务常常导致亚优(suboptimal)疗效,不能充分地利用现有的卫生医疗资源。为了确保能够将科学知识转化为临床实践,IOM建议建立整合性医疗救治系统,将预防和治疗服务相结合,提高患者接受循证医学救治的效果。片面性部分性的卒中救治方法在美国的大部分地区很普遍,因而未能提供进行卒中预防、治疗和康复的有效的整合性系统——因为片面部分性卒中救治不能充分联络、协调整合各部分治疗。虽然片面部分性卒中医院或科室也会运作得非常好,但这些部分的运作通常是孤立的。妨碍整合性卒中医疗的情况在农村或神经科不足(缺乏神经科专家诊治)的地区尤为突出。

卒中中心是一项多学科合作和整合的医疗计划,目的是提供给卒中患者最佳的医疗服务。所谓最佳的医疗服务包括高质量、标准化、有效和成本 - 效果合适的措施。卒中中心是新型的卒中治疗，突出多学科协作及整体治疗。它能提高卒中治疗效果，对患者迅速诊断、迅速治疗、缩短住院时间、提高生活质量。它的实施不是基于新的技术，而是依靠现有的资源。其主要内容为卒中患者在专门的卒中治疗系统内接受卒中专家的治疗，发展由卒中专家负责的多学科小组之间急性卒中医疗和管理，按照循证医学的卒中规章（包括与各级医疗水平相适应的医疗指南、分诊和转运规章），确保患者得到最佳的救治。

未来的卒中治疗无疑要在卒中中心框架内实现及时、高效性卒中救治。目前，我国正处于卒中中心建设的初级阶段，需要将一流卒中中心所必须的多种要素有机地整合在一起；应充分认识到卒中是一种疾病、是社会问题、需要不断地研究、需要资金投入。政府部门、专业协会、医药企业的应密切合作，希望在不久的将来，能够形成一个完整的卒中治疗体系。

参考文献

1. 王拥军.卒中单元.北京:科学技术文献出版社，2004.

2. Mullins RJ. A historical perspective of trauma system development in the United States. Trauma，1999，47（suppl 3）: S8-S14.

3. Mullins RJ，Mann NC. Population-based research assessing the effectiveness of trauma systems. Trauma，1999，47（suppl 3）: S59-S66.

4. Jurkovich GJ，Mock C. Systematic review of trauma system effectiveness based on registry comparisons. Trauma，1999; 47（suppl 3）: S46-S55.

5. 马锐华，王拥军 . 卒中中心的研究进展 . 中国康复医学杂志，2005，20（4）：307-309.

6. 国家卫生和计划生育委员会神经内科医疗质量控制中心 . 中国卒中中心建设指南 . 中国卒中杂志，2015，6（6）：499-50.

（马锐华　张苗）

第二章 卒中中心的循证医学评价

第一节 概述

一、循证医学的定义与核心

随着流行病学研究方法的不断进展，系统综述对临床随机对照试验研究进行评价，循证医学概念开始逐渐形成。循证医学（evidence-based medicine）简而言之就是临床医生遵循最佳证据，结合临床经验，充分尊重患者价值观而做出的最佳临床决策的医学。

循证医学的核心是：

1. 最佳证据 在循证医学模式下，临床决策的基础是全面寻找临床研究证据，并对这些证据进行严格筛选和确认，从而掌握当前的最佳临床证据。这需要临床医务人员掌握正确的循证医学方法，通过系统研究得出外部证据。

2. 医生经验 临床医生工作经验和专业技能各有差异，

在掌握最佳证据后，面对发病情况、查体体征千差万别的患者时，自然要结合自身临床经验对个体化患者做出不同临床决策。例如，通过临床专业知识和经验来确定对卒中中心的效果评价，换句话说，一旦患者急性卒中发病，是否应该将患者送至最近的卒中中心医院。

3. 患者价值　患者在就诊过程中，当然期望以最低的治疗费用得到最好的医疗服务，最终达到最佳的治疗效果。因此在临床决策制定中需要将患者的价值纳入进来。

正如循证医学创始人之一 David Sackett 教授对循证医学的定义：慎重、准确和明智地应用当前所能获得的最好的研究依据，同时结合医生的个人专业技能和多年临床经验，考虑患者的价值和愿望，将三者完美地结合制定出患者的治疗措施。

二、循证医学的特点

与传统医学相比较，循证医学的主要特点是，任何个体医生的临床经验都要以系统科学研究所得的外部最佳证据为基石。流行病学专家、临床专家、医学统计学家、卫生经济学专家等协作，对解决临床问题的科学研究文献信息进行搜集、评价，提供临床实践的最佳证据，为特定人群制定预防和治疗指南、为区域制定医疗卫生政策。临床医生则根据指南、卫生政策，在临床应用这些最佳证据，并结合自身临床经验，并根据患者特点，进行临床决策。临床医护人员和研究者通过循证医学实践，对临床技术进行连续的评价，使得临床技能和医疗服务质量不断提升。

三、循证医学实践步骤

循证医学实践是临床决策的过程，可通过"提出问题—寻找证据—评价证据—临床实践—质量改进"五步骤实践。

（一）提出问题

发现临床问题是实践循证医学的第一步。例如：非风湿性心房纤颤的患者是否应用华法林抗凝。

（二）寻找证据

临床证据主要来自原始研究证据和二次研究证据两方面。

1. 原始研究证据主要是各种生物医学领域的期刊杂志的文献数据库，海量内容而且信息更新很快，但收录的文献质量良莠不齐，需要甄别。首先介绍几个常见而且强大的数据库。

（1）医学索引在线（index medicus online，medline）：Medline 是美国国立医学图书馆文献数据库，收录的时间范围自 1966 年始至今，网址 http://www.ncbi.nlm.nih.gov/PubMed/。

（2）Embase数据库：欧洲建立的文献数据库，该文献库的重点是药学药物。收录时间范围从1974年至今。网址http://www.healthgate.com/embase/search-embase-pre.shtml。

（3）中国生物医学文献数据库（chinese biomedical literature database，CBM）：中国医学科学院信息研究所建立的生物医学领域文献数据库，主要收录中国期刊。收录时间范围从1983年至今。网址http://flower.imicams.ac.cn。

（4）中国期刊全文数据库：中国知识基础设施（China national knowledge infrastructure，CNKI）中包括了中国医院知识仓库（China hospital knowledge database，CHKD），收录了医药卫生领域的期刊、博硕士论文、重要报纸、会议、教材、工具书等全文数据库。收录时间范围从1994年至今。网址http://www.cnki.net/index.htm。

2. 二次研究证据主要是对原始文献进行了研究分析，评估原始文献质量。与循证医学相关的文献数据库主要包括以下。

（1）Cochrane图书馆：英国建立的提供高质量证据的文献。主要包括Cochrane系统评价权文库、Cochrane有效评价文摘库、Cochrane临床试验中心登记库、Cochrane评价方法学文献库、卫生技术数据库、NHS经济学评价文献库等。网址http://www.thecochranelibrary.com。

（2）最佳证据：收录了《循证医学》和《美国内科医师学会杂志俱乐部》的所有内容。这两个杂志严格遵照临床研究设计标准筛选出高质量临床原始研究和系统评价，并进行专家评述总结。

从综合性生物医学领域数据库中检索临床证据，应该先检索系统评价，再检索原始研究。检索方法可以借鉴由专家设计的检索策略，如分解词汇、转化词汇、采用布尔逻辑组合词汇、限定检索条件等。

（三）评价证据

由于证据来源不同、临床研究质量不同，文献提供的证据质量参差不齐。如何根据证据评价标准严格评价证据是循证医学实践中最关键的步骤。目前通用的循证证据分级标准采用 Sackett 提出的标准 [表 2-1-1]。

表 2-1-1　证据级别和水平

推荐级别	证据水平	防治和病因	预后	诊断	经济分析
I级	Ia	同质性 RCTs 系统评价	同质性前瞻性队列研究的系统评价或有实验基础可靠的临床指南	同质性一流水平的诊断性试验的系统评价或有实验基础可靠的临床指南	同质性一流水平的经济研究的系统评价
	Ib	可信区间小的 RCT	追踪率 >80% 的前瞻性队列研究	全部患者均同步做金标准和诊断试验检查且做独立的盲法比较	全部可靠的备选结果对适当费用测量的比较分析，包括将临床可观察到的变异结合到重要变量中的敏感性分析

推荐级别	证据水平	防治和病因	预后	诊断	经济分析
	Ic	全或无效应	全或无效应的病例系列：如具有某些预后因素的系列患者，或全部避免某种特殊结局；或全部呈现某种特殊结局（如死亡）	绝对的特异度高即阳性患者则可确诊；绝对的敏感度高即阴性者则可排除	能鉴别：成本低其结果佳的程度；成本高其结果差的程度；成本相同其结果好坏的程度
II级	IIa	同质性队列研究的系统评价	同质性回顾性队列研究；随机对照试验中对照组为未治疗者的同质性系统评价	同质性的但水平低于I级的诊断性研究的系统评价	同质性的但水平低于I级的经济学研究的系统评价
	IIb	单个队列研究（包括低质量的RCT如追踪率<80%者）	回顾性队列研究；在RCT中未作治疗的对照组患者的追踪结果；验证尚未确认的临床指南	均同步做了金标准及诊断试验，也进行了独立盲法比较但研究对象局限且不连贯；验证尚未确认的临床指南	若干备选结果对适当费用测量的比较分析，包括将临床可观察到的变异结合到重要变量中的敏感性分析
	IIc	结局性研究	结局性研究		
III级	IIIa	同质性病例-对照研究的系统评价			
	IIIb	单个病例-对照研究		研究对象并未全部作金标准检查，但作了适当指标的独立盲法比较	没有准确的成本测量，但对重要临床变量做了敏感性分析

推荐级别	证据水平	防治和病因	预后	诊断	经济分析
IV级		病例系列报告、低质量队列研究及病例对照研究	病例系列报告、低质量预后队列研究	没有独立利用金标准或未作盲法试验	无敏感性分析
V级		专家意见（缺乏严格评价或仅依据生理学/基础研究/初始概念）	同左	同左	专家意见（缺乏严格评价或仅依据经济理论）

注：非同质性系统评价，在证据水平上均要减低；

RCTs（randomized controlled trials）随机对照试验

（Sackett DL. EBM. 2000；173-175）

（四）临床实践

任何临床研究，其目的都是为了指导临床实践。临床工作者将获得的真实、有效、具有实用价值的最佳临床证据应用于个体患者时，还要结合患者自身特点。权衡临床证据的应用能给患者带来多大的收益，实施过程中产生的不良反应会对患者造成多大的危害，还要考虑患者心理社会学特点。

（五）质量改进

在循证医学实践的过程中，临床医生专业能力得到提高，通过真实可靠的实用临床证据为改善患者诊治、预防，同时可以促进医疗卫生管理决策的科学化。

第二节　卒中中心效果的评价

美国脑卒中联盟（brain attack coalition，BAC）分别在2000年和2005年发表了初级卒中中心（primary stroke center，PSC）和综合卒中中心（comprehensive stroke center，CSC）建议初稿。此后陆续有对卒中中心的效果评价的研究。

2004年以前的卒中中心相关临床研究，尚无完全符合BAC定义的"卒中中心"标准。2005年美国医疗保健研究与质量局发表了Sharma对急性卒中评估与治疗的研究。在建立专门的卒中中心促进溶栓应用的假说提出基础上，Sharma对1996~2004年急性卒中文献进行系统评价和分析，发现仅有两项单中心前瞻性队列研究提供了治疗患者例数和治疗所用时间两项有价值的终点指标而被采纳。一项研究是Hill在2000年发表的脑卒中小组对急性卒中患者应用溶栓治疗的研究。这项研究结果显示，从症状出现至到达急诊室平均时间为55.8分钟（15~125分钟），患者到达急诊室至获得CT扫描的平均时间为46.1分钟（5~130分钟），CT完成至治疗开始的平均时间为55.6分钟（20~315分钟）。研究期间，治疗时间得到明显改善，研究的上半部分平均时间为66.3分钟，患者从急诊室到开始CT检查及进行治疗的时间没有明显改变。总体来说，症状出现到给予治疗的时间明显缩短，平均时间从167.8分钟缩短至147.4分钟。另一项纳入荟萃分析的研究是来自于Lattimore在2003发表的马里兰医院建立急性卒中项目的经验。社区教育项目经多方面努力（包括筛选、讲演、当地媒体的参与）建立了一个严格的急诊操作规程并设定了急性脑卒中的反应时间。虽然没有具体报道干预前的延迟时间，但是缺血性卒中的 rt-PA 治疗的比例从 1.5% 增加至 10.5%。Sharma 在荟萃分析最后的评价指出，由于各医疗机构卒中中心建立的方法有差异，没有完全符合 BAC 定义的"卒中中心"研究。虽然各项研究显示治疗时间、住院时间缩短，得到溶栓治疗患者比例增高，但这些是结局替代指标。卒中患者是否能够真正改善预后，减少卒中致残率和病死率，这些研究并没有充分的证据来证明，需要进一步验证。此外，由于卒中中心的有效性研究会受到各区域的基础设施、地理、人口、资源配置差异等方面的影响，在缺乏建立卒中中心资源的区域可以尝试远程医疗共享专家经验。

2004 年以后，JCI 根据 BAC 对卒中中心的定义，开始对卒中中心进行资质认证。美国一些州，如纽约州、马萨诸塞州、佛罗里达州等也依据 BAC 定义，建立了本州的卒中中心认证。2009 年 Lichtman 在 stroke 杂志发表了一篇关于经过认证和未经过认证的卒中中心医院之间的缺血性卒中患者的结局。2002 年美国 5070 家医院中有 317 家医院在 2007 年 7 月前由 TJC 认证为卒中中心。研究结果显示经过认证的卒中中心医院在住院病死率、30 天病死率和再住院率均较未认证的卒中中心低[图2-1-1]。2013 年 Mullen 团队也发表一项卒中中心认证的比较结果。研究比较了美国 2004—2009 年间 TJC 认证的初级卒中中心和未认证的初级卒中中心的 rt-PA 溶栓率的差异。这项包含了 322 826 例急性卒中住院患者的研究结果显示，经过认证的初级卒中中心具有更高的静脉溶栓率[图2-1-2]。

图 2-1-1 联合委员会卒中中心认证医院与未认证医院的病死率和再住院率比值 / 风险比值

注：所有分析结果均校正性别、年龄（75~84 岁、85 岁以上与 65~74 岁比较）、种族（黑种人、其他与白种人比较）、入院途径（急诊室与其他比较）、deyo 合并症分数（≥3 分与 <3 分比较）、住院前认证时间（≥2 年与 <2 年比较）和疾病史（是否有卒中、心肌梗死、充血性心衰、房颤、慢性阻塞性肺疾病、痴呆、糖尿病、冠脉搭桥术、经皮冠状动脉腔内血管成形术、吸烟和高血压）

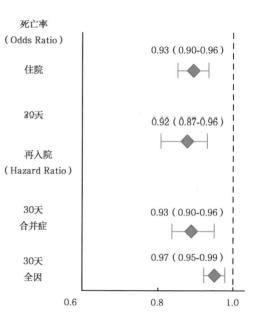

死亡率
（Odds Ratio）

住院　0.93（0.90-0.96）

30天　0.92（0.87-0.96）

再入院
（Hazard Ratio）

30天
合并症　0.93（0.90-0.96）

30天
全因　0.97（0.95-0.99）

0.6　　0.8　　1.0

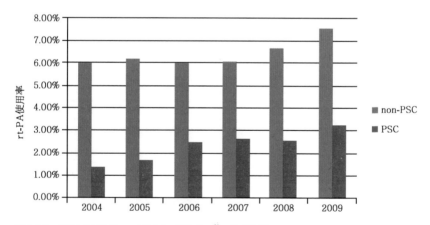

图 2-1-2 2004~2009 年 non-PSC 和 PSC 的 rt-PA 治疗比例

注：2004 年未认证的初级卒中中心 rt-PA 治疗比例为 1.4%，2009 年增加到 3.3%；
　　2004 年认证的初级卒中中心 rt-PA 治疗比例为 6.0%，2009 年增加到 7.6%；
　　PSC：认证的初级卒中中心；non-PSC：未认证的初级卒中中心；rt-PA：重组织型纤溶酶原激活剂

表2-1-2 卒中中心效果评价临床研究

作者/年代	研究设计	受试者/数据库来源	评价结局	分组	结果
Lichtman (2009)	横断面研究	2002~2007年, Medicare医保系统中366 551例≥65岁的缺血性卒中患者	住院病死率; 30天病死率; 30天再住院率	卒中中心认证医院和非卒中中心认证医院	卒中中心认证医院与非卒中中心认证医院相比, 住院病死率降低7%, 30天病死率降低8%, 30天再住院率降低3%
Meretoja (2011)	观察性研究随访1年	1999~2006年, 芬兰国家出院登记系统连续性61 685例首次急性缺血性卒中住院患者(芬兰国家登记系统包括了国家出院登记、处方药物登记、常见病登记、死亡原因登记、所有行政登记系统以社会保险号为唯一链接)	1年病死率; 1年照顾机构比例	普通医院; PSC医院; CSC医院	与普通医院卒中治疗比较, PSC医院和CSC医院在随访一年后病死率降低11%和16%, 需要机构照顾率降低11%和13%, 患者在家比率增高16%和22% PSC医院和CSC医院与普通医院相比, 一年后预防1例死亡需治疗的卒中患者数分别为29和40
Ying Xian (2011)	观察性研究随访1年	2005~2006年间, 纽约州计划与研究合作系统中30 947例≥18岁的急性缺血性卒中患者	30天全因病死率; 1年全因病死率	卒中中心认定医院; 非卒中中心认证医院	卒中中心认定医院的30天全因死率和1年全因病死率均降低; 且溶栓使用率更高

> 卒中中心的循证医学评价

续表

作者/年代	研究设计	受试者/数据库来源	评价结局	分组	结果
Prabhakaran（2012）	回顾性研究	平均年龄为72岁的119 539例急性缺血性卒中患者。数据库来源于包括200多家医院和健康机构的Illinois Hospital Association COMPdata	静脉溶栓率	五组：非PSC认证医院；PSC认证前1年以上医院；PSC认证前不足1年医院；PSC认证后不足1年医院；PSC认证超过1年医院	与非PSC认证医院相比较，随着PSC认证和认证时长增加，急性卒中患者静脉溶栓率增加。认证超过1年的医院静脉溶栓率是非PSC认证医院的2.37倍（95%CI 1.52~3.71）
Mullen（2013）	观察性研究	2004~2009年，323 228例来自于美国26个州的≥18岁缺血性卒中患者	溶栓率	卒中中心认证医院；非卒中中心认证医院	PSC认证是非PSC认证医院溶栓率1.87倍（95%CI 1.61~2.16）

目前针对卒中中心认证前后卒中诊疗效果评价的临床研究逐渐增多，表2-1-2 呈现的是质量较高的卒中中心效果评价研究。在这些研究中，有很多是对卒中治疗过程的替代指标，而非最终卒中患者结局来评价卒中中心效果。仅在芬兰Meretoja 的研究报道和 Ying Xian 的临床研究中，随访了一年后卒中患者的结局。我们仍需要来自不同国家地域、不同种族人群、不同医院环境资源配置条件下的高质量的卒中中心评价研究，探寻和提供更好、更便于实践的最佳临床证据，以不断改进卒中医疗服务质量。

参考文献

1. Hill MD，Barber PA，Demchuk AM，et al. Building a 'brain attack' team to administer thrombolytic therapy for acute ischemic stroke. CMAJ. 2000，162：1589～1593.

2. Lattimore SU，Chalela J，Davis L，et al . Impact of establishing a primary stroke center at a community hospital on the use of thrombolytic therapy：the NINDS suburban hospital stroke center experience. Stroke，2003，34（6）：e55~7.

3. Lichtman JH，Allen NB，Wang Y，et al. Stroke patient outcomes in US hospitals before the start of the Joint Commission Primary Stroke Center certification program. Stroke，2009，40（11）：3574~9.

4. Mullen MT，Kasner SE，Kallan MJ，et al.，Joint commission primary stroke centers utilize more rt-PA in the nationwide inpatient sample. J Am Heart Assoc. 2013，26；2（2）：e000071.

5. Meretoja A，Roine RO，Kaste M，et al. Effectiveness of primary and comprehensive stroke centers：PERFECT stroke：a nationwide observational study from Finland. Stroke，2010，41（6）：1102~7.

6. Xian Y，Holloway RG，Chan PS，et al. Association between stroke

center hospitalization for acute ischemic stroke and mortality. JAMA，2011，305（4）：p. 373~80.

7. Prabhakaran S，McNulty M，O'Neill K，et al.，Intravenous thrombolysis for stroke increases over time at primary stroke centers. Stroke 2012，43（3）：875~7，

（杨昕　彭斌）

第三章

卒中中心的认证发展

第一节　卒中中心的认证发展历史

一、第一阶段：卒中中心问世

随着 rt-PA 在临床试验的成功，AHA 对急性卒中诊疗措施提出了规范化要求。但在 1998 年，全美 rt-PA 的使用率仅有 1.5%，且 1997 至 1998 两年间，北卡罗来纳州只有 44% 的医院制定了急性卒中诊疗流程。有鉴于此，2000 年美国脑卒中联盟（brain attack coalition，BAC）首次提出了区域性卒中组织化医疗的愿景，从而推动了美国本土初级卒中中心（primary stroke center，PSC）的建立与发展。经过广泛的文献综述并通过联盟成员的一致协议后，确定共识内容：PSC 应具备急性卒中团队、卒中中心、书面化的操作规程、综合的急诊应急系统、24 小时的 CT 检查及影像解读、快速的实验室检查及强有力的行政支援。该结论是建立在 PSC 有改善卒中患者照护的潜力、而且很有希望改进卒中结局的基础之上。2003 年 12 月，JCI 完成首个 PSC 的资质认证，其他认证体系包括 DNV 和 HFAP 紧随其后。一些州如佛罗里达和新泽西都开发了自己的设备认证项目，内容基本和 JCI 评估标准一致。研究表明，PSC 在采用程序化操作后，比操作前或是与无卒中中心医院相比，都显著改善了患者结局。此后到 2005 年，由于一些重度卒中和需要更为复杂操作的患者的存在，BAC 对卒中中心的配置提出了更高要求，即建立高级卒中中心（comprehensive stroke center，CSC）。该联盟主张发展国家性的区域中心的 CSC 系统，从而改善卒中及复杂脑血管病患者的预后。目前，在已达到 CSC 要求的中心已开始了绩效测试。2012 年开始，JCI 和 DNV 开始对 CSC 进行质量认证，预计未来几年内全美 CSC 将增至 100~250 家。

二、第二阶段：区域化卒中医疗（RSCs）诞生

对大多数医院而言，成为 PSC 或 CSC 是有利的，第一，成为卒中中心本身是提高公众地位的手段之一，可作为医院形象的一个示范窗口；第二，在美国，医疗机构资质认证过程需要通过观察该机构运行情况来评判该机构是否符合美国医疗保险和医疗补助服务中心（（the centers for medicare and medicaid services，CMS）设定的参与条件（conditions of participation，COPs）。COPs 的设定是为了保障医疗质量

以及维护患者就医安全。患者在未达到 COPs 要求的医疗机构进行治疗的费用将不能报销。而卒中照护的报销费用高昂，医疗管理费用在 4500~10 500 美元之间，介入治疗在 20 000~50 000 美元之间。正因如此，很多医院积极寻求神经科专家和神经介入医师，以满足 CMS 以及卒中联盟委员会对卒中中心认证的要求。这导致越来越多的社区医院，即使没有一定的卒中患者就诊率，仍在积极寻求 PSC 认证。

尽管如此，很多卒中领域的专家对 PSC 和 CSC 的最优数量级分布仍持谨慎态度。一方面，小的社区医院拥有足够的基础设施和手段来治疗急性缺血性卒中可以降低入院到静脉溶栓的时间，甚至在特定的机构可以改善卒中结局。但另一方面，低卒中就诊率的医院仅仅在名义上符合了联盟委员会对基础设施的要求，但个体并无改进，相对于有卒中专家存在的医院而言，结局仍较差。理想的情况是，美国每个医院都是 CSC，都配备了先进设备，拥有最先进的技术和经验的神经科医师、重症监护病房和神经专科护理人员、先进的脑血管影像和神经血管技术，及神经外科医师。不幸的是，这个理想是偏离现实且不易行的。即使达到了这样的规模，也没有足够多的患者数量来确保足够多的治疗，只有有了足够多的治疗，才能保证该卒中中心的有效性。尤其是血管内治疗，如动脉瘤和颈动脉狭窄的治疗，需要足够的患者数量才能显示治疗的有效性。

为解决这一问题，专家们从美国创伤中心的运行模式中获得启发：区域化是控制卒中中心数量、优化质量及分布的最佳方案。根据美国创伤中心的模式，尽管创伤患者的评估开始于患者的起病地点，但其临床实践是可以有计划的。指南对于实地评估提出了4个阶段，便于将患者转运至一定的中心进一步评估、诊断和治疗，包括生理功能评估（阶段1：呼吸频率、Glasgow昏迷评分和血压），损伤的解剖因素（阶段2：穿透伤、骨折和瘫痪），损伤机制（阶段3：高冲击断裂机制、高速撞击和高处坠落），以及患者个体因素（阶段4：怀孕、烧伤、年龄和病史提供者的判断）。该患者分类系统的目的在于，通过步骤1和2筛查高风险多发伤患者。任何符合步骤1或2的患者应该马上转运至区域内创伤最高级别的中心。

与创伤患者类似的是，卒中患者病情严重，同样要求专科化治疗，且有较为明确的时间窗。尽管该时间窗尚未被严格定义，但及时治疗的重要性不言而喻，特别强调治疗延迟带来的永久性损伤。据估计，每分钟缺血可造成约2亿的神经元细胞死亡。大血管闭塞的急性卒中患者受益于静脉溶栓的可能性更小。此外，溶栓治疗的并发症颅内出血，可能需要神经外科评估和颅内压的管理。这种复杂的卒中管理要求多学科交叉决策（包括急诊、神经内科、神经外科、放射科、重症监护和康复医师）。静脉rt-PA治疗应尽快启动，严重脑卒中患者应分流并迅速转运至区域化卒中中心，该卒中中心需拥有神经内科、神经血管介入团队、神经外科、先进的重症监护团队，以保证必要的血管内治疗、重症监护、或外科手术。因此在2005年，美国卒中协会（American stroke association，ASA）召集了多学科专家并建立了卒中系统发展特别工作小组（task force on the development of stroke systems，TFDSS），以此加强并整合各地区内 PSC 和 CSC 的卒中诊治质量。建立区域化卒中系统（RSCs）的目的是强化卒中预防、转运、治疗和康复等各个卒中治疗环节之间的沟通和合作。

目前尚无单一的方法可解决再灌注治疗及 CSC 资源使用不足的情况，但通过发展区域化系统来促进卒中治疗的最优化，应该是很好的开端。通过区域化、精心设置的系统，各级别医疗机构尤其是社区医院，仍在卒中诊治和康复中扮演重要的角色，而且可以通过咨询和电话会议的形式受教于高级卒中中心专业人员。

ASA 预计，到 2030 年，每年用于卒中的医疗费用将超过 2400 亿美元，较 2012 年增幅 129%。有研究发现，获得认证的 PSC 较未获得认证的中心，更能有效降低患者 30 天病死率和再住院率。研究还发现，与未获认证的医疗机构相比，转运至卒中中心接受 rt-PA 治疗的卒中患者更易获得较高的生存质量、较短的住院周期以及较少的住院费用（54 115 美元 vs 80 243 美元）。此外，作为区域化卒中系统的功能之一：远程卒中医疗也能有效降低卒中医疗费用。除了节省费用之外，卒中中心的发展也对患者寿命产生了积极作用。从 2004 年到 2009 年，随着获得认证的 PSC 增加，全美 rt-PA 使用率从 1.4% 增加到 3.3%，而经过认证的 PSC 的 rt-PA 使用率则从 6.0% 增加到 7.6%（图3-1-1）。同样花费 3600 美元，每个在 PSC 接受治疗的卒中患者相比在未获得认证的医院治疗，能够多获得 0.15 质量生命年（QALY）。

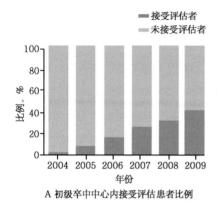

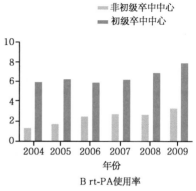

A 初级卒中中心内接受评估患者比例

B rt-PA使用率

图 3-1-1 2004—2009 年间纳入评估的患者比例（A）和 rt-PA 使用率（B）变化

附：治疗认证体系简介

　　医疗机构资格认证的定义为，医疗机构自评及外部同行评估流程，旨在精确评估该医疗机构现行医疗规范等级并提供持续改进方案。事实上，认证流程并不仅关乎标准设立，还包括分析、咨询和自我改进的多维流程。资格认证过程中涉及循证医学、质量保证以及医疗伦理等内容，并以降低医疗过失为关键目标。因此，医疗机构的资格认证是以保护患者医疗安全为核心的。整体上，医疗机构认证分为本土和国际认证两种体系。美国本土有超过 10 个医疗机构认证体系，其中最主要的为：美国医疗机构评审联合委员会（the joint commission，JCI），挪威船级社（Det Norske Veritas，DNV）和医疗设施认证计划（healthcare facilities accreditation program，HFAP）。

1. JCI

　　JCI 是美国非盈利非政府性免税组织，已经在全美范围内对 2 万家医疗机构组织或项目进行了资质认证。大多数州认可 JCI 认证并以此为依据提供经营许可证以及医疗保险报销。目前像 JCI 一样提供国际医疗机构资质认证的体系还包括：加拿大认证（ACI）、澳大利亚医疗保健标准委员会（ACHS）、英国 QHA 特伦特认证以及印度国立医院和医疗机构认证董事会（NABH）。其中，英国特伦特认证体系（TAS）是首个在亚洲开展医院认证的体系，2000 年在香港首获。在此之后，JCI 和 ACI 也开始进行非本国的国际性医疗机构资质认证项目。

2. DNV

DNV 提供医疗机构资质认证，感染管控以及标准建立服务。该公司在 2008 年得到美国 CMS 许可对全美急救医疗机构进行资质认证。DNV 同时也对专项医疗领域如初级卒中中心进行了质量认证。在过去半个世纪的时间里，虽然 JCI 都是美国 CMS 许可下最为权威的认证服务机构，但带着自身质量认证以及复杂行业风险管控的背景，DNV 着眼于医疗机构认证，并用四年时间开发出一套全新且现代化的认证体系，称作国家健康医疗整合资质认证组织（NIAHO）。

3. HFAP

HFAP 从 1945 年开始正式对医院质量进行评估。起初，HFAP 只对骨科医院提供质量认证，以确保骨科医生接受培训并提供高质量的医疗服务。HFAP 在 1965 年获得 CMS 授权，到 2012 年为止，HFAP 已经对全美 214 家医院进行了质量认证。

第二节　卒中中心的认证流程

卒中中心的认证过程以一套标准的流程作为引导[表3-2-1]，由申请方与审核机构配合完成。以国际上常用的 HFAP 卒中中心流程为例[表3-2-2]，从确认申请资质到获得认证，申请单位需要准备至少提前 6 个月的数据量，而具体审核过程中涉及对卒中中心各个相关部门的监察与考核，因此，一个卒中中心的诞生，不仅代表着规范化操作流程的建立，还反映了该医疗机构长期以来对质量维护与不断改进所付出的努力，因此，卒中中心的认证并非流于形式，获得权威认证是对该医疗机构的工作认可，以及对卒中患者的医疗安全的最佳保证。下面将以 HFAP 卒中中心认证流程为例并进行详细说明。

一、申请条件与流程

1. 申请条件

任意一家医疗机构在申请获得 HFAP 卒中中心资格认证之前需要满足所有以下要求：

（1）准入条件须同时符合：HFAP 认证要求、CMS 证书要求和州立执照要求。

（2）医疗设施需要满足 HFAP 卒中中心证书标准。

（3）医疗设施应该在急性卒中诊治流程中明确注明适用人群。

（4）首次申请卒中中心的医疗机构，应该提供卒中中心

表3-2-1 各级别中心认证要求

	原则	卒中准备中心	初级卒中中心	高级卒中中心
1	QAPI和有记录的支持	每年至少改善两项基准指标	每年至少改善两项基准指标	每年至少改善两项基准指标
2	项目总监	可为急诊医生	专业资质医生	专业资质医生
3	神经科医生在患者到达20分钟内接诊	(或有经验的内科医生)	(或有经验的内科医生)	到院45分钟之内接诊(7/24)
4	神经外科会诊	可通过电话会诊	2小时内转诊至有神经外科资质的中心	到院30分钟内接诊(7/24)
5	专业护师	接受过卒中治疗培训	卒中协调员或卒中专项护师	ANP、卒中协调员或卒中专项护师
6	容量	NA	NA	每年20个蛛网膜下腔出血、10例动脉瘤夹闭/介入栓塞术和10例外科手术
7	诊断技术	CT\MRI\ECG\检验科\X线	CT\MRI\ECG\检验科\X线	+MRI\MRA\MRV\TCD\TE回波\SPECT\TIE\TEE
8	治疗水平	静脉溶栓	静脉溶栓	+颈动脉内膜剥脱、支架、动脉介入等
9	执行部门	急诊	急诊、卒中单元(可以在ICU内)	急诊或卒中单元或神经重症监护室
10	EMS协议	分流&沟通计划	分流&沟通计划	分流&沟通计划

原则		卒中准备中心	初级卒中中心	高级卒中中心
11	升级照护合作协议	转运和沟通协议	转运和沟通协议	转运和沟通协议
12	卒中小组	20分钟内接诊（7/24）	15分钟内接诊（7/24）	15分钟内接诊（7/24）
13	卒中数据登记	卒中数据库	卒中数据库	卒中数据库
14	临床指南	卒中诊治流程	卒中诊治流程	卒中诊治流程
15	临床表现评估方法	见表3-2-2	见表3-2-2	见表3-2-2
16	科研	NA	NA	参与研究
17	康复/卒中后照护	升级照护合作协议 & 转诊	康复转诊	康复转诊
18	继续教育	患者、社区和卒中小组	患者、社区和卒中小组	患者、社区和卒中小组

表3-2-2 HFAP临床表现评估项目列表

项目编号	临床表现评估方法	达标阈值	卒中准备中心	初级卒中中心	高级卒中中心
SM-1	卒中小组接诊	85%	必需	必需	必需
SM-2	化验检查	85%	必需	必需	必需
SM-3	神经影像学研究	85%	必需	必需	必需
SM-4	神经外科学服务	85%	必需	必需	必需
SM-5	发病3小时内溶栓治疗	85%	必需	必需	必需
SM-6	住院2天内抗血小板治疗	85%	必需	必需	必需

项目编号	临床表现评估方法	达标阈值	卒中准备中心	初级卒中中心	高级卒中中心
SM-7	抗血小板治疗至出院	85%	必需	必需	必需
SM-8	心房/心室颤动抗凝治疗	85%	必需	必需	必需
SM-9	预防静脉血栓（VTE）	85%	必需	必需	必需
SM-10	他汀药物治疗	85%	必需	必需	必需
SM-11	卒中教育	85%	必需	必需	必需
SM-12	吞咽困难筛查	85%	必需	必需	必需
SM-13	康复评估	85%	可选	必需	必需
SM-14	到院到溶栓时间	85%	必需	必需	必需
SM-15	缺血性卒中或 TIA 的 NIHSS 评分	85%	可选	必需	必需
SM-16	SAH，ICH 和 AVM 初始严重度评估	85%	可选	可选	必需
SM-17	动脉瘤破裂 48 小时内夹闭/介入栓塞	85%	可选	可选	必需
SM-18	发病 24 小时至 3 周内使用尼莫地平	85%	可选	可选	可选
SM-19	制备促凝物逆转 INR	85%	可选	可选	可选
SM-20	入院 24 小时之内诊断性神经血管造影	85%	可选	可选	可选
SM-21	出院康复转诊	85%	可选	可选	可选

认证申请前一个月的卒中数据；再次申请的机构应该至少提供过去一年的卒中数据。

2. 申请流程

（1）初次申请：完成 HFAP 申请表并交付两年一次的注册费。

（2）再次申请：申请时交付两年一次的注册费，否则认证流程无法再次启动。

二、审核流程

1. 日程

卒中中心的初次、中期和再次申请审核将由 HFAP 与申请单位合作完成。申请单位需要指定其中十个休息日不能作为 HFAP 的审核时间。休息日包括：除夕、新年、马丁路德金日、纪念日、独立日、劳动节、感恩节及感恩节后一天和圣诞节期。

2. 审核小组

HFAP 卒中中心认证审核小组由一组接受过特殊培训的审核人员组成。审核人员依据申请级别而定，并需要包括：一名获得资格注册的护理人员，和 / 或一名获得资格注册的内科医生。HFAP 工作人员可以在指南范围内调整审核人员数量或基于医疗机构的规模和复杂程度来设定审核日期。审核费用也可因此做出相应调整。

3. 后续事件

（1）审核日程需由审核小组人员准备，并在审核启动递送给申请单位。在审核开始时有一次调整日程的机会。

（2）审核内容包括视察一些特定部门，观察日常操作，与申请单位的员工进行交流。申请单位将提供安静场地与审核小组人员进行会谈。

（3）审核期间需要提供开放和保密文件以便核查入院、出院及随访行为信息。审核期间，申请单位需向审核小组提供办公场所和设施：书桌、电源插座、电话、网络。如有问题向 HFAP 网站提问。

4. 明确审核资格的视察前的准备

①管理费；②所需文件；③质量数据；④审核同意申请。

5. 在审核时已经准备好的信息需要包括：

（1）包含所有来院治疗的卒中患者登记本，内容包括姓名、诊断、出入院日期、年龄和性别。

（2）首次认证需提供认证前 6 个月的急性卒中患者登记信息；中期审核和复审需提供 12 个月信息。

（3）登记需按以下分类记录：缺血性卒中、TIA、出血性卒中、rt-PA 溶栓。

（4）组织化信息。

（5）书面流程：①缺血性卒中流程；②出血性卒中流程；③急救系统流程；④rt-PA 溶栓以及抗凝治疗患者的筛选标准和管理。

（6）质量数据包括衡量工作表现的具体措施和 QAPI 计划。

（7）初级卒中中心的组成情况。

（8）急性卒中治疗小组的组成情况，包括知情人员名单和证书文件。

6. 质量数据和衡量工作表现的评估方法

（1）标准方法：证书列表中的各项方法。

（2）非标准方法：组成 QAPI 部分，并关注于临床流程或有关临床操作的结果。QAPI 必须至少由两个自选的衡量工作表现的评估方法组成。

注：首次申请需要在申请时提交申请前 1 个月的数据，审核计划公布前的 3 个月数据以及审核开始前 4 个月的数据。中期审核和复审则需要 12 个月的数据。

7. 审查过后的工作

（1）在 10 天审核日内，HFAP 会向申请机构反馈一份报告，报告中会指出审核期间该机构存在的任一不符合要求的地方。

（2）申请机构需要根据问题及时作出改进调整，并在 10 个工作日内提交正式的反馈来证明能够解决审核期间发现的不足之处。反馈不利或措施不得当将导致认证失败。

（3）每个卒中中心认证报告及相关进度报告都会提交至医疗机构认证局（bureau of healthcare facilities accreditation，BHFA）以供审核并获得通过最终的认证。

（4）在卒中中心认证总结阶段，审核小组人员将在审核工作结束前的离场会议上对不符合认证要求之处给出非正式的口头报告。审核人员将把这些问题提交至 HFAP 中心办公室。HFAP 将在 10 个工作日内提供最终的问题报告。

（5）HFAP 保留审核期间修改报告内容的权利。因此，审核结束时淘汰或调整问题报告实属正常。

三、审核日程

首次申请审核或复审时是一天一个审核小组成员。这种审核的目的是为了根据要求建立基线以及评估该机构表现的方法。中期审核的人员安排将按照审核小组组长的要求来设定。中期审核的目的是确保该机构依旧按标准执行工作，并对首次申请或复审时出现的问题进行检查。

首次审核、中期审核和复审日程是相同的，但是中期审核更针对具体改进措施进行随访，以及再次评估之前表现差的环节。审核前导会启动后，审核小组人员将分别就急诊科构架、卒中患者诊治情况、工作人员表现等方面进行评估。具体评估日程如下^{（表3-2-3）}：

四、审核决定过程

审核决定由 BHFA 的 AOA 办事处发出。AOA 办事处由美国骨科协会理事会授权。

1. 审核决定类别

（1）同意认证（3 年有效期）：获得认证的机构意味着符

表 3-2-3　HFAP 卒中中心审核评估的流程

步骤	任务	参与者和材料
审核前导会	• 介绍审核参与者和日程概况 • 申请资格确认	• 申请机构的领导层职员 • 组织机构任命的临床工作代表 • 项目结构（人员配备和卒中小组） • 服务设施以及项目设计
• 急诊科	• 视察急诊科及工作环境，与相关人员约谈 • 审核卒中小组启动及对多患者和重病患的管理流程	• 急诊科主任、急诊科护理管理者/高级护师、卒中小组成员 • 卒中小组记录、rt-PA 使用情况、急诊评估，转运流程以及宣教的内容
• 患者诊治	• 临床医生引导审核者视察患者住院全程 • 审核封存病历是以明确卒中诊治是否依据流程和规定进行的	• 涉及卒中诊治的神经科/神经介入医生、急诊科人员、护理人员及高级护师 • 受追踪患者的医疗记录
• 系统性回顾	• 回顾数据，并识别未达标准的数据并采用 QAPI 进行监督 • 对于审核期间发现的问题以研讨会的方式反馈给申请医院	• 参与人员及流程依照最终发现的情况而定 • 评估数据报告
• 工作人员评估	• 审核文件以明确资质、与适用标准相关的教育、培训、经验、管辖权，该中心卒中流程以及临床工作人员、卒中小组、ICU、卒中单元护士和康复科人员对适用标准的培训与教育需求 • 审核执勤表以明确有足够的，且有经验的人员执行卒中救治	• 指定的人力资源部门人员以及临床相关负责人 • 卒中小组成员 • 资质证书文件 • 医疗顾问
• 审核总结会	• 对照每日审核结果进行信息编辑和回顾 • 最终面谈 • 审核小组负责人口头总结	• 配备工作条件和相关设备 • 组织指定的临床相关负责人

合 HFAP 对卒中心的建立标准，获得认证的机构将获得有 HFAP 提供的证书和徽章，用于网站宣传。

（2）否决认证：提示该机构未能达到 HFAP 对卒中心建立标准。

2. 证书撤销与取消

AOA 办事处在审核后任何时间有权取消资格认证证书。AOA 办事处在发现申请单位连续三个月未能满足标准后有权取消资格认证证书；在即将撤销资格认证证书之前，申请医疗机构的主席、CEO 以及主管人员将收到通知。医院需要在 10 个工作日内提交纠正措施计划。60 个工作日内未见改进将取消或撤销证书；60 个工作日未见改进之后如仍无申诉，办事处将执行取消或撤销证书。办事处发布决定 15 天内将把通知转发给申请医疗机构，医疗机构可以对 BHFA 的申诉委员会进行不同意撤销证书的申诉，HFAP 将在申诉委员会听证会后 15 天内通报结果；医疗机构仍可以继续对申诉委员会的决议向理事会进行申诉，理事会听证会后 15 天内将由 HFAP 通知该医疗机构。理事会决议为最终决定。

第三节　我国卒中心的建设模式

我国建设医疗中心的经验最早来自于 2010 年起步的"胸痛中心"建设。一直以来，我国急性胸痛患者的救治率低于欧美发达国家，但这一问题并非源于诊疗技术，而是现有的急救模式无法适应急性胸痛的快速救治要求，从而导致很多患者错过"黄金抢救时间"。在胸痛中心成立之后，以广州军区总医院胸痛中心为例，2011年至2013年间的1423例患者中，最短的从入院-球囊扩张（door-to-balloon，D-to-B）时间为21分钟，年平均D-to-B时间65分钟，急性心梗抢救成功率达98%，主动脉夹层抢救成功率达93%，使患者平均住院天数减少了35%，医疗费用节约了12%，取得了明显的社会和经济学效益。在2010年《胸痛中心建设中国专家共识》发表以来，全国先后十余家胸痛中心挂牌成立，并有两家胸痛中心通过了美国胸痛中心协会的认证。尽管如此，各家胸痛中心的运作模式、管理机制和实际运作效果差别很大，其中很重要的原因是我国当时还没有建立自己的认证标准，而应用国外的认证标准未能充分考虑到自身条件。

结合胸痛中心建立及认证的经验，卒中作为同样具有"黄金抢救时间"限制的高危病种，建立同样规范化的区域性卒中诊疗及认证体系势在必行。目前我国的卒中诊疗水平与设施配备已达到先进水平，即软、硬件条件皆满足建立卒中中心的要求。但鉴于我国存在城乡医疗水平差距大，医疗资源分布不均的特点，亟待建立以地区为单元的，并以卒中中心为核心的区域性卒中治疗系统，达到患者识别、转运、治疗、康复等工作的分工协作，以合理调度医疗资源，改良现有卒中诊疗模式，从而改善卒中照护质量并最终达到改善患者预后的目的。

根据欧美等发达国家的卒中诊疗体系经验，"十五"和"十一五"期间，由北京天坛医院牵头、联合宣武医院等多家医院组建并成立了中国第一家国际标准化卒中单元，相关的出版物《BNC脑血管病临床指南》《卒中单元》等已相继发行，利用3年时间完成了标准卒中单元的建立，并制定了循证医学的脑血管病诊断治疗指南，从此启动了国内卒中单元的研究和临床实践。同时，在科技部和原卫生部"十一五"国家课题支撑计划项目资助下成立了中国国家卒中登记（China National Stroke Registry，CNSR）项目，通过对14天内的新发急性脑血管病事件（主要包括脑梗死、脑出血、蛛网膜下腔出血和短暂性脑缺血发作）进行连续的前瞻性全国范围多中心登记，并进行长周期随访，旨在构筑循证医学和临床实践之间的桥梁，建立卒中持续质量改进登记模式。登记显示，中国急性脑血管病医疗服务质量呈现以下特点：①急性脑血管病事件患者使用急救车转运的比例仅为21.7%，不足加拿大的一半；②总体溶栓率为1.3%，低于欧美发达国家10倍的比例，且溶栓规范率极低，不足5%。此外，循证医学指南A级推荐的其余关键指标方面，仍有很大的改善空间。在循证医学指南和初级卒中中心医疗服务的基本标准中，均将急诊卒中小组会诊及早期吞咽困难评价作为A级推荐措施，然而在国家卒中登记中，仅有21.9%的急诊患者进行了吞咽功能评价，而由专科医生或卒中小组会诊的比例仅为25.8%。此外，伴发房颤患者服用华法林治疗的比例为16.9%，远远低于加拿大登记75.2%的比例，48小时不能行走缺血性卒中患者预防深部静脉血栓治疗的比例仅为36.5%，提示应加强专科医生培训，提高急诊的多学科组织化医疗服务水平。

为解决这些问题，国家标准委员会与行业协会密切合作，着手建立中国卒中中心服务标准认证体系。在中国卒中学会和国家卫生和计划生育委员会神经内科医疗质量控制中心的双重推动支持下，2015年6月首次颁布了《中国卒中中心建设指南》，并从7月份起开始陆续对全国多家医院进行卒中中心的认证授牌。另外，为了搭建集医生教育、资源共享和联动医疗为一体的系统化平台，中国卒中中心联盟（CSCA）也顺势成立。CSCA是在国家质控中心指导下，联合区域卫生行政部门、专业学会和医院力量推进的中国卒中规范化临床诊疗管理体系。CSCA的成立旨在推进我国卒中中心的建设，建立基于区域急救系统的接转诊模式，制定卒中规范化诊疗的标准操作流程（图3-3-1），构建中国卒中医疗质量持续改进模

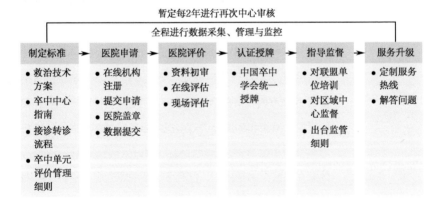

图 3-3-1 我国卒中中心认证流程

式，开展临床规范和健康教育培训。医院可提出申请卒中中心，经资质评估，加入卒中中心联盟，规范卒中诊疗，提升医疗质量，由此在中国建立了区域辐射式的卒中中心联盟体系，实现医院资源的优化配置，规范临床诊疗，整体提升我国的卒中诊疗水平，改善卒中患者预后。

与其他国家地区的卒中诊疗体系相比，我国卒中中心的建设模式具有其独特性，主要体现在：

1. 认证部门不同

根据我国卒中诊疗实际情况，中国的卒中中心认证并未选择国际认证机构来作为监管部门，而是在中国卒中学会和国家卫计委行业部门的指导下建立本国卒中中心及联盟体系，立足于本土卒中质量改进。

2. 公众宣教力度大

由于我国卒中诊疗体系建设尚在发展起步阶段，公众对卒中的认知程度较低，对卒中发生时的症状表现以及自救意识薄弱，容易发生就诊延误。因此，我国卒中中心从成立之初就建立了共同宣传平台，统一宣传材料，旨在提高公众识别卒中早期症状的能力，了解救治流程、预防和康复治疗，提高患者发病后呼叫急救车的意识。在对各地区进行卒中中心认证授牌后，通过媒体对社会公布该区域内具有卒中诊疗资质的医院名单，使公众在面对突发卒中情况下能够优先选择合适资质的医院，使患者得到及时而规范的救治。

3. 以区域化卒中诊疗体系为起点

结合国外卒中诊疗体系的发展历程以及本土地域特点，我国卒中中心的建设模式是以各省为区域单位，并由国家卒中中心、中国卒中学会以及中国卒中中心联盟平台共同执行技术支持和质量监督，以此达到全国范围内覆盖以及能够进行统一化的卒中照护质量管控的卒中诊疗体系。同时，加强院前急救系统（EMS）对区域化卒中网络构架的辅助作用。

参考文献

1. Alberts MJ. tPA in acute ischemic stroke United States experience and issues for the future. Neurology. 1998，51（3 Suppl 3）: S53-555.

2. Goldstein LB，Hey LA，Laney R. North Carolina stroke prevention and treatment facilities survey. Statewide availability of programs and services. Stroke. 2000，31（1）: 66-70.

3. Alberts MJ，Hademenos G，Latchaw RE，et al. Recommendations for the establishment of primary stroke centers. Brain Attack Coalition. JAMA. 2000，283（23）: 3102-3109.

4. The Joint Commission. Facts about primary stroke center certification ［Internet］.［cited 2015 Jan 6］. Available from: http://www. Jointcommission.

5. Lichtman JH，Jones SB，Wang Y，et al. Outcomes after ischemic stroke for hospitals with and without Joint Commission-certified primary stroke centers. Neurology. 2011，76（23）: 1976-1982.

6. Frey JL，Jahnke HK，Goslar PW，Partovi S，Flaster MS. tPA by telephone: extending the benefits of a comprehensive stroke center. Neurology. 2005，64（1）: 154-156.

7. de Havenon A，Sultan-Qurraie A，Hannon P，et al. Development of regional stroke programs. Curr Neurol Neurosci Rep. 2015，15（5）: 544.

8. Centers for M，Medicaid Services HHS. Medicare program; hospital inpatient prospective payment systems for acute care hospitals and the long-term care hospital prospective payment system and fiscal year 2013 rates;

hospitals' resident caps for graduate medical education payment purposes; quality reporting requirements for specific providers and for ambulatory surgical centers. final rule. Fed Regist. 2012, 77 (170): 53257-53750.

9. Schwamm LH, Pancioli A, Acker JE, 3rd, et al. Recommendations for the establishment of stroke systems of care: recommendations from the American Stroke Association's Task Force on the Development of Stroke Systems. Circulation. 2005, 111 (8): 1078-1091.

10. Ovbiagele B, Goldstein LB, Higashida RT, et al. Forecasting the future of stroke in the United States: a policy statement from the American Heart Association and American Stroke Association. Stroke. 2013, 44 (8): 2361-2375.

11. Mullen MT, Kasner SE, Kallan MJ, Kleindorfer DO, Albright KC, Carr BG. Joint commission primary stroke centers utilize more rt-PA in the nationwide inpatient sample. J Am Heart Assoc. 2013, 2 (2): e000071.

12. The healthcare facilities accreditation program (HFAP). Primary stroke center certification guide - certification process handbook v 2.4. Available from: http://www.hfap.org/CertificationPrograms/PrimaryStroke.aspx.

13. 张健, 胡大一, 王显, 等. 在急诊科设立胸痛中心对胸痛患者诊疗时间的影响. 中华老年多器官疾病杂志, 2009, 8 (5): 439-441.

14. 医声网. 扁鹊飞救系统将全面参与我国远程卒中中心建设 [Internet]. [cited 2015 Aug 6] Available from: http://www.drvoice. cn/article/596.html.

15. Wang Y, Liao X, Zhao X, et al. Using recombinant tissue plasminogen activator to treat acute ischemic stroke in China: analysis of the results from the Chinese National Stroke Registry (CNSR). Stroke. 2011, 42 (6): 1658-664.

16. Huang K, Khan N, Kwan A, et al. Socioeconomic status and care after stroke: results from the Registry of the Canadian Stroke Network.

Stroke. 2013，44（2）：477-482.

17. Wang Y，Cui L，Ji X，et al. The China National Stroke Registry for patients with acute cerebrovascular events：design，rationale，and baseline patient characteristics. Int J Stroke. 2011，6（4）：355-361.

18. 国家卫生和计划生育委员会神经内科医疗质量控制中心 . 中国卒中中心建设指南，2015，10（6）：499-507.

（楼敏　何俐）

第四章 卒中中心类型和建设标准

第四章

第一节　卒中中心类型

在我国，卒中中心建设尚在起步阶段，建立卒中中心的目的是提高临床卒中诊疗服务的综合能力，聚集学术和研究力量推进卒中诊疗规范的教学和相关研究。可以分为：

1. 初级卒中中心（primary stroke center，PSC）。

2. 综合卒中中心（comprehensive stroke center，CSC）。

分成两个级别的主要原因为：①医院的基本职能是临床医疗服务，所以在具有条件的医院都应该按照标准建立"卒中中心"，在我国二级以上的医院都具备这样的基本条件，理念、工作方法和流程通过培训就可以实现。这是区域性卒中诊疗系统的基础，符合我国是以省或直辖市为单位来划分区域的特点——城镇人口较为集中，而其他地区人口相对较少；②综合卒中中心不仅实施卒中中心临床诊疗的基本职能，同时根据需要实施相关教学和科研的职能，以便学科的巩固和发展。欧洲早在 2005 年对欧盟 25 国的卒中照护人力和设施配备情况进行了调查，结果显示，仅有不足 10% 的医院达到卒中中心的设备要求，而大约 40% 的医院甚至无法达到最低标准，由于卒中救治条件的限制，2005 年全年仅有约 1/3 的卒中患者进入到卒中中心接受治疗。我国在建设卒中中心之初也考虑到上述问题，因此，初步只在有条件的医院中先进行卒中中心的认证授牌，并在卒中中心中选立能够提供更加专业化救治、教学、科研服务的综合卒中中心。在这一梯度的基础上，确保各级别医院各司其职，最大程度地利用卒中诊治资源，以增加急性卒中救治率并改善患者预后。

在上述背景下，我们将 PSC 设定为，能够为卒中患者提供基于循证医学证据的规范化诊治、并达到卒中中心认证的初级标准。具备更多人员、设备及技术资源的中心在行使 PSC 功能的同时，可申请 CSC 的资质认证。PSC 和 CSC 可申请加盟中国卒中中心联盟（China stroke center union, CSCU），所有类型的急性脑卒中患者应当进入卒中中心诊治。对于大面积缺血性或出血性脑卒中、不明病因的卒中、需要特殊检查和治疗而 PSC 无法完成的卒中以及需要多学科救治的卒中，推荐直接进入或转入 CSC 接受救治。所有急性卒中患者（包括就诊延迟的患者）均应获得及时的诊断、急性期治疗、康复、二级预防及并发症预防等规范的干预措施。可疑卒中患者在卒中中心的卒中单元治疗过程中排除卒中诊断后，应移出卒中单元。

第二节 初级卒中中心（PSC）

一、功能

PSC 提供：①维持生命体征；②满足基本监护条件；③提供早期诊断检查；④有卒中针对性的治疗干预措施，特别是静脉重组组织型纤溶酶原激活剂（recombinant tissue plasminogen activator，rt-PA）溶栓治疗；⑤实施一般的诊断和治疗性干预；⑥规范的二级预防；⑦早期康复治疗。

二、中心配备

1. 基础设施

必备设施：

（1）急诊室（与院前急救系统紧密合作，按相应流程进行有效接诊、分诊和转诊）；

（2）可提供血常规、生化、凝血谱等常规检查的实验室（24 小时 ×7 天）；

（3）计算机断层扫描（computed tomography，CT）（推荐≥64 排）（24 小时 ×7 天）；

（4）卒中单元；

（5）卒中预防门诊。

可选设施：

（1）神经重症监护室（neurologic intensive care unit，NICU）；

（2）头颅磁共振（magnetic resonance imaging，MRI）；

（3）数字减影血管成像（digital subtraction angiography，DSA）；

（4）神经外科支持；

（5）多学科间网络合作。

2. PSC 成员

必备人员：（1）中心主任；（2）急诊科医师；（3）24 小时值班的卒中小组；（4）培训过的神经内科专科医师；（5）神经放射诊断医师；（6）放射科技师；（7）检验科医师；（8）经过卒中专业培训的护理人员；（9）康复师；（10）经颅多普勒超声（transcranial doppler，TCD）医师；（11）颈动脉超声医师；（12）超声心动图医师。

可选人员：（1）有急性卒中救治经验的神经外科医师；（2）内科医师；（3）医疗质量评价和改进专员；（4）社会志愿者。

3. 诊断技术

必备技术：

（1）头颅 CT 平扫（24 小时 ×7 天），拟静脉溶栓患者，能够在到院后 25 分钟内开始检查；

（2）卒中患者优先的 CT 扫描；

（3）实验室检查（24 小时 ×7 天，包括血常规、血生化及凝血谱），拟静脉溶栓患者，实验室检查能够在到院后 45

分钟内显示结果；

（4）心电图（ECG）（24 小时 ×7 天）；

（5）经胸超声心动图；

（6）颈动脉超声；

（7）胸部 X 线（24 小时 ×7 天）；

（8）TCD。

可选技术：

（1）经食管超声心动图；

（2）CT 血管造影（CT angiography，CTA）和 CT 脑灌注成像（CT perfusion，CTP）；

（3）头颅 MRI 扫描，包括 T1、T2、弥散加权序列（diffusion weighted imaging，DWI）和磁共振血管造影序列（magnetic resonance angiography，MRA）和磁共振梯度回波（gradient recalled echo，GRE）T2* 成像、磁敏感加权成像（susceptibility weighted imaging，SWI）、磁共振成像液体衰减反转恢复序列（fluid attenuated inversion recovery，FLAIR）、灌注加权成像（perfusion weighted imaging，PWI）、磁共振静脉造影（magnetic resonance venography，MRV）及增强扫描。

4. 治疗技术

卒中急性期治疗：

（1）rt-PA 静脉溶栓：所有患者必须在急诊就诊时根据目前指南评估是否适合静脉溶栓治疗。对于适宜静脉溶栓的急性缺血性卒中患者，急诊就诊到开始给予药物溶栓的目标时

间应当 <60 分钟（其中到达急诊至开始 CT 检查的时间 ≤ 25 分钟）。

（2）预防卒中并发症，包括跌倒风险评估、吸入性肺炎、深静脉血栓、褥疮、骨折、应激性溃疡和消化道出血等。

（3）能通过与 CSC 的合作网络使患者获得及时的血管内治疗（24 小时 ×7 天）。

（4）能通过与 CSC 的合作网络使患者获得及时的去骨瓣减压术或血肿清除术（24 小时 ×7 天）。

（5）能通过与 CSC 的合作网络使患者获得动脉瘤夹闭术或介入治疗（24 小时 ×7 天）。

护理技术：

（1）根据指南正确安置和摆放患者体位，评估受压区域压疮风险和跌倒风险，用日程生活能力量表（activities of daily living，ADL）监测神经功能，评价液体平衡，监测体温，以及评价吞咽困难。

（2）让患者亲属以及照顾者参与到培训和家庭护理中，并提供有关卒中症状、检查和治疗、康复、卒中后服务等信息；

（3）每周集中一次针对患者和 / 或家属的卒中预防、诊断、治疗和康复等健康教育。

二级预防：

（1）为患者提供戒烟咨询及脑血管病的健康教育。

（2）出院时使用阿司匹林或氯吡格雷等抗血小板药物（如未使用需在病历中记录原因及相应措施）。

（3）出院时伴有房颤的脑梗死患者口服抗凝剂（华法林

或新型抗凝药）的治疗（如未使用需在病历中记录原因及相应措施）。

（4）住院时 / 出院时血压、血糖、血脂、同型半胱氨酸等危险因素的治疗措施。

康复治疗：

（1）在病情稳定和卒中严重程度允许的情况下，尽早实现早期活动和康复治疗。

（2）早期活动和运动治疗至少 1 次 / 天，如资源允许，可为 2 次 / 天。

（3）至少每周一次多学科联合查房评估。

（4）设立治疗目标。

（5）日常活动评价。

（6）吞咽功能障碍筛查和处理。

（7）语言治疗。

（8）神经心理学和认知评估。

（9）出院时康复指导及计划。

（10）对患者及其照顾者全程提供康复及预后的信息。

5. 监测和随访技术

（1）床旁 24 小时生命体征监测（根据病情需要，给予心率，血压，呼吸、血氧饱和度及体温等监护）。

（2）神经功能评分：推荐美国国立卫生研究院卒中量表（national institutes of health stroke scale，NIHSS）记录，需要在入院、出院时完成评估。

（3）依据国家卒中二级预防指南，制定出院及随访计划。

6. 教学科研

（1）医院卒中诊疗相关专业的医务人员应每年参加与脑血管病相关的各级医学继续教育项目，完成规定的学分要求。

（2）加入 CSCU 的数据库登记系统，并由 PSC 质量改进专员负责定期上传及核对数据的工作。

第三节　综合卒中中心（CSC）

一、功能

在 PSC 的基础上，CSC 的专业化程度更高，服务范围更广，能够对重症和疑难卒中患者进行诊治，并提供重症内外科医疗、专门性检查（如全脑血管造影、经食管超声检查等）、神经外科和介入治疗，同时能够组织教学培训和相关研究。

二、中心配备

1. 基础设施

在 PSC 必备设施的基础上增加：

必备设施：

（1）24 小时 ×7 天的头颅影像学检查。

（2）24 小时 ×7 天可及的手术室。

（3）24 小时 ×7 天神经介入治疗。

（4）NICU。

（5）卒中病例登记和质量改进数据库。

可选设施：远程医疗。

2. CSC 成员

在 PSC 必备人员的基础上增加：

必备人员：

（1）具备血管内治疗资质的神经介入医师。

（2）具有急性卒中救治经验的神经外科医师。

（3）能进行颈动脉内膜剥脱术的外科专家。

（4）NICU 医师。

（5）相关科室医师包括：心脏超声、颈动脉超声及 TCD 技师、康复师，以及医务科人员。

（6）卒中医疗质量评价和改进专业人员。

（7）临床研究协调员。

（8）社会志愿者。

可选人员：精神 / 心理医师。

3. 诊断技术

在 PSC 必备技术的基础上增加：

必备技术：

（1）MRI（包括 T1、T2、T2*、SWI、FLAIR、DWI、PWI、MRA、MRV 及增强扫描）。

（2）CTA 和 CTP。

（3）DSA。

（4）经食道超声心动图。

可选技术：氙气 CT（Xe-CT）/ 单光子发射计算机断层成像术（single-photon emission computed tomography，SPECT）/ 正电子发射断层成像术（positron emission tomography，PET）扫描。

4. 治疗技术

在 PSC 治疗技术的基础增加：

必备技术：

（1）血管内介入治疗术，包括动脉内溶栓（24 小时 ×7 天），动脉内机械取栓术（24 小时 ×7 天）和颅内外血管支架成形术。

（2）去骨瓣减压术。

（3）血肿清除术。

（4）脑室引流术。

（5）动脉瘤夹闭术及动脉瘤介入治疗。

（6）颈动脉内膜剥脱术。

可选技术：烟雾病相关的外科技术。

5. 监测技术

在 PSC 监测技术的基础上，增加颅内压监测的相关设备和技术。

6. 科研教学

（1）承担国家级或省部级卒中临床 / 应用基础研究。

（2）承担国家级或省部级卒中继续教育项目。

（3）建立卒中研究平台，配备专职的卒中研究协调员，员工应当参与随机对照研究并申请研究经费。

（4）每年举办 4 次患者和 / 或家属的卒中预防、诊断、治疗和康复等健康教育讲座。

附表：中国卒中中心人员及设施配备比较

	卒中中心（PSC）	综合卒中中心（CSC）
可用部门	急诊室	急诊室
	提供常规检查的实验室	提供常规检查的实验室
	卒中单元	卒中单元
	卒中预防门诊	卒中预防门诊
	放射科：CT 机（推荐≥64 排）	放射科：CT 机（推荐≥64 排）
	MRI *	MRI
	DSA*	DSA
	NICU*	NICU
	神经外科支持 *	多学科间网络合作
	多学科间网络合作 *	手术室（24h×7d）
		介入治疗（24h×7d）
		卒中病例登记部门
		继续教育项目（包括科普宣教、社区预防、专业人员教育、患者宣教、临床及实验室研究、地区及国家学术会议）
		远程医疗 *
可用人员	中心主任	中心主任

	卒中中心（PSC）	综合卒中中心（CSC）
	急诊科人员	急诊科人员，并能与院前急救服务相联络
	卒中小组（24h×7d）	卒中小组（24h×7d）
	神经内科专科医师	神经内科专科医师（包括值班的专科医师）
	神经放射诊断医师	神经放射诊断医师
	放射科技师	放射科技师
	经过卒中专业培训的护理人员	经过卒中专业培训的护理人员
	康复师（包括吞咽障碍管理师）	康复师（包括吞咽障碍管理师）
	TCD 医师	TCD 医师
	颈动脉超声医师	颈动脉超声医师
	心脏超声医师	心脏超声医师
	有急性卒中救治经验的神经外科医师 *	NICU 医师
	内科医师 *	具备血管内治疗资质的神经介入医师
	医疗质量评价和改进专员 *	具有急性卒中救治经验的神经外科医师
	社会志愿者 *	能进行颈动脉内膜剥脱术的外科专家
		医务科人员
		医疗质量评价和改进专员
		临床研究协调员
		社会志愿者
		精神 / 心理医师 *
可用诊断技术	头颅 CT 平扫（24h×7d）	头颅 CT 平扫（24h×7d）
	卒中患者优先 CT 检查	卒中患者优先 CT/MR 检查（到院 30 分钟内接受扫描）
	MRI*	MRI（包括 T1、T2、T2*、SWI、FLAIR、DWI、PWI、MRA、MRV 及增强扫描）

	卒中中心（PSC）	综合卒中中心（CSC）
	实验室检查（血小板数目，凝血酶原时间，国际标准化比值）（24h×7d）	实验室检查（血小板数目，凝血酶原时间，国际标准化比值）（24h×7d）
	ECG（24h×7d）	ECG（24h×7d）
	经胸超声心动图	经胸超声心动图
	经食道超声心动图 *	经食管超声心动图
	颈动脉超声	颈动脉超声
	胸部 X 线（24h×7d）	胸部 X 线（24h×7d）
	TCD	TCD
	CTA* 和 CTP*	CTA 和 CTP（24h×7d）
	DSA*	DSA
		Xe CT/SPECT/PET 扫描 *
可用治疗	静脉 rt-PA 流程（24h×7d）	静脉 rt-PA 流程（24h×7d）
	预防卒中并发症	本院血管内介入治疗
	能通过与 CSC 的合作网络使患者获得及时的血管内治疗、去骨瓣减压术、血肿清除术、脑室引流术、动脉瘤夹闭术或介入治疗 **	本院去骨瓣减压术
	康复治疗	本院血肿清除术
	二级预防	本院脑室引流术
		本院动脉瘤夹闭术及动脉瘤介入治疗
		本院颅内外血管成形 / 支架置入术
		本院颈动脉内膜剥脱术
		烟雾病相关治疗技术 *
		康复治疗

	卒中中心（PSC）	综合卒中中心（CSC）
		二级预防
可用监测技术	床旁 24 小时生命体征监测	床旁 24 小时生命体征监测
	神经功能评分（推荐 NIHSS 评分记录）	神经功能评分（推荐 NIHSS 评分记录）
	依据国家卒中二级预防指南制定出院及随访计划	依据国家卒中二级预防指南制定出院及随访计划
		颅内压监测 *

注：

CT，计算机断层扫描；CTA，CT 血管造影；CTP，CT 脑灌注成像；FLAIR，黑水成像；NICU，神经重症监护单元；MRI，磁共振成像；MRA/MRV：磁共振动 / 静脉血管成像；rt-PA，重组组织纤溶酶原激活物；ECG：心电图；TCD：经颅多普勒超声

* 备选设备或技术；

** 可通过转至 CSC 获得

参考文献

1. Leys D，Cordonnier C，Debette S，et al. Facilities available in French hospitals treating acute stroke patients：comparison with 24 other European countries. J Neurol. 2009，256（6）：867-873.

2. Alberts MJ，Latchaw RE，Jagoda A，et al. Revised and updated recommendations for the establishment of primary stroke centers：a summary statement from the brain attack coalition. Stroke. 2011，42（9）：2651-2665.

3. 重组组织型纤溶酶原激活剂治疗缺血性卒中共识专家组．重组组织型纤溶酶原激活剂静脉溶栓治疗缺血性卒中中国专家共识（2012版）．2012，51（12）：1006-1010.

4. Strbian D，Soinne L，Sairanen T，et al. Ultraearly thrombolysis in acute ischemic stroke is associated with better outcome and lower mortality.

Stroke 2010，41：712-716.

5. Jauch EC，Saver JL，Adams HP，Jr.，et al. Guidelines for the early management of patients with acute ischemic stroke：a guideline for healthcare professionals from the American Heart Association/American Stroke Association. Stroke. 2013，44（3）：870-947.

6. Duncan PW，Zorowitz R，Bates B，et al. Management of Adult Stroke Rehabilitation Care：a clinical practice guideline. Stroke. 2005，36（9）：e100-143.

7. De Wit L，Putman K，Lincoln N，et al. Stroke rehabilitation in Europe：what do physiotherapists and occupational therapists actually do? Stroke. 2006，37（6）：1483-1489.

8. Adams R，Acker J，Alberts M，et al. Recommendations for improving the quality of care through stroke centers and systems：an examination of stroke center identification options：multidisciplinary consensus recommendations from the Advisory Working Group on Stroke Center Identification Options of the American Stroke Association. Stroke. 2002，33（1）：e1-7.

9. Leifer D，Bravata DM，Connors JJ，3rd，et al. Metrics for measuring quality of care in comprehensive stroke centers：detailed follow-up to Brain Attack Coalition comprehensive stroke center recommendations：a statement for healthcare professionals from the American Heart Association/American Stroke Association. Stroke. 2011，42（3）：849-877.

（楼敏　王少石）

第五章 卒中中心的建立和运作

第一节 卒中门诊的建立和运作

一、卒中门诊的建立

卒中门诊是在卒中中心建立的卒中规范化诊疗门诊，是卒中患者急性发作期就诊和二级预防长期随访的重要场所，该门诊从广义上说应包括卒中日常门诊和 24 小时的卒中急诊两部分。急诊负责急性突发脑血管事件疑似患者［如短暂性脑缺血发作（TIA）、脑梗死］的紧急处理，而日常门诊则主要为卒中病情相对稳定期患者长期规范化的管理和随访服务。在医疗资源配置上卒中门诊不仅应包括具有卒中相对丰富诊疗经验的神经内科医师，还应该包括具有较为丰富脑血管病诊疗经验的神经外科和血管内介入治疗医师。通过多学科协作更快速、高效、及时、准确地为卒中患者提供优质医疗服务。

二、卒中门诊的运作

（一）24 小时卒中急诊的运作

卒中中心应建立急性卒中或 TIA 患者急救绿色通道，充分体现"时间就是大脑"的救治理念，保障急性卒中或 TIA 患者能够及时得到充分救治。

对于来诊的可疑急性卒中或 TIA 患者，应迅速启动绿色通道的快速接诊服务并同时呼叫卒中小组迅速到场，快速完成患者生命体征维持、神经功能缺损评价、血液学检查、影像学评估等工作。

1. 急性卒中小组的建立

急性卒中小组（acute stroke team，AST）是卒中中心急诊建设的重要组成部分，是美国初级卒中中心建设标准中 A 级推荐（I 级证据）的重要内容。AST 是卒中急救和转运流程中的一个重要环节，通常应负责应答急性卒中，并立即启动诊断性检查和治疗。研究还显示 AST 是急性卒中患者筛选和转运过程中的关键环节，这一团队的存在还能显著改善患者的总体结局。AST 的成员设置可依据各医疗机构的人力资源、工作人员的技术水平以及患者的需要进行调配。卒中中心和综合卒中中心在这一点上可能会存在人员层级的差异。对于一般卒中中心，不强调 AST 的成员一定要包括神经病学或神经外科学专家，但一定要包括具有脑血管病治疗经验和专业知识的人员。最差的情况下 AST 也应包括一名内科医生和一名其他类型的医务工作者（如护士、助理医师等），能够保证全天24小时、每周7天随叫随到；而对于综合卒中中心，则对AST成员的水平要求更高（具体可参考第四章相关内容）。AST还应能保证至少一名工作人员在应答卒中呼叫后15分钟内到达患者床旁。AST成员如果能够保证在医院内部随时听候呼叫当然最好，如果在特殊情况下无法保证，只要能在应答呼叫后15分钟内回到医院，也符合要求。

AST应答范围包括急诊科、医院其他病房、医院内部的门诊或距离医院非常近可以迅速到达的诊所（如果逻辑上成立且法律上允许）。医院内部应设有专门的、协调良好的应答及呼叫系统（如手机、系统广播等），以便于出现急性卒中患者时能够迅速发现，及时呼叫AST。各家医疗机构可能在组织协调AST方面有所不同，但无论如何变化，必须保证上述重要元素都能实现。在有些情况下，患者院外发病后在当地就诊，AST成员可协助当地医生先稳定患者状态，在患者转运到所在卒中中心之前给予及时的药物治疗，例如可以给予静脉tPA（先用药后转移）、停用抗凝药物、稳定生命体征等。大量文献证实，静脉给予tPA"先用药后转移（dripand ship）"的治疗方案具有良好的安全性和有效性。

AST的成员必须对各型卒中的识别、诊断、状态稳定和急性期治疗非常熟悉。在对患者进行治疗或判断是否应转送到其他医疗机构时可参考急救治疗方案的说明，这些提前准备的方案应以循证医学证据为基础，且能够适用于所有的卒中类型。

AST在工作中要有现成的资料可参考（比如制作成文

的《急性卒中工作手册》等）。这些资料应包括行政管理支持信息、工作中需要联络的人员名单及联系方式、发生情况时的呼叫计划以及诊治方案。另外，还要有专门的记录表（如《急诊绿色通道路径表》等）来记录呼叫时间、AST应答时间、患者的诊断、治疗以及处理结果等。这些记录表由AST相关负责人或指定人员保管，可为卒中心内部医疗质量持续改进提供重要的数据支持。

2. 急救绿色通道的建立

急性卒中小组的顺畅工作是建立在急诊科、神经内（外）科（或脑血管科）、检验科、影像科甚至包括血管内介入治疗科与麻醉科之间的通力协调和沟通基础上。为保障"时间就是大脑"的急性卒中患者紧急救治流程的顺利开展，需要在卒中心内部所涉及的各科室之间建立"绿色通道"，使所有急性卒中患者就诊后都能够按照标准化、最节约时间的流程就诊，这就需要从医院内部管理层对"绿色通道"的建立给予高度重视和支持^{（图5-1-1）}。

（1）要建立急诊绿色通道工作手册：美国卒中心建设指南中明确建议各卒中心要备有成文的急救工作应急处置流程及方案，建立急诊绿色通道工作手册的目的就是要将急性卒中就诊流程中各岗位人员的职责、可能遇到的各种问题及解决方案、备用的参考资料等制作成文，装订成便于随身携带的工作手册，参与急救流程各环节处理的工作人员人手一册，遇到应急问题可随时翻阅，便于各环节工作更好、更顺畅开展^{（图5-1-2）}。

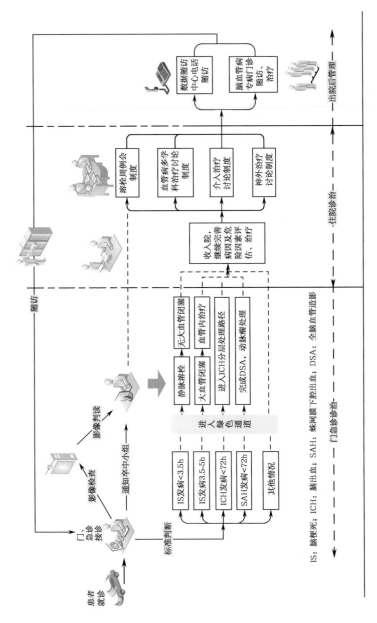

IS: 脑梗死；ICH: 脑出血；SAH: 蛛网膜下腔出血；DSA: 全脑血管造影

图 5-1-1 北京天坛医院脑血管病中心卒中患者管理标准化操作流程（仅供参考）

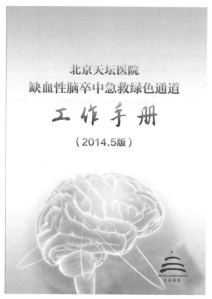

北京天坛医院
缺血性脑卒中急救绿色通道
工作手册
（2014.5版）

目　录

图 5-1-2　北京天坛
医院急诊绿色通道
工作手册（仅供参
考，此为第一版，会
更新）

　　（2）要有固定的急诊绿色通道标准化操作路径：为保证急救过程中各个环节紧密衔接，各环节重要内容完整执行且准确记录，需要建立急诊绿色通道标准化操作路径。此路径表每例患者一份，是绿色通道各环节工作时间及各岗位工作效率的准确反应，也是绿色通道工作效率质控和改进的重要依据（图5-1-3）。

　　（3）建立急诊绿色通道例会制度：为保证绿色通道工作高效率运转，及时发现问题并解决问题，建议卒中中心建立急诊绿色通道例会制度，可固定在每周／每两周／每月的某一时间召开，由卒中中心急诊绿色通道负责人召集，AST 小组成员全部参加，会议内容除阶段性总结绿色通道运转情况、对各岗位职责履行情况进行监督和质控之外，还应对 AST 存

缺血性脑卒中急救绿色通道路径

患者姓名：＿＿＿＿＿　性别：□男 □女　年龄：＿＿＿　电话：宅电、手机＿＿＿＿＿
邀诊时间：＿＿年＿＿月＿＿日＿＿点＿＿分（24小时制）　就诊卡号＿＿＿＿＿

急诊一线医生部分

一、**明确患者符合绿色通道判断标准，完成以下信息：**
判断标准：诊断考虑为急性脑血管病卒中（若为过度性脑循环缺乏，只要考虑为急性脑血管病的患者就应按此标准纳入）在24h内，也可适当放宽，若考虑为急性脑出血的出血病例将明确病史或其他明确的检查及血管内治疗禁忌。性出血。明确的出血病例将明确病史或其他明确的检查及血管内治疗禁忌。

1. 患者发病时间（以最后看起来正常的时间）为：＿＿年＿＿月＿＿日＿＿时＿＿分（24h制）
2. 患者为醒后卒中，□1~最后看起来正常时间为：＿＿年＿＿月＿＿日＿＿时＿＿分（24h制）□2-否
3. 是否为后循环进展卒中，□1-是，出现可能卒中附属症状（如意识障碍、四肢瘫等）
　的时间为＿＿年＿＿月＿＿日＿＿时＿＿分（24h制）□2-否

二、**确认完成下列各项：** 是□ 否□

1. 开放静脉通道（IV 0.9% NS），留置套管针　　　　　　是□ 否□
2. 血常规+血型+快速血糖+凝血象+心肌酶　　　　　　　是□ 否□
3. 预约的检查　　　　　　　　　　　　　　　　　　　　是□ 否□
4. 预约心电图　　　　　　　　　　　　　　　　　　　　是□ 否□
5. 通知脑卒中绿色通道急诊班研究生

患者是否有外科CT：是□ 否□　预约首次头大脑图像：□CT平扫 □mCT □mMR
急诊预约影像及化验检查时间：＿＿年＿＿月＿＿日＿＿时＿＿分（24小时制）

急诊一线医生签名＿＿＿＿＿

急诊研究生部分

一、完成心电图检查，确认化验结果及快速血糖，患者是否行影像检查

二、进一步完成以下病史采集：供二线的行补充参考

□ 已知现有出血史或现存有内出血
□ 于脑卒中有发病或并非有脑疾病；
□ 近3个月内有脑卒中或发作
□ 已知出血体质，出血倾向的肿瘤；目前近期如有
　严重的出血体质，严重的出血、严重的肝或肾功能
　减，肝硬化、门静脉高压（食管静脉曲张）及活动
　性出血；
□ 有脑神经系统病变或出血的病史（如内膜、动脉
　瘤及其内膜的疾病等手术）
□ 明确近期有心源性血栓风险

□ 最近3个月内，严重内出血（如肠胃道或腹道出血，
　脑肠道性溃疡或食管静脉曲张出血，严重胃创伤，急
　性心肌梗死、显著卒中病变
□ 最近10天内，曾进行有创的心外按压、分娩、曾
　对无法压迫血管穿刺（如锁骨下静脉、或
　强静脉穿刺）
□ 有口服抗凝血，如华法令
□ 可有心脏起搏器（无法行覆盖性者）或颅禁忌症
□ 严重性影影像检查或超收磁共振检查的禁忌

三、急诊二线医生进一步评估患者是否合溶栓或取入治疗

急诊研究生签名＿＿＿＿＿

三、**到达影像科时间：** ＿＿年＿＿月＿＿日＿＿时＿＿分（24小时制）
　CT室＿＿年＿＿月＿＿日＿＿时＿＿分（24小时制）
　MR室＿＿年＿＿月＿＿日＿＿时＿＿分（24小时制）

影像检查开始时间：NECT＿＿年＿＿月＿＿日＿＿时＿＿分（24小时制）
　　　　　　　　mMR＿＿年＿＿月＿＿日＿＿时＿＿分（24小时制）
　　　　　　　　mCT＿＿年＿＿月＿＿日＿＿时＿＿分（24小时制）

影像报告获得时间：NECT＿＿年＿＿月＿＿日＿＿时＿＿分（24小时制）
　　　　　　　　mMR＿＿年＿＿月＿＿日＿＿时＿＿分（24小时制）
　　　　　　　　mCT＿＿年＿＿月＿＿日＿＿时＿＿分（24小时制）

（注意在CT平扫时同意报告科医生一起阅片。无出血做快速第一线；若有MR显影，需做mCT者；尽早做第二线。
则血，影像检查伴随影时判同PACS上阅定位影像所判断阅为宜，并参影时需阅取其快速通道检测将待为宜。

四、血标本送至检验科时间：＿＿年＿＿月＿＿日＿＿时＿＿分（24小时制）
　　所有实验室检查结果获得时间：＿＿年＿＿月＿＿日＿＿时＿＿分（24小时制）

五、**是否通知神经二线：** 是□ 否□　时间：＿＿年＿＿月＿＿日＿＿时＿＿分（24小时制）
　否□ 原因：□CT示脑出血 □CT示颅网膜下腔出血 □其他＿＿＿＿＿
　神经二线接诊到达时间：＿＿年＿＿月＿＿日＿＿时＿＿分（24小时制）

急诊研究生签名＿＿＿＿＿

急诊二线部分

一、**是否通知加入二线：** 是□　时间：＿＿年＿＿月＿＿日＿＿时＿＿分（24小时制）否□
　加入二线到达时间：＿＿年＿＿月＿＿日＿＿时＿＿分（24小时制）

二、**患者 NIHSS 评分（影像检查后）：**

1	2	3	4	5a	5b	6a	6b	7	8	9	10	11
水平、瞳孔、指令	凝视	视野	面瘫	左上	右上	左下	右下	共济	感觉	失语	构音	忽视

三、急诊二线医生进一步评估患者是否合溶栓或加入治疗

患者是否溶栓或加入治疗：（若选择，注明治疗）
　□静脉溶栓　　　　　□介入治疗
　□B 符合标准或或者无其他内禁忌证，注明原因：多条目选择，数需要据应用原/应用
　□C 不符合静脉或血管内的治疗（注明表主要原因）
　□A 不符合标准或或或其禁绝；
　□其他

入组情况：□ TIMS　□EAST 介入治疗分组　□EAST 内科治疗分组　□REMARK（血管内治疗登记）
　　　　　　　　　神经二线医生签名＿＿＿＿＿　　　介入二线医生签名＿＿＿＿＿

图5-1-3 北京天坛医院急诊绿色通道标准化操作路径（仅供参考）

在的各种疑问及提出的建议和意见给予反馈和总结，及时调整工作流程，便于更好开展患者医疗服务。

（二）卒中日常门诊（专病门诊）

卒中日常门诊也称为卒中专病门诊，通常为每个医疗机构正常工作时间的门诊，为狭义的门诊。在专病门诊接诊的通常为高危卒中患者、卒中非急性期患者、急性卒中或 TIA 出院后门诊常规随访患者、急性卒中后就诊延迟患者等。专病门诊的主要工作任务是完善脑卒中危险因素评估、病因学筛查、明确诊断并开展针对性二级预防治疗和健康宣教，实现对脑卒中患者的长期规范化管理。

1. 危险因素评估

主要包括对疾病危险因素如高血压、糖尿病、血脂异常、肥胖、代谢综合征和行为学危险因素如吸烟、酗酒、体力活动减少、口服避孕药等因素的评估，还包括危险因素类型及高危分级评估，进行必要的卒中一级预防。

2. 病因学检查和评价

（1）一般检查：根据实际需要评估包括心电图、全血细胞计数、生化全套、凝血酶原时间、部分凝血酶原时间、血脂全套。

（2）颅内外血管检查：有条件的医院应进行无创脑血管检查如经颅彩色多普勒超声（TCD）、颈部血管超声、CT 血管成像（CTA）、磁共振血管成像（MRA）等除外颅内外血管狭窄。如无创血管检查中发现血管异常可以做数字减影血管造影（DSA）检查。DSA是颈动脉内膜剥脱术（CEA）和颈动脉支架治疗（CAS）的金标准检查，经专家评估应行颈动脉内膜切除术的患者应尽快完成颈动脉影像检查（检查应明确表明所采用的标准如ECST或NASCET）。

（3）侧支循环代偿及脑血流储备评估：应用DSA、脑灌注成像和/或经颅彩色多普勒超声（TCD）检查评估侧支循环代偿及脑血流储备，对于鉴别血流动力学型TIA及指导下一步治疗是非常必要的。

（4）不稳定斑块的检查：不稳定斑块是动脉栓子的重要来源。颈部血管超声、血管内超声、核磁共振及TCD微栓子监测有助于评价动脉粥样硬化的不稳定斑块。对于未找到明确栓子来源的，必要时可进一步完善经食管超声等检查。

（5）心脏评估：当怀疑心源性栓塞时，对45岁以下的患者，如果颈部和脑血管检查及血液学筛选未能对TIA的病因提供有效线索，则推荐对其进行24小时或者更长的心电监护、经胸壁超声心动图（TTE）和/或经食管超声心动图（TEE），可发现心脏附壁血栓、房间隔的异常（房间隔的动脉瘤、卵圆孔未闭、房间隔缺损）、二尖瓣赘生物以及主动脉弓粥样硬化等多种心源性栓子的来源。

（6）根据病史做其他进一步检查。

3. 明确病因诊断并针对性开展二级预防治疗

对于脑梗死和TIA患者来说，不同病因，临床二级预防治疗策略有显著不同，具体在不同病因情况下治疗策略详细内容可参见后文。

4. 卒中患者的长期管理

脑卒中作为一种对居民身心健康危害极大的疾病，属于重大慢性疾病的一种，对于卫生行政机构和慢病管理部门而言，脑卒中需要进行长期的疾病监测和管理，而对于广大脑卒中患者来说，则需要长期规范化用药，提高治疗的依从性。依据我国各医疗机构实际情况，大多数急性卒中患者在出院后、或门诊确诊的脑卒中患者需在门诊进行长期随诊，因此，脑卒中专病门诊的重要作用之一就是要实现对此类患者的及时、长期和规范化管理。

（1）建立脑卒中门诊患者管理系统：门诊脑卒中患者的管理需建立规范的电子病历系统，该系统不仅能支持完成日常的诊疗工作，同时还要具有患者信息归档、分类、病历信息存储、提取和基本的数据分析功能，有条件的医疗机构可开发更为高级的电子病历系统，实现对门诊患者的大数据存储，为门诊患者就诊状态、诊疗依从性、疾病转归等信息判断提供数据分析服务，以此指导脑卒中门诊工作的深入开展。

（2）建立脑卒中门诊患者管理制度：为了更好为患者服务、提高患者诊疗依从性，除常规诊疗所需要的基本服务要求之外，脑卒中门诊还应建立规范化预约和随访制度，建立治疗依从性阶段性评价机制和方法，建立病情转归阶段性分析系统，为脑卒中服务措施的升级与服务质量及侧重点的改进提供重要决策依据。

5. 卒中门诊的系统化管理

标准化卒中门诊除应有系统化的患者管理体系外，还应有卒中门诊系统化运作的实时监督、阶段反馈和质控系统，以实时监控门诊各环节运转是否顺畅，哪些环节容易出现患者瘀滞等，能及时总结监督情况并及时向管理层进行反馈并督促质控。

第二节　卒中单元的建立和运作

卒中单元是指医院中专门为卒中患者提供床位的特殊病区，包括普通病床和重症监护病床（一般占20%，装备必要的生命体征监测和抢救设备），由多专业小组负责，目的是给脑卒中患者提供标准的诊断、治疗、康复和专业监护。卒中单元被引入我国已有十年余，在卒中中心成立之前，已在全国多家医院开始建设和使用。

卒中单元无任何特异的药物或外科治疗，却能减少病死率，提高患者独立生活能力，缩短住院时间，对提高患者生活质量和减少经济负担均有重要意义，其负面作用尚未有报道，是目前已知最有效的卒中患者综合管理方法。

卒中单元的建立和运行需要基本的硬件、软件条件，及相应的支撑管理机制。

一、卒中单元建立的硬件要求

在卒中单元中，除了患者住院所需要的基本床位之外，还应该设置肢体康复训练室、语言评价和治疗室、吞咽功能评价和治疗室、心理评价和治疗室、健康教育室以及卒中单元监护室。

理想的卒中病房是每个房间 4 位患者，病床分别设置在房间的四角。偏瘫侧要对应活动空间大的一侧，有利于肢体康复及移动。不建议将患者放在单人病房内，这样不利于患者的肢体康复及自我健康教育。肢体康复训练室应具有运动治疗和作业治疗功能。语言评价和治疗室内要有计算机支持的评价和治疗系统，心理室应具有计算机支持系统。健康教育室应具有多媒体设备。除常规普通病床之外，还建议卒中单元设置神经重症监护病房（Neurological Intensive Care Unit，N-ICU），N-ICU 除应该有综合 ICU 必备的技术设备外，还应该按照一定规模和人员配备设立自身配置（具体设置可参见《卒中单元》专著）。

二、卒中单元建立的软件要求

（一）人员要求：多学科工作小组的建立

医疗机构及其管理人员所能承担的义务决定了对急性卒中患者提供高质、有效的治疗（表 5-2-1）。若无这种职责，必要

表 5-2-1　卒中单元各治疗人员职责

小组成员	职责
临床医生	按照脑血管病治疗指南进行检查、治疗
	在患者入院当天进行量表评分，以后每周评分一次
	参加卒中例会
	监督患者康复治疗
	对患者健康宣教
	制定出院计划
职业治疗师和物理治疗师	入院后早期看患者，评估患者的损伤和残疾情况
	对患者进行运动治疗和作业治疗
	对患者健康宣教
语言训练师	对有语言障碍的患者进行测评及训练
心理治疗师	对有心理障碍的患者进行测评及心理治疗
责任护士	保持患者正确的体位
	进行昏迷评分及褥疮评分
	与患者及家属沟通
	对患者健康宣教

的培训、组织、设备、资金也就不会实现。卒中单元要任命一名医疗主管，此人经过培训，是脑血管病专家；要有足够的脑血管病知识、能够作为项目带头人。此类知识包括至少以下5个方面：

（1）与卒中团体有交往。

（2）（作为讲师或学员）每年至少参加2次地区级、国家级、国际级卒中会议。

（3）在权威杂志至少发表5篇文章。

（4）连续 8 年以上的脑血管病医学教育，每年都得到认可。

（5）由当地医生和医院认可的其他标准。

（二）指南规程

卒中单元应配有针对诊断步骤、急性期治疗、预防并发症及进行二级预防的书面临床操作手册和指南，均以目前发表的具有循证医学依据的指南为基础，并按照各医院内的诊疗流程及临床路径进行管理和日常诊治。目前常用的指南包括美国 AHA、欧洲 EUSI、中国专家共识等发表的相关指南。

三、卒中单元的运行管理机制

（一）制定分工明确的多学科小组工作职责

1. 临床医生职责

卒中单元的工作是多元医疗模式，其基本工作方式是卒中小组的团队工作方式。早期的卒中小组包括很多成员，而后随着卒中单元工作模式的推广，各卒中单元根据自己的实际情况组建有自己特色的卒中小组，小组成员之间分工协作、有机地结合，在统一的领导下工作。鉴于国内现有的医疗体制，临床神经科医生责无旁贷地成为卒中小组的核心人物，承担策划者、组织者、执行者的责任，其职责范围也较国外的卒中单元略大。卒中单元医生的职责是针对每个进入卒中单元的患者所表现的不同发病特点、临床及影像学特征，对患者进行全面的评估，包括患者的危险因素评价、临床评估、全血管床评估、并发症的预测和评估等。并根据上述评估所得到的结论进行个体化治疗方案设计，组织经过卒中培训的专业护士（包括责任护士、看护人员）、物理治疗师、作业治疗师、心理师、语言治疗师等人员召开卒中小组会，共同制定患者的全方位诊疗方案，并对方案的实施及进展情况进行监控，根据病情的变化随时调整计划。此外，在充分评价危险因素并给予干预的同时，临床医生有责任对患者进行卫生宣教，指导患者戒除不良嗜好，建立良好的生活习惯。在病情稳定后，临床医生应为每一位患者制定出院计划，包括院外抗血小板治疗的安排、危险因素的干预，安排患者的院外随访，有条件时与患者的社区临床医生联系，共同制定患者的院外康复计划和二级预防计划。

2. 卒中专业护士职责

（1）护士与患者、卒中单元工作人员等的沟通：护士为第一接触患者的卒中单元小组的工作人员。在接触患者时应在第一时间内介绍自己，了解患者的神志及配合情况，对新入院患者及照顾者进行入院宣教，使患者尽快适应病房环境，以减少患者焦虑、恐惧心理，增强战胜疾病信心，入院宣教包括使患者及照顾者了解医院的各项规章制度，饮食、查房、治疗时间，各项护理工作内容及作息时间等，护士应尽量满足患者的各种需要，起到患者和卒中单元其余小组成员间沟通桥梁作用。

（2）病情观察：对每位患者注意观察其各种临床表现，特别是在新入院病情还不稳定时，以便及时发现异常情况并与医生联系。对神志障碍患者随时进行格拉斯哥评分，客观准确及时记录。

（3）其他还包括治疗的护理、基础护理、健康教育、早期康复护理、吞咽功能筛选、心理护理和并发症护理等。

3. 卒中单元肢体康复治疗师（PT师及OT师）职责

康复治疗师应为经过严格训练的专业人员，应具有较强的责任心、耐心和细心。主要是针对患者的肢体功能损伤的程度进行评价、进行肢体的功能训练、患者及家属的健康教育及患者的出院指导。

4. 心理学人员职责

应按时参加卒中单元晨会，及时了解患者心理动态变化。创建全方位的心理辅助医疗模式，完成对卒中患者的心理会诊、检查，以及心理治疗和心理疏导。供卒中相关的心理健康知识，完成心理健康的宣教工作。

5. 语言治疗师职责

语言康复是卒中单元治疗中的重要组成部分，是对语言障碍的患者进行系统地检测、治疗、训练。通过训练，使患者动用和提高残存的言语功能，提高患者语言理解和表达能力，补充多种其他交流途径，最大限度地恢复患者的社会交往能力，使其重新参与家庭及社会生活。

语言治疗师为语言康复的专业人员。语言治疗师应经过严格正规培训，需具备较高的耐心，细心和责任心。主要对患者失语情况进行评价，进行语言训练，教给患者交流技巧。应对患者及家属同时进行交流方面的训练。此外，语言治疗师亦应针对构音及吞咽方面的障碍进行评价和训练。

语言评定是语言康复治疗的基础，它类似于临床医学的疾病诊断，又有其自身的专业特点。需要客观地、准确地评定语言功能障碍的性质、程度，并估计其发展、预后和转归，评定是语言康复治疗计划的重要组成部分。

（二）建立卒中单元多学科小组科学运营管理机制

卒中单元最高效、可行的运行机制就是建立卒中小组例会制度。卒中小组例会制是卒中单元系统化管理的重要组成部分，是卒中单元颇具特色的每周例会。卒中单元每个医护人员均要参加卒中小组会，包括临床医生、专业护士、物理治疗师、职业治疗师、语言训练师和社会工作者，共同组成多学科小组，分别从自己的专业角度出发，针对同一个患者，通过科学的评分量表对患者目前各系统、各方面存在的问题进行量化，制定各自专业范围内的医疗计划，共同对每个患者的个体化治疗方案发表意见，同时检验上一周计划实施效果。这些制定的计划主要包括主管医生的诊断、已有治疗和进一步诊疗计划，康复医师的语言、情感心理、吞咽功能早期康复计划，营养师的营养支持计划，护士（师）的褥疮危险性、跌倒风险等护理计划以及全体共同制定的出院计划等。上述工作的开展可通过数字化管理程序来进行实时监控和执行，需要专人负责，并由卒中单元主任统一协调和监督。

参考文献

1. Webster F, Saposnik G, Kapral MK et al. Organized outpatient care: stroke prevention clinic referrals are associated with reduced mortality after transient ischemic attack and ischemic stroke. Stroke 2011; 42: 3176-3182.

2. Wilson AD, Coleby D, Taub NA et al. Delay between symptom onset and clinic attendance following TIA and minor stroke: the BEATS study. Age Ageing 2014; 43: 253-256.

3. Al-Salti A, Vieira L, Cote R. Adherence to guidelines: experience of a canadian stroke prevention clinic. Can J Neurol Sci 2014; 41: 562-567.

4. Leifer D, Bravata DM, Connors JJ, 3rd et al. Metrics for measuring quality of care in comprehensive stroke centers: detailed follow-up to Brain Attack Coalition comprehensive stroke center recommendations: a statement for healthcare professionals from the American Heart Association/American Stroke Association. Stroke 2011; 42: 849-877.

5. Alberts MJ, Latchaw RE, Jagoda A et al. Revised and updated recommendations for the establishment of primary stroke centers: a summary statement from the brain attack coalition. Stroke 2011; 42: 2651-2665.

6. Alberts MJ, Hademenos G, Latchaw RE et al. Recommendations for the establishment of primary stroke centers. Brain Attack Coalition. JAMA 2000; 283: 3102-3109.

7. European Stroke Initiative Executive C, Committee EW, Olsen TS et al. European Stroke Initiative Recommendations for Stroke Management-update 2003. Cerebrovasc Dis 2003; 16: 311-337.

8. Nazir FS, Petre I, Dewey HM. Introduction of an acute stroke team: an effective approach to hasten assessment and management of stroke in the emergency department. J Clin Neurosci 2009; 16: 21-25.

9. Hamidon BB, Dewey HM. Impact of acute stroke team emergency calls on in-hospital delays in acute stroke care. J Clin Neurosci 2007; 14: 831-834.

10. de la Ossa NP, Sanchez-Ojanguren J, Palomeras E et al. Influence of the stroke code activation source on the outcome of acute ischemic stroke patients. Neurology 2008; 70: 1238-1243.

11. Saposnik G, Hill MD, O'Donnell M et al. Variables associated with 7-day, 30-day, and 1-year fatality after ischemic stroke. Stroke 2008; 39: 2318-2324.

12. Pervez MA, Silva G, Masrur S et al. Remote supervision of IV-tPA for acute ischemic stroke by telemedicine or telephone before transfer to a regional stroke center is feasible and safe. Stroke 2010; 41: e18-24.

13. Rymer MM, Thurtchley D, Summers D et al. Expanded modes of tissue plasminogen activator delivery in a comprehensive stroke center increases regional acute stroke interventions. Stroke 2003; 34: e58-60.

14. Wang S, Gross H, Lee SB et al. Remote evaluation of acute ischemic stroke in rural community hospitals in Georgia. Stroke 2004; 35: 1763-1768.

15. Evans A, Harraf F, Donaldson N, Kalra L. Randomized controlled study of stroke unit care versus stroke team care in different stroke subtypes. Stroke 2002; 33: 449-455.

16. Evans A, Perez I, Harraf F et al. Can differences in management

processes explain different outcomes between stroke unit and stroke-team care? Lancet 2001；358：1586-1592.

17. 王拥军.《卒中单元》.北京：科学技术文献出版社，2004.

（王春娟　许予明）

区域卒中中心的网络建设

第六章

第一节　院前急救服务

静脉溶栓是治疗急性缺血性卒中的有效方法，但治疗时间窗在发病 3 小时或 4.5 小时以内，再灌注时间的些许差异都可以导致临床结局的不同。既往研究表明，只有 15%~60% 的卒中患者在发病 3 小时内到达医院，而只有 1%~8% 的卒中患者能够接受溶栓治疗。本节强调院前急救服务的各个环节，以便未来能有更多患者从急性卒中救治中获益。院前急救的时间大部分取决于患者及在场人员，以及紧急医疗服务（emergency medical service，EMS）人员。

一、患者及在场人员的职责：立即寻求医疗帮助

有研究指出，24%~54% 的卒中患者在发病 1 小时之内并未寻求医疗帮助，甚至有的患者发病自始至终就没有寻求医

疗帮助，寻求医疗帮助的延误时间从38分钟到4小时不等。大量研究表明，呼叫EMS能够有效降低院前急救延误，但只有38%~65%的患者呼叫EMS。

二、EMS职责

1. 优先转运有卒中样症状的患者

对卒中紧急救治的级别应与急性心肌梗死或外伤同级。将患者直接转运至卒中中心并且进行溶栓筛查将使患者受益匪浅。瑞士一项研究表明，提高EMS系统对卒中运送的优先级别，使其能够在最短时间到达卒中中心，可将溶栓率从10%提高至24%，且并不影响其他疾病的救治。在某些特殊情况下，直升机转运可以减少到院时间，增加溶栓率，但直升机转运的溶栓患者预后并不优于陆上转运患者。

EMS人员对于卒中的紧急救治起着举足轻重的作用，但对卒中症状的识别并不易。一方面，有些卒中症状（如后循环症状）难于识别，另一方面，有20%的类卒中样症状是由其他原因引起的。有报告指出，由EMS人员识别卒中症状的准确率在30%~83%之间，因此仍然需要对EMS人员进行相关教育。教育内容应该包括，如何利用量表（如FAST）识别卒中，及时转诊的重要性，提前与拟诊医院联系等。EMS人员还需要注意对醒后卒中的及时救治。

2. 提前联系接收医院

美国心脏协会和欧洲卒中组织指南都建议 EMS 人员应在转运患者途中提前与拟接收医院联系,提供相关信息(如症状发生时间或最后看起来正常时间及可能的溶栓禁忌证),使其做好接诊准备,并能够让患者代理人对知情同意做好心理准备。

同时,EMS 人员应将患者首先转运至最近的卒中中心救治。对于大血管闭塞的患者,除静脉溶栓外,推荐动脉溶栓或机械取栓,所以将患者转运至具备 24 小时血管内治疗资质的综合卒中中心,而非仅是最近的卒中中心,应该是今后的发展趋势。

3. 院前卒中治疗

为确保更多患者接受溶栓治疗,需改进卒中处理原则。减少治疗延误的一项措施就是就地治疗,即移动卒中单元。移动卒中单元最早于 2003 年提出,直至 2010 年才逐渐完善投入使用,其包括小型 CT 机(可行 CT、CT 血管成像及 CT 灌注扫描)、实验室检查系统(可完善溶栓前所有实验室检查)以及远程医疗系统(可与医院的神经科和放射科联系)。一项单中心前瞻性随机试验显示,应用移动卒中单元后,溶栓延误比例下降了 50%,在干预组中 57% 的患者接受溶栓治疗,而在对照组中仅 4% 患者接受溶栓治疗。

附：2015 年超急性期卒中的临床管理指南之急性卒中的院前急救管理

（一）联系 EMS

1. 强烈建议患者或在场人员应立即与 EMS（如 120/999）联系（B 级证据）。

2. EMS 通讯中心：所有地区都应通过 EMS 通讯中心完善调度流程来尽快识别可能的卒中症状（如 FAST，即面部、四肢、语言、时间等）、初步进行卒中诊断、进行合理处置并及时将患者转送至有能力的医院进行救治（C 级证据）。

3. 在调度完急救车之后，EMS 通讯中心人员应向患者或求助者提供院前指导（如打开门、安置好宠物、确定卒中症状发生时间及目前用药），以使院前救助工作及时有效地进行（C 级证据）。

4. EMS 通讯中心人员应将相关信息（如症状发生时间或最后看起来正常时间及可联系的家属）向接受调度的医护人员汇报（C 级证据）。

（二）急救人员的现场救治

1. EMS 人员应使用标准的急性卒中院外诊断筛查工具进行现场评估（B 级证据）。

2. EMS 急救人员应从患者、患者家属或者其他目击者那里采集相关信息（包括主要症状、症状发生时间或发现症状时间或最后看起来正常时间及病情演变情况），合并疾病，目前用药情况及可能影响 EMS 或 ED 治疗的任何医疗建议等（C 级证据）。

3. 可疑急性卒中患者的现场救治应越快越好，发病在 4.5h 内处于治疗时间窗内的患者，理想现场救治时间应为 20 分钟以内（C 级证据）。

4. 现场救治还应包括血糖水平检测（B 级证据）。

5. 将患者转送至医院之前，EMS 人员应向患者家属提供指导：包括推荐家属陪同患者到达医院或保持电话畅通，了解并确定患者最后看起来正常时间，并提供患者既往体检或病历资料，提供目前用药情况及其他可能需要的信息（C 级证据）。

（三）转运可疑卒中患者

1. 直接转运协议必须完善，以保证拟进行溶栓或血管内治疗的可疑卒中患者能够被迅速转运至最近的有能力救治的医疗机构进行诊断及超急性期治疗（C 级证据）。

2. 直接转运协议标准应基于：

（1）建立一个 EMS 系统，能及时识别急性卒中患者的症状体征并优先评估、响应及转运（C 级证据）。

（2）患者病情稳定。

（3）该患者其他急需处理的情况。

（4）到院前时间，包括症状持续时间加上预期转运时间，溶栓患者应在 3.5h 以内（因为治疗时间窗为 4.5h），血管内治疗患者应在 5h 以内（因为大多数患者治疗时间窗为 6h），尽管有些卒中中心血管内治疗可放宽至12h。

（5）急诊室能够提供急性卒中救治的door-to-needle（如从到院到治疗）时间应达到90%在60分钟以内，中位时间30分钟以内。

1）患者疾病状况和医疗机构的条件均是需要考虑的因素。

2）对于患者，需要考虑病情稳定情况、是否需要紧急处理、院前症状持续时间、是否需要紧急血管内治疗或溶栓治疗、治疗时间窗等。

3）对于医疗机构，应判断其是否存在进行紧急处理患者的能力，如是否具有治疗设备等（C级证据）。

3. EMS人员应将可疑卒中患者根据加拿大分诊及敏感度量表进行分级，一般患者为2级，对于气道呼吸不畅，或心血管功能不稳定的患者定为1级（B级证据）。小儿可疑卒中患者，EMS人员应根据儿科加拿大分诊及敏感度量表（P-CTAS）进行分级（C级证据）。

4. 将急性卒中患者运送至医院途中，急救人员应通知急诊室将有可疑卒中患者到院，并提供充足的信息（B级证据）。提供信息包括：卒中发生时间或症状发现时间或最后看起来正常时间（尽量精确），预计到达急诊室时症状持续时间，卒中症状及体征，GCS，CTAS（或P-CTAS）评分，患者年龄，以及预期到达医院时间。

5. 不能行溶栓或血管内治疗的患者也应及时转运（直接或间接）至有能力诊断和治疗卒中的最近的医疗机构（要求具有急诊室，可行神经血管影像学检查，卒中单元，以及当场或远程卒中专家的指导）（C 级证据）。

（四）到达医院后 EMS 人员与急诊人员交接

1. 急救人员与医院急诊人员的交接应避免延误，可行溶栓或血管内治疗的可疑超急性期卒中患者在急诊室应开通绿色通道优先处理（B 级证据）。

2. 急救人员应在到达医院后向接收医院提供如下信息：卒中发生时间或症状发现时间或最后看起来正常时间（尽量精确），到达急诊室时症状持续时间，GCS 评分，CTAS（或 P-CTAS）评分，患者年龄，合并疾病，目前用药及药物过敏史，以及生命体征（包括末梢血糖）（C 级证据）。急救人员应确保上述所有信息都记录在患者的 EMS 病历中并且在转运时呈交给接收医院（B 级证据）。

▅▅

第二节　区域协同的卒中医疗服务

区域内各医疗机构的协同合作，可提高卒中识别能力，减轻卒中的负担，降低因地域、技术等原因导致的卒中治疗差异，区域协同医疗网络应运而生。

区域卒中网络的主要工作任务是流行病学调查与监测，提高护理质量，以及公众健康教育。

流行病学调查与监测的目标是建立流行病学监测机能，

以提高卒中防控工作的能力。具体工作包括：①制定卒中研究和评估资金并确定优先级别；②单独创建一个文档，详细介绍区域内卒中的影响；③制定每个区域卒中情况表；④与工作组一起提高工作质量，确保跨区数据收集保持一致；⑤定期进行数据交流。

提高护理质量的目的是区域内协同努力提高急性卒中的护理和康复水平。具体工作包括：①评估紧急医疗服务（EMS）与区域内 EMS 合作方处理卒中急症的能力是否一致；②制定或完善全区域内 EMS 流程，包括使用卒中量表或临床评估工具（例如，辛辛那提卒中量表，洛杉矶院前卒中筛查，或其他应急评估）确定神经功能障碍程度；③对调度员和急救人员行适当的脑卒中急救培训；④在 EMS 会议上设立卒中培训模块；⑤与国家质量改进组织合作对卒中的预防和护理进行培训；⑥促进康复专家和主管护理部门进行交流，以确保卒中患者的有效护理；⑦邀请康复专家和主管护理部门参加区域卒中工作会议；⑧相互分享成功经验。

公众教育的目标是提高公众对卒中预警症状的认识，并及时呼叫 120 或 999。具体工作包括：①使卒中高危人群认识卒中症状；②创造机会进行卒中公众教育宣传；③每年规定月份进行卒中宣传活动，设定卒中宣传月；④利用公共服务通告或付费广告进行卒中教育；⑤与国家机构人员商议扩大 EMS 系统的覆盖范围，加强 EMS 系统的服务意识。

加拿大五大湖区的区域卒中网络是一个成功的典范，该卒中网络主要包括一个结构工作组（最初阶段），一个督导委员会，一个区域顾问委员会和一个区域工作部署委员会。结构工作组确定区域卒中网络建设所需要的基础设施。此工作组创建了策略和流程手册，并按需更新，如工作组的职责说明，如何制定决策及冲突解决方案。督导委员会由卒中预防项目人员、脑卒中小组联络员、合作组织的代表（例如 ASA、美国卒中学会等）、CDC 项目官员以及工作组的上层代表组成。此委员会的重点是发展专业特长，并力争在某些卒中相关的学术组织中有一席之地。区域顾问委员会包括卒中预防项目人员和督导委员会成员，是区域卒中网络的计划制定和决策组织，主要工作是制定区域协同合作的工作计划以降低卒中的发病率、致残率及病死率。每个区域都要有自己的区域工作部署委员会，因为各区法律不同、组织结构不同、财政及人员配备不同。该委员会的目的就是执行工作组制定的各项工作计划，协助各委员会工作，还包括制定指南、卒中中心认证、开发新量表等。以上委员会均定期召开会议，总结既往工作并商讨下一步工作计划。

区域协同的卒中医疗服务重点强调的是卒中患者的现场识别、快速处理及转运，选择合适的有资质的卒中中心进行救治，标准化的卒中诊疗规范以及建立健全卒中体系等。

第三节　远程卒中医疗

远程医疗就是通过电子通讯工具，如电话、互联网、视频等方式实现两地信息的互通。通过远程医疗进行医疗救助服务已经有近 100 年历史了。早在 20 世纪 90 年代，居住在澳大利亚边远地区的人们就已经开始使用双向无线电通讯设备（由发电机和自行车踏板提供动力）与澳大利亚皇家飞行医疗队取得联系进行救治。有记载的第一次直接的远程医疗是在20世纪50年代的费城，通过无线电波传送影像学资料。随后远程放射系统在加拿大蒙特利尔成立。通过视频进行沟通的远程医疗在20世纪60年代首先在Nebraska大学投入使用，使医务人员能够为边远地区人民提供医疗帮助。1999年，随着卒中溶栓时代的到来，远程卒中医疗（telestroke）理念创立，旨在利用远程医疗进行卒中救治，主要是对急性卒中患者进行溶栓治疗或血管内介入治疗。早期远程卒中医疗仅设立在急诊室，但现在院前急救及急诊后处理均可通过远程医疗进行协助处理，可明显改善卒中患者的预后，降低致残率及病死率。2013年ASA指南已经将远程卒中医疗服务作为急性缺血性卒中处理的特别推荐。

远程卒中医疗的重要组成是高质量的电视电话会议终端，通常需要能够识别数字影像技术并能传递医学影像数据（主要是CT及MRI）。另外，远程卒中医疗服务还可将辅助决策软件、医务人员培训、数据存储与提取、计费以及医院的急救医疗服务进行整合。

一、HUB-AND-SPOKE 模式

Fisher提出了远程卒中医疗转运和会诊的hub-and-spoke模式，旨在加强急性卒中治疗的管理。Hub应将循证

医学证据（理论上这应该是一个联合委员会认证的初级卒中中心）传递给 spoke。Hubs 通常都位于城市地区，而 spokes 通常位于农村地区或非卒中心的城市医院。最佳的远程卒中医疗 spoke 医院应有大量的急性脑卒中患者但在紧急情况下没有足够多的神经外科医生。此外，急诊科工作人员应参与远程卒中医疗，应每天 24 小时、每周 7 天接受医院调派。

理想的情况是，spoke 医院应该同 hub 初级卒中中心采用同样的评测方法。一个有经验的 spoke 医院通过建立远程卒中医疗的实践应可以获得初级卒中中心认证。spoke 中心在患者住院期间应使用卒中质量评价工具。spoke 中心不需要接收所有卒中患者而达到初级卒中中心的状态；相反，与其他机构建立转诊协议，可满足需要高级护理的卒中患者的需求。随着综合卒中心执行与实践指南的进一步细化，spoke 医院具有初级卒中中心水准及 hub 医院具有综合卒中中心水准的状况将成为 hub-and-spoke 关系的固有模式。

远程卒中系统潜在有效的模式可能是由血管神经病学专业团队，包括受过专业培训的护士，医师助理，或神经内科住院医和研究员来进行初步分诊、筛选和神经系统评估。随后将由高年资的血管神经病学专家对其进行重新评估或检查。为了获得 spoke 医院的认可，神经科医生同急诊科医生合作是至关重要的。有急诊科卒中负责人参加 hub-and-spoke 模式更有利于这项计划的实施。Spoke 医院的放射科技师在其中也起了至关重要的作用，他能够保证神经影像资料的成功上传以使 hub 医院的远程放射科医生及时阅片。信息技师对远程通讯设备的开发维护拓展的作用不可限量。教育专家可能有助于远程卒中医疗继续医学教育学分的申报。任何研究工作小至维护一个简单的前瞻性登记，大到一个复杂的远程试验性治疗的随机对照试验都需研究协调员参与。可能需要在不太熟悉远程研究某些方面的机构中纳入机构审查委员会（IRB）的专家。金融专业人士可以帮助审查当前远程会诊hub方提供服务和spoke方接受服务所需的经费。商业和政府领导人，由熟悉远程医疗法律的法律顾问指导，协助制定相关的监管文件和合同。资格认证专家和政策制定专家协助建立hub远程会诊特权，以实现远程卒中会诊。

二、远程卒中医疗的诊疗依据

急性期卒中决策的关键就是对神经功能缺损程度进行准确评估，通常我们应用美国国立卫生研究院卒中评分（NIHSS）进行评估。同样，在远程卒中医疗中应用NIHSS评分进行评估是可行的。美国卒中学会（ASA）的专家们将NIHSS评分用在非急性卒中患者的远程卒中医疗过程中进行论证发现，评分结果与在院评估结果相当（I级推荐，A级证据）。还有研究表明，神经科医生及卒中专家可以通过远程卒中医疗系统指导社区医院进行溶栓，溶栓结局与在综合溶栓中心进行溶栓治疗的患者相当。ASA建议如果现场没有卒中专家指导，通过高质量的电视电话设备进行远程协助的卒中专家应向可疑急性卒中患者提供建议溶栓或拒绝溶栓的决策意见（I级推荐，B级证据）。在院前应用卒中量表评估卒中严重程度并通过电话告知拟诊医院也可以有效缩短时间间隔。但是未接受过培训的医生使用这些量表精确性可能难以保证，因此可由医院医生通过电视电话远程评定。

另一项影响临床决策的关键要素就是 CT 判读，因此，远程放射系统也是远程卒中医疗救治系统的主要组成部分。有证据表明，经过 FDA 或同等机构批准的远程影像系统可以使卒中专家快速有效地判读影像资料并做出临床决策（I 级推荐，B 级证据）。

三、远程卒中医疗的成本效益

基于医院的远程卒中医疗会额外增加成本，尤其是对服务提供方。成本取决于服务在何时提供（正常工作时间 vs. 夜间或周末）以及服务的层次（卒中专家仅接受咨询还是有其他职责）。其他服务也可能增加成本，如是单纯的远程会诊还是作为质量控制措施和现场培训体系的一部分，以及使用的技术，它可以是低预算的公共系统，类似于 Skype（网络安全性降低），也可以是昂贵的系统，将 telerobots 和咨询专用移动工作站有机结合在一起。

四、电视电话会诊的质量保证

高质量、双向的电视电话终端极为重要，因为在远程卒中医疗服务的某些环节，如对某些轻度失语或共济失调的急性卒中患者，体格检查至关重要并可能影响临床决策。视频质量是由图像的刷新周期（如测得的帧速率）和图像的分辨率（如测量像素）所决定。没有研究定义急性卒中治疗中所需的视频质量的低限，但 ASA 专家建议面板的最低刷新率为 20 帧每秒，最低分辨率为 352×258 像素。远程医疗系统使用 H.323 标准的视频会议协议，可以在各种各样的数据网络中管理沟通和呼叫信令及调控带宽。这些标准包括 H.261，H.262 和 H.264 数字视频数据的压缩和解压协议；因此，标准清晰度视频（在北美，640×480 像素）一般需要 64~1200kbit/s 的网络带宽。用于视频输入和输出设备（例如，摄像机和显示器）也影响传输的视频图像质量，因此，拟使用的输出设备（例如，参考图像与诊断图像）也应与所使用的设备严格匹配。

自 1999 年至今，远程卒中医疗飞速发展，并已逐渐成为急性卒中救治的主流。将来，有望应用远程卒中医疗进行急性卒中临床试验的筛查、入组及随访，使临床试验入组患者范围更广，样本更具有代表性，终点事件及随访更加标准。而且，还可发展建立区域性远程卒中医疗 hub and spoke 医疗网络对数据进行统一管理，促进医疗质量的改进。

第四节　公众健康教育

公众健康教育目的在于从思想及行为上改善影响健康

的生活方式，控制危险因素，改进公众的依从性并形成健康的生活方式，改善患者对他们健康状况的理解，正确的选择治疗。完善公众健康教育将在卒中护理方面起到举足轻重的作用。原因如下：①目前临床医生应用药物（如抗血小板药物，降糖药物，降脂药物及降压药物等）来降低卒中和 TIA 患者血管事件的再发风险，用药依从性对二级预防至关重要，但在卒中及 TIA 患者中并不是很理想。公众健康教育可以通过改善患者依从性及健康行为来降低卒中风险；②公众健康教育旨在改善患者及看护者对他们健康状况的认识，从而更好地了解临床决策；③公众健康教育应让健康咨询专家及患者充分沟通交流，从而督促患者持续治疗；④健康教育对预防很重要，因为人们对他们的疾病及相关危险因素认识越多，人们越愿意改变他们的行为从而降低未发事件的风险。

卒中知识的来源主要有：

1. 大众媒体

电视被证明是最能获得积极反馈的媒介，每天能够重复数次，并且其内容因优秀的视觉效果而更能引起人们的注意。既往有研究表明，大众媒体对卒中知识和行为有一定的影响力。许多研究还运用几种媒体形式有机地结合在一起。Silver 等在四个社区中比较长达 18 个月的连续的电视广告、间断的电视广告及新闻报纸广告及未应用大众媒体教育的有效性。其中间断的电视广告被证实是提高公众认知度的最有效的方法。也有研究表明，电视媒体仅对女性有影响。一些与区域文化密切相连的新方法也能有效的改善社区卒中知识。例如，一项研究中首先对 30 位美容师进行卒中预警症状及危险因素的教育，随后让他们运用 FAST（F，面瘫；A，肢体无力；S，言语障碍；T，紧急求助）原则去教育他们的客户，最终发现，受教育后卒中知识较受教育前明显增加，他们识别卒中症状的能力从受教育前的 40.7% 增加到 50.6%，及时呼叫 EMS 的比例从受教育前的 86% 增加到 94%。Hip-Hop-Stroke 研究设计是通过向儿童传播卒中知识并鼓励他们传递给他们的家长，并对家长的卒中知识进行评估，结果发现家庭成员的健康知识也有明显提高。但以大众媒体为媒介的公众健康教育面临的最大问题就是高消费，尤其是对于地区的大众媒体，7 个月的宣传活动就要花费近 200 万美元，需要严密评估其风险 / 收益比后酌情进行。

2. 在线教育

电子健康工具的应用目前越来越普遍，一些机构正在通过在线教育方式来开展健康教育。2001 年，国家神经系统疾病与卒中研究所（the National Institute of Neurological Disorders and Stroke，NINDS）首先在网上开展"了解卒中，知晓症状，及时行动"的活动，并通过 NINDS 杂志进行宣传，公众可以很容易从网上获取专业的但通俗易懂的健康教育知识。2004 年，该研究所又开展了一项名为"知晓卒中在社区"的公众健康教育项目，由受过专业培训的"卒中志愿者"利用同样的教育材料向社区居民传播卒中相关知识。2006 年，加拿大公共卫生署（Canadian Public Health Agency）开发了一个网络平台进行公众健康教育，也获得良好效果。但网上教育的观众通常为受过良好教育且对健康较为关注的女性。

通过手机下载视频短片来传播"如何更好有效地识别卒中"是公众健康教育的另一种有效手段。韩国的一项研究指出这种方式能够很轻易地向各个年龄段人群推送健康信息。但这种方式需要与手机运营商沟通，在手机内置相应设置，或使手机能够下载相应插件方可进行。

3. 社区交流

有研究表明，卒中知识主要来源于家庭成员及朋友（17%~60%）、卒中患者（19%~30%）以及大众媒体［电视／收音机（9%~42%），报纸／杂志（6%~40%）］，而来源于卫生院、护理人员或内科医生的比例则较少。大众媒体传播通常花费较高，而且直播时间较短。虽然私人医生在健康教育宣传中起着至关重要的作用，但只有一小部分人能够从他们的私人医生那里获取信息。因此，在社区设立卒中学校、讲堂以及沙龙可能能够更加有效地传播卒中教育相关信息。还有研究发现，当公众教育及私人医生有机结合时，溶栓治疗的数量也显著增加。rt-PA 溶栓率的提高，哪怕只提高一点点，教育的花费也是值得的。政府不应将卒中教育当作一项消费，而应当作一项有利的投资，从而有利于预防及有效的治疗，避免潜在的后续消费。信息来源因年龄而异，年轻人从电视上获取信息多于参加健康活动及从家庭医生处获取的信息。

　　大多数人对卒中知识是很感兴趣的。一项研究指出，最佳的信息来源是宣传手册；另一项研究指出最佳的信息来源是技术团队、医生及宣传手册；还有研究指出，人们更容易接受来自大众媒体或内科医生的信息，而且信息越通俗易懂越好。有趣的是，一项研究发现来自于患者的卒中信息优于从电视或收音机上获取的信息，认识卒中患者的人较其他人具有较多的卒中知识。无论经何种途径进行健康教育，信息都必须简单明了，易于记忆，并且信息中必须包含"呼叫急救车"。公共健康教育的内容必须能够严密组织，能够反映社区的状况并且满足社区不同层次的需要。组织活动的频率也需严格把握，需在最小的频率下获得最佳的效果。

　　教育效果的评定也是我们应该关注的问题。许多研究是通过调查问卷来评估干预的有效性。还有的研究是通过评估急诊患者数目、rt-PA 治疗患者的数目及急救卒中患者例数、院前延误时间来评估公众教育的有效性。因为有研究表明，卒中知识增加并不一定能够改善卒中发生时的执行能力，而在答卷时"呼叫 EMS"应答率的提高不一定代表遇到应急情况时的直接反应，只有行为能力的提升才能代表教育有效。

　　虽然健康教育是一项很费时的工作，但却是 TIA 或卒中后预防再发血管事件的有效方式。它应该不仅关注卒中知识，还应关注卒中理念及危险因素行为的改变，从而促进人们有欲望改变不恰当的生活方式。

参考文献

1. Albright KC，Branas CC，Meyer BC，et al.（2010）ACCESS：acute cerebrovascular care in emergency stroke systems. Archives of neurology 67：1210-1218.

2. Berglund A，Svensson L，Sjostrand C，et al.（2012）Higher prehospital priority level of stroke improves thrombolysis frequency and time to stroke unit：the Hyper Acute STroke Alarm（HASTA）study. Stroke 43：2666-2670.

3. Buck BH，Starkman S，Eckstein M，et al.（2009）Dispatcher recognition of stroke using the National Academy Medical Priority Dispatch System. Stroke 40：2027-2030.

4. Casaubon LK，Boulanger JM，Blacquiere D，et al.（2015）Canadian Stroke Best Practice Recommendations：Hyperacute Stroke Care Guidelines，Update 2015. International journal of stroke：official journal of the International Stroke Society 10：924-940.

5. Fassbender K，Balucani C，Walter S，et al.（2013）Streamlining of prehospital stroke management：the golden hour. The Lancet Neurology 12：585-596.

6. Field MJ（1997）Telemedicine：a guide to assessing telecommunications in healthcare. Journal of digital imaging 10：28.

7. Fisher M（2005）Developing and implementing future stroke therapies：the potential of telemedicine. Ann Neurol 58：666-671.

8. Hedworth AB，Smith CS（2006）The Great Lakes Regional Stroke Network experience. Preventing chronic disease 3：A128.

9. Jones SP，Carter B，Ford GA，et al.（2013）The identification of acute stroke：an analysis of emergency calls. International journal of stroke：official journal of the International Stroke Society 8：408-412.

10. Kleindorfer D，Miller R，Sailor-Smith S，et al.（2008）The challenges of community-based research：the beauty shop stroke education project.

Stroke 39: 2331-2335.

11. Kostopoulos P, Walter S, Haass A, et al. (2012) Mobile stroke unit for diagnosis-based triage of persons with suspected stroke. Neurology 78: 1849-1852.

12. Kothari R, Barsan W, Brott T, et al. (1995) Frequency and accuracy of prehospital diagnosis of acute stroke. Stroke 26: 937-941.

13. Levine SR, Gorman M (1999) "Telestroke": the application of telemedicine for stroke. Stroke 30: 464-469.

14. Meretoja A, Strbian D, Mustanoja S, et al. (2012) Reducing in-hospital delay to 20 minutes in stroke thrombolysis. Neurology 79: 306-313.

15. Mikulik R, Bunt L, Hrdlicka D, et al. (2008) Calling 911 in response to stroke: a nationwide study assessing definitive individual behavior. Stroke 39: 1844-1849.

16. Miyamatsu N, Kimura K, Okamura T, et al. (2012) Effects of public education by television on knowledge of early stroke symptoms among a Japanese population aged 40 to 74 years: a controlled study. Stroke 43: 545-549.

17. Nicol MB, Thrift AG (2005) Knowledge of risk factors and warning signs of stroke. Vascular health and risk management 1: 137-147.

18. Reiner-Deitemyer V, Teuschl Y, Matz K, et al. (2011) Helicopter transport of stroke patients and its influence on thrombolysis rates: data from the Austrian Stroke Unit Registry. Stroke 42: 1295-1300.

19. Sanossian N, Starkman S, Liebeskind DS, et al. (2009) Simultaneous ring voice-over-Internet phone system enables rapid physician elicitation of explicit informed consent in prehospital stroke treatment trials. Cerebrovascular diseases (Basel, Switzerland) 28: 539-544.

20. Sappok T, Faulstich A, Stuckert E, et al. (2001) Compliance with secondary prevention of ischemic stroke: a prospective evaluation. Stroke 32: 1884-1889.

21. Silver FL, Rubini F, Black D, et al. (2003) Advertising strategies to increase public knowledge of the warning signs of stroke. Stroke 34: 1965-1968.

22. Teuschl Y, Brainin M (2010) Stroke education: discrepancies among factors influencing prehospital delay and stroke knowledge. International journal of stroke : official journal of the International Stroke Society 5: 187-208.

23. Walter S, Kostopoulos P, Haass A, et al. (2012) Diagnosis and treatment of patients with stroke in a mobile stroke unit versus in hospital: a randomised controlled trial. The Lancet. Neurology 11: 397-404.

24. Walter S, Kostopoulos P, Haass A, et al. (2011) Point-of-care laboratory halves door-to-therapy-decision time in acute stroke. Ann Neurol 69: 581-586.

25. Weltermann BM, Homann J, Rogalewski A, et al. (2000) Stroke knowledge among stroke support group members. Stroke 31: 1230-1233.

26. Williams O, Noble JM (2008) 'Hip-hop' stroke: a stroke educational program for elementary school children living in a high-risk community. Stroke 39: 2809-2816.

27. Yoon SS, Byles J (2002) Perceptions of stroke in the general public and patients with stroke: a qualitative study. BMJ (Clinical research ed.) 324: 1065-1068.

28. You JS, Park S, Chung SP (2008) Mobile message for a better stroke recognition: the new concept of national campaign. Stroke 39: e42; author reply e43.

29. Zbib A，Hodgson C，Calderwood S（2011）Can eHealth tools enable health organizations to reach their target audience? Healthcare management forum / Canadian College of Health Service Executives Forum gestion des soins de sante/College canadien des directeurs de services de sante 24；155-159，

（王晶　赵性泉　樊东升）

第七章

卒中中心的医疗质量评价和改进

一、医疗质量概述

医疗质量是医疗服务领域重点关注的内容。传统医疗质量观念局限于医疗技术服务的及时性、有效性和安全性，而现代医疗质量观念主要包括准确及时的诊断治疗、有效的服务、科学的管理、较高的工作效率、合理的医疗费用以及社会对医院整体服务功能评价的满意程度等。不同的机构或组织之间的概念有所差异，目前具有代表性的医疗服务质量概念有三个：一是美国技术评估办公室（office of technology assessment，OTA）于 1988 年提出的：医疗服务质量是指利用医学知识和技术，在现有条件下，医疗服务过程增加患者期望结果和减少非期望结果的程度；二是 Donabedian 在 1988 年提出的：医疗服务质量是指利用合理的方法实现期望目标（恢复患者身心健康和令人满意）的能力；三是美国医学会对卫生服务质量的定义：在目前的专业技术水平下，对个人和社会提供卫生服务时，所能够达到的尽可能理想的健康产出的程度。这三个概念虽然表述不同，但都准确反映了医疗服务质量概念的关键，即：医疗服务从"提供者导向"（provide orientation）向"患者导向"（patient orientation）的转变；医疗服务质量就是医疗服务在恢复患者身心健康和令患者满意方面所达到的程度。

二、初级卒中中心的医疗服务质量指标

（一）急性期住院期间医疗服务质量指标

1. 应用美国国立卫生研究院卒中量表（National Institute of Health stroke scale，NIHSS）评估神经功能缺损的比例。

2. 急诊就诊 25 分钟内开始头颅 CT 检查及 45 分钟内获得临床实验室诊断信息的比例。

3. 静脉 rt-PA 药物溶栓

（1）发病 4.5 h 内给予静脉 rt-PA 药物溶栓治疗的比例。

（2）从急诊就诊到静脉给予溶栓药物的时间（door to needle time，DNT）<60 分钟的静脉溶栓治疗患者所占比例。

（3）出血转化类型和发生的例数，以及 36h 内出现有临床症状的颅内出血的比例。

4. 入院 48h 内接受抗血小板药物治疗的缺血性卒中患者所占比例。

5. 入院 48 h 内不能行走的患者采取预防深静脉血栓形成

措施的比例。

    6. 入院48h内采取吞咽功能评价措施的比例。

    7. 入院1周内接受血管评估的比例。

    8. 对卒中患者进行康复评价与实施的比例。

    9. 转运至综合卒中中心的卒中患者所占比例。

（二）出院时医疗服务指标

    1. 非心源性缺血性卒中患者给予抗血小板药物治疗的比例。

    2. 合并心房颤动给予抗凝治疗的比例。

    3. 低密度脂蛋白胆固醇（low density lipoprotein cholesterol，LDL-C）>2.6 mmol/L 给予他汀类药物治疗的比例。

    4. 合并高血压给予降压治疗的比例。

    5. 合并糖尿病给予降糖治疗的比例。

    6. 既往或目前吸烟患者给予戒烟宣教的比例。

    7. 平均住院日及住院病死率。

    8. 平均住院费用和平均住院药物费用。

    9. 脑血管病危险因素及其控制，卒中发作症状，用药依从性，康复治疗等内容的健康宣教。

    初级卒中中心卒中诊疗的额外质量指标（应当至少达到其中3项）：

    1. 住院期间动脉粥样硬化性缺血性卒中患者使用他汀治疗的比例。

    2. 住院期间高血压病患者抗高血压治疗的比例。

3. 住院天数小于 14d 的卒中患者所占比例。

4. 建议患者出院后 3 个月和 6 个月在卒中预防门诊进行随访，以评估卒中单元的诊疗效果，并确保患者接受规范的二级预防。

5. 对院内人员进行卒中症状和院前培训的课程，目的是快速识别卒中症状并立刻急诊收住入卒中单元。

三、综合卒中中心的医疗服务质量指标

在初级卒中中心所有强制性和额外质量指标的基础上，增加综合卒中中心卒中医疗服务质量指标^(表 7-0-1)：

1. 建立临床路径管理

（1）根据目前临床指南编写的中心静脉溶栓干预预案。

（2）建立急诊相关临床标准流程。

（3）基于目前指南的血管内治疗标准临床路径及启动流程。

（4）多学科卒中血管内治疗术前、术后管理的标准流程。

（5）多学科卒中外科干预术前、术后管理的标准流程。

（6）急诊同时应对 2 例或 2 例以上复杂脑血管病患者的标准流程。

2. 急性缺血性卒中接受血管内治疗的医疗服务质量指标

（1）发病 6 h 内就诊的缺血性卒中患者从到院至开始行多模式 CT 或多模式 MRI（只要行其中一种即可）的平均

表 7-0-1 综合卒中中心卒中医疗服务质量指标

指标	核心指标	缺血性卒中、TIA或无症状性的脑血管狭窄	SAH和未破裂的动脉瘤	颅内出血和动静脉畸形（有或没有出血）
指标 1：缺血性卒中或有局灶性症状的 TIA 患者在最初就诊或神经内科会诊时有 NIHSS 评分记录的百分比	是	缺血性卒中，TIA		
指标 2：适合行静脉溶栓的缺血性卒中患者在合适的时间窗内接受静脉溶栓的百分比	是	发病 4.5h 内 的缺血性卒中患者		
指标 3：给予静脉溶栓治疗的急性缺血性卒中患者从接诊到给予静脉溶栓药物的时间 ≤ 60min 的百分比	是	给予静脉溶栓治疗的缺血性卒中的患者		
指标 4：发病 6h 内就诊的缺血性卒中患者从到院到开始行多模 CT 或 MR 和血管成像（MRI/MRA 或 CT/CTA）（只要行其中一种即可）的时间中位数	是	发病 6h 内就诊的缺血性卒中患者		
指标 5：发病 6h 内地区缺血性卒中患者给予血管内再通治疗或不适宜该操作但有书面记录具体原因的百分比	否	发病 6h 内 的缺血性卒中的患者		
指标 6：缺血性卒中患者从到院到开始给予血管内治疗的时间中位数	否	血管内治疗的缺血性卒中患者		
指标 7：给予静脉溶栓的缺血性卒中患者治疗 36h 内出现症状性颅内出血的百分比	是	给予静脉溶栓的缺血性卒中的患者		

指标	核心指标	缺血性卒中、TIA 或无症状性的脑血管获知	SAH 和未破裂的动脉瘤	颅内出血和动静脉畸形（有或没有出血）
指标 8：行血管内治疗的急性缺血性卒中患者治疗 36h 内出现有临床症状的颅内出血的百分比	是	给予血管内治疗的急性缺血性卒中患者		
指标 9：接受静脉溶栓或血管内治疗的急性缺血性卒中患者进行 90 天改良 Rankin 量表（modified Rankin Scale，mRS）评分的百分比	是	接受静脉溶栓或血管内治疗患者		
指标 10：行颈动脉内膜剥脱术或血管成像支架置入术的患者术后 30 天内发生死亡的百分比	否	颈动脉内膜剥脱术或血管成形术患者		
指标 11：因动脉粥样硬化病变行颅内血管成形术和/或支架的患者术后 30 天内发生卒中或死亡的百分比	否	颅内血管成形术和/或血管支架术		
指标 12：SAH，ICH 和 AVM 患者进行有书面记录的最初严重程度评价的百分比	是		假如 SAH 行 Hunt 和 Hess 评分	假如 ICH 行 ICH 评分（不管是否 AVM）；AVM 患者的 Spetzler-Martin 评分
指标 13：48h 内就诊的蛛网膜下腔出血患者从就诊到接受动脉瘤夹闭术或血管内栓塞术的时间中位数	是		蛛网膜下腔出血	
指标 14：48h 内到院的蛛网膜下腔出血患者没有在就诊 36h 内开始行动脉瘤夹闭术或栓塞术有书面记录具体原因的百分比	否		蛛网膜下腔出血	

指标	核心指标	缺血性卒中、TIA 或无症状性的脑血管狭窄	SAH 和未破裂的动脉瘤	颅内出血和动静脉畸形（有或没有出血）
指标 15：证实为动脉瘤破裂所致的蛛网膜下腔出血患者诊断 24h 内给予尼莫地平治疗（每 4 小时 60mg 或每 2 小时 30mg）和这种治疗持续出血后 21 天直到出院（假如蛛网膜下腔出血后 21 天内出院）的患者百分比	是	蛛网膜下腔出血	
指标 16：意识水平下降合并脑室扩大的蛛网膜下腔出血患者行脑室外分流术的百分比	否	蛛网膜下腔出血	
指标 17：动脉瘤性的蛛网膜下腔出血患者 3-14 天期间行无创性血管经导管监测的频率的中位数	否	蛛网膜下腔出血	
指标 18：动脉瘤夹闭或栓塞患者的并发症发生率	否	所有	
指标 19：国际标准化比率（international normalized ratio, INR）升高（INR > 1.4）的华法林相关的颅内出血患者从到院到给予逆转 INR 措施（比如，新鲜冰冻血浆、重组 VIIa 因子、凝血复合物）的时间中位数	是		华法林相关的 ICH
指标 20：AVM 患者行外科或血管内治疗 30 天内发生卒中或死亡的百分比	否		AVM
指标 21：缺血性卒中或出血性卒中或 TIA 患者从另外一个医院转诊至高级卒中中心有书面记录从电话呼叫到到达高级卒中中心时间的百分比	否	所有从另外一个医院转诊的患者	所有从另外一个医院转诊的患者

指标	核心指标	缺血性卒中、TIA或无症状性的脑血管狭窄	SAH和未破裂的动脉瘤	颅内出血和动静脉畸形（有或没有出血）
指标22：缺血性卒中或出血性卒中或TIA患者收入各种类型病房（比如，神经内科/神经外科ICU、内科ICU、外科ICU、全科ICU、心脏科ICU、烧伤科ICU、卒中单元、其他中等水平的病房，神经内科病房或其他病房）百分比。每一种类型的病房需单独计算百分比	否	所有	所有	所有
指标23：行诊断性的全脑血管造影检查后24h内发生卒中或死亡的百分比	是	行全脑血管造影术的患者	行全脑血管造影术的患者	行全脑血管造影术的患者
指标24：缺血性或出血性卒中患者行脑室外引流并且发生脑室炎的百分比	否	行脑室外引流的患者	行脑室外引流的患者	行脑室外引流的患者
指标25：从住院到完成下列评价天数中位数：物理治疗、作业治疗、语言、康复医学（除了入院时有书面记录证实患者这些评价是不需要的或患者因病情不稳而不能耐受）	否	所有	所有	所有
指标26：缺血性卒中、蛛网膜下腔出血、颅内出血、颅外血管狭窄、颅内血管狭窄或TIA患者入组某种临床试验研究的百分比	否	所有	所有	所有

时间。

（2）缺血性卒中患者急性期采用血管内治疗的比例。

（3）缺血性卒中患者从到院至开始给予血管内治疗（door-to-groin）的平均时间。

（4）行血管内治疗的患者治疗后36h内出现有临床症状的颅内出血的比例。

3. 颅内外血管诊断和治疗的医疗服务质量指标

（1）行诊断性的全脑血管造影检查后患者发生卒中或死亡的比例。

（2）行颈动脉剥脱术或支架的患者术后30d内发生卒中或死亡的比例。

（3）行颅内血管成形术和（或）支架的动脉粥样硬化病的患者术后30d内发生卒中或死亡的比例。

4. 蛛网膜下腔出血（subarachnoid hemorrhage，SAH）和脑实质出血（intracerebral hemorrhage，ICH）的医疗服务质量指标

（1）SAH、ICH患者中有书面记录的最初严重度评价的比例。

（2）年动脉瘤夹闭术及动脉瘤介入治疗比例。

（3）48h内就诊的动脉瘤破裂所致SAH患者从到院至开始行破裂动脉瘤夹闭术或介入治疗的平均时间。

（4）证实为动脉瘤破裂所致的SAH患者诊断24h内给予尼莫地平治疗且持续至出血后21d或出院的比例。

（5）ICH 患者血肿清除术的病死率。

5. 神经外科手术的医疗服务质量指标

（1）大面积脑梗死患者行去骨瓣减压术的病死率。

（2）缺血性或出血性卒中患者行脑室引流术比例。

（3）缺血性或出血性卒中患者行脑室外引流并且并发脑室炎的比例。

6. 华法林相关的颅内出血患者从到院至给予逆转国际标准化比值（international normalized ratio，INR）措施（如，新鲜冷冻血浆、重组Ⅶa因子、凝血复合物）的平均时间。

综合卒中中心卒中诊疗的额外质量指标（应当至少达到其中3项）：

（1）动脉瘤性SAH患者3~14d期间行无创性血管痉挛监测的频率。

（2）动脉瘤夹闭术或栓塞术患者的并发症的比例。

（3）动静脉畸形所致卒中患者30d内行外科或血管内治疗的比例。

（4）缺血性卒中或出血性卒中或TIA患者从另一医院转诊至综合卒中中心有书面记录，从电话通知至到达综合卒中中心的平均间隔时间。

（5）缺血性卒中、SAH、颅内出血、TIA、颅内外血管狭窄患者入组临床试验研究的比例。

四、卒中医疗服务质量改进项目

（一）区域或国家卒中登记改善医疗质量

美国早期国家急性卒中登记在不同州（乔治亚州、伊利诺伊州、马萨诸塞州和北卡罗来纳州）采用差异性的登记模式，所有成员单位将自己医院有关卒中的数据共享到全国中心，从而建立全国的数据共享平台。对来自195家医院2005~2007年期间的56 969例卒中患者的数据进行分析，结果显示通过这个数据共享系统，其成员单位的卒中急性期治疗和二级预防关键绩效指标，比如抗栓、康复、深静脉血栓预防等执行率均得到显著改善。加拿大的国家卒中登记数据的结果也支持区域或国家卒中登记在改善医疗质量中的作用。

（二）通过持续质量改进的模式可明显改善卒中患者的医疗服务质量

"跟着指南走—卒中项目"（Get With The Guidelines-Stroke，GWTG-Stroke）作为全球卒中医疗质量改进的典范，由美国心脏病学会/美国卒中学会发起，评价基于持续质量改进理论和具体措施对卒中医疗服务质量过程指标和住院期间的临床结局的效果，为科学研究提供丰富的数据来源。医院基于自愿的原则参与该项目。设计患者管理工具收集卒中（包括缺血性卒中、颅内出血、蛛网膜下腔出血以及TIA）住院患者的基本人口学特征、诊断、治疗和对医疗服务质量指标的依从度和住院期间的临床结局。根据这些数据分析定期的医疗质量结果并反馈给相关医疗机构，通过与卒中医疗团队、质量改进人员和管理者通力合作以改进医院水平的卒中医疗服务质量。从 2003 年 4 月至 2009 年 8 月总共 1419 医院自愿参与 GWTG-Stroke 项目，并且已收集超过百万的卒中和 TIA 患者的数据。因为入组患者样本量大、范围覆盖全国、持续时间长并且是前瞻性地收集医疗服务质量，GWTG-Stroke 项目提供了一个独有的平台去分析目前美国卒中和 TIA 住院患者的特征、治疗、医疗服务质量指标和在院期间的结局。GWTG-Stroke 项目作为全美综合的卒中和 TIA 国家登记研究，有力地提供了美国国家层面的监测、支持创新性的研究和致力于缩小卒中 /TIA 临床指南和临床实践之间的鸿沟。自这项措施实施以来，卒中关键绩效指标发病 2 小时到院患者的溶栓率从 20% 上升至 70%，合并心房颤动的卒中患者使用华法林率为 98%，他汀使用率 88%，戒烟率为 100%。根据卒中医疗服务质量评价指标执行情况给予金、银、铜牌 3 种不同级别的认证，最好的被称之为金牌 +（golden plus）医院，这种管理非常成功，美国 5 年来脑血管病住院病死率降低 20%。

（三）组织化的卒中医疗模式和认证改善卒中医疗服务过程和结局指标

医疗质量过程指标改善：与未认证的医院相比，通过美国医疗机构评审联合委员会认证的初级卒中中心认证的医院的重组组织型纤溶酶原激活剂（recombinant tissue plasminogen activator，rt-PA）静脉溶栓治疗率高，在调整患者和医院水平的相关混杂因素变量后仍有意义。同时这种影响是具有持续性的，来自美国伊利诺伊州医院协会数据（Illinois hospital association compdata）对比未认证的初级卒中中心，认证前的1年之前，认证前的1年内，认证后的1年内，认证后的1年后，rt-PA溶栓率逐步提高，分别为0.9%、1.4%、3.2%、4.3%、6.5%。rt-PA溶栓率与初级卒中中心认证过程密切相关，从准备认证的早期阶段到后续的维持阶段得到提高。

医疗质量结局指标改善：经过美国医疗机构评审联合委员会认证的初级卒中中心的医院具有高的医疗服务水平降低卒中患者30天风险标准化病死率。经过其他认证的初级卒中中心也有类似的结果，比如纽约州立认证参考脑发作联盟的标准的卒中中心医院给予溶栓治疗率高和具有相对低的30天全因病死率，通过工具变量分析，就诊于认证的卒中中心的患者调整后的30天全因病死率绝对风险降低2.5%。来自芬兰1999~2006年全国的观察性卒中登记数据库，将全国医院根据脑发作联盟的相关标准分为高级卒中中心、初级卒中中心或者普通医院，纳入333家医院61 685例连续的缺血性卒中患者。与就诊于普通医院相比，在卒中中心诊治的患者在1年病死率和需要机构护理的比例低。随访9年过程中，就诊于卒中中心患者的病死率低，中位生存时间提高1年。同时，卒中单元和其他组织化医疗服务可使不同患病年龄组、不同卒中亚型的患者获益，在调整卒中严重性后仍可获益。提示建立和实施基于脑发作联盟推荐的卒中医疗服务系统有助于改进卒中患者的预后。当然，研究提示通过美国医疗机构评审联合委员会初级卒中中心认证的医院甚至在项目启动前比未认证的医院有更好的患者预后。提示通过横断面研究评价卒中中心认证效果需要考虑这些认证前存在的差异。在英国，进行前瞻性的队列研究评价卒中医疗服务组织架构、医疗服务过程和调整患者基本特征后的发病后 30 天全因病死率之间的关系。收治于更高水平医疗服务组织架构的患者更可能获得收到核查的高水平急性卒中医疗服务措施。经过调整患者的特征和可控制的选择偏倚后，这些获得高质量医疗服务的患者的卒中后 30 天死亡风险降低。

五、医疗质量信息化平台建设

以病种为单元，基于医院信息化系统的自动性、及时性、有效性、真实性和可溯性的临床医疗质量的评价模式，希望通过这种基于医院信息化系统的平台，使我们的病种质量评价工作可以充分利用临床诊疗工作过程中产生的大量客观性数据资料，在不增加医院和医师临床工作负担的前提下，准确、客观的反映我们的临床诊疗以及病种医疗质量水平的实际状况，为临床医疗质量的评价和持续改进提供有力的信息化数据的支撑^{（图 7-0-1）}。

基于医院信息化系统的缺血性卒中病种医疗质量自动评价模式不同于既往普遍采用的人工录入的医疗质量登记模式，是

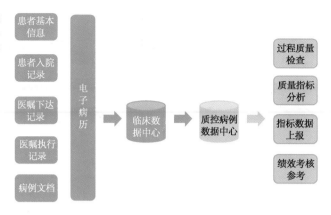

图 7-0-1 基于医院信息化系统的病种质量指标监测分析模式

客观地将临床医师的日常医疗活动行为借助医院信息化系统的手段进行客观记录并进行可溯源性的评价。在新模式下，临床医师日常临床诊疗工作过程中所产生的数据作为主要的质量监测来源数据，通过反映实际工作状况的业务系统数据了解各项质量指标的当前完成情况，并能让临床医务人员及时了解到实际在发生的医疗质量指标数据，发现不足之处，进而制定质控工作的改进目标以及相应信息系统辅助决策的临床工作方法。

整个新模式的建立通过监测指标体系建设、来源数据分析、系统平台搭建、质量数据分析，完成对医院现有的门急诊挂号系统、门急诊处方系统、住院登记系统、住院医嘱系统、检验信息系统、医学影像信息系统、电生理系统、手术麻醉系统、电子病历系统等十多个院内已完成的业务信息系统间数据的无缝整合，将患者在医院所有业务过程中发生的各项信息数据，按照临床过程真实的数据进行组织汇集存储到基于医院信息化系统的医院临床数据中心之中，形成临床可实际利用的宝贵数据资源（图7-0-2）。新模式还完成了对随访

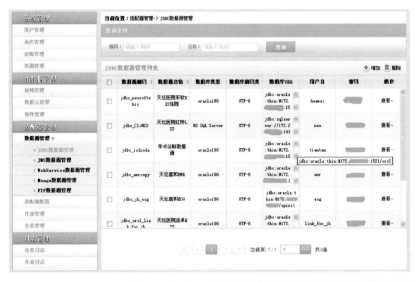

图 7-0-2 建立各个业务信息系统数据获取连接

相关数据的整合，使质量指标的监测范围覆盖到患者完整的病种周期，监测模式具备相应的连续性与持续性。

回顾医院所有业务信息系统中的数据，基于全院的临床数据中心的数据，抽提出缺血性卒中病种监测所需要的目标病例数据，形成质控病例数据中心。由于大多数病种质量指标需要结合检验检查申请单、生物样本采集、医嘱下达、医嘱执行等多个环节的数据才能满足指标复杂的临床分析逻辑。为此我们建立了面向临床过程按照临床逻辑进行指标分析公式配置的指标数据监测分析引擎。通过建立医疗质量指标监测分析平台的参数化配置能力，帮助建立全院医疗指标监测分析。借助基于参数化规则的病种指标数据分析引擎完成数据分析与展现，形成两年多时间的病种质量监测指标的分层、对比与发展趋势等多样性的数据展示。最终实现以指标真实数据为导向，指导临床病种质量的持续改进工作。

在医疗质量信息化平台新模式的建设过程中，需要注意以下关键点：

1. 设立合理的病种质量指标监测体系

新的监测模式要求我们针对质量指标的制定方面进行重新的思考，将质量指标更多的制定在可监测、可测量、基于客观基础性数据而不是主观结果表现型数据之上。指标的选择应该具有广泛性、达标性、可比性。

2. 病种监测人群的选择

目前在缺血性卒中，增加了亚病种的监测，对于发病 3

小时内就诊的缺血性卒中患者数据进行了重点监测，主要是与静脉阿替普酶溶栓相关的质控指标，比如就诊到急诊CT的报告时间，就诊到急诊化验的报告时间和溶栓率，分析存在的问题与风险，为质量改进提供精细化的数据分析基础。

3. 指标改进过程循序渐进

临床工作从始至终并不需要增加大的工作量，只有在对质量指标持续改进过程中，分阶段改进我们病种诊疗过程中各个环节的质量，有针对性地进行环节性、小规模的临床工作改进，就能对临床过程的质量指标改善起到非常大的促进作用。

4. 改进目标基线的设定

目前监测平台上建立了以国家卫生计生委和科技部"十一五"和"十二五"脑血管病相关的医疗质量监测数据为参考的管理目标基线，可增加基于院内数据的均线基线、中位数基线等以数据为驱动的数据基线监测比较模式，分析了解数据基线的发生发展趋势。目前国内尚未形成基于原始数据的临床医疗改进的目标基线数据，而这样的一个平台建设为将来形成覆盖全国的临床质量改进目标基线成为可能。

5. 临床数据的标准化整合

由于各个业务系统中的数据组织与表达方式不一，通过基于临床数据交换标准为基础的临床信息整合后，使不同异构系统之间的数据共享、可分析利用，实现互操作性。在这个过程中数据元的标准化、数据值域的映射工作将为数据分析能力奠定重要的基础。

6. 质量监测指标数据的可追溯

临床质量指标必须基于可追溯的数据，病种病例数据中心必须实现与来源数据之间的映射，定义出指标与来源数据之间的计算关系。临床质量指标监测数据除了形成质量指标的分析结果数据的同时，还需要包含完整的临床过程数据及其与各个业务系统数据之间的关联数据。发现问题病例后通过数据追溯分析，挖掘问题病例存在的深层次的原因。

7. 充分发挥电子病历文档的数据补充能力

在病种质量指标监测分析过程中，基于医院信息化系统文档的临床数据的应用是质量指标监测的重要数据来源，结构化病历数据发挥出其独有的优势。各个质量监测指标的重要环节点，如症状体征描述、病史、体格监测、评分量表、诊断等来源于电子病历文档数据进行结构化的数据利用。临床质量指标监测分析平台进一步提升了电子病历数据资源的可用性。

基于医院信息化系统的病种质量指标监测模式，具备了精细化、面向过程、以客观临床数据为主体评价的病种质量指标监测分析能力。实现对医疗质量过程数据的持续监测、质量指标变化的趋势、问题数据的追踪溯源。质量数据的可追溯，提升证据等级，质量指标数据构成的多级追溯。基于过程的分析，可以为医疗质量的管理目标提供了更为可信的质量监测数据，将医院的质控监测数据提供方式由填报病例质控数据，改进为由基于医院信息化系统数据的质控登记数据自动生成。大幅度提升临床进行质量数据获取的效率，同时也进一步保障质控数据的真实性、可溯源性和及时性。整合全面的临床过程数据为临床质量改进、临床诊疗行为干预提供非常重要支撑，全面提升医院以数据为驱动的信息辅助和支持能力。使我们信息化投入不仅仅表现在临床效率的提升方面，更能为临床质量的持续改进提供源源不断的动力，通过业务系统源源不断生产的数据，临床质量就能在数据驱动下不断得到提升和改进。

六、卒中中心缺血性卒中病种医疗服务质量评价指标解读

国家卫生计生委神经内科医疗质量控制中心专家组制定缺血性卒中病种医疗服务质量评价指标，其相关的定义和计算公式如下：

（一）神经功能缺损评分比率

定义：单位时间内脑梗死患者入院接诊时完善神经功能缺损的国立卫生研究院卒中量表（National Institutes of Health Stroke Scale，NIHSS）评估例数占同时期住院治疗的脑梗死患者总例数的比率。

计算公式：

$$神经功能缺损NIHSS评分比率 = \frac{\sum \begin{array}{l}脑梗死患者入院接诊时完善\\神经功能缺失 NIHSS 评估\\的患者例数\end{array}}{\sum \begin{array}{l}收住院治疗的脑梗死\\患者例数\end{array}} \times 100\%$$

意义：反映医院收住院脑梗死患者病情评估开展情况。

（二）急诊45分钟内完成头颅CT影像学检查的比率

定义：急诊就诊的急性脑梗死患者，从急诊分诊到获得头颅CT影像学诊断信息的时间在45分钟内的例数占单位时间内急诊就诊行头颅CT影像学检查的急性脑梗死患者总例数的比率。

计算公式：

$$急诊45分钟内完成头颅CT影像学检查的比率 = \frac{\sum \begin{array}{l}急诊就诊在 45 分钟内获\\得神经影像（头颅 CT）\\诊断信息的患者例数\end{array}}{\sum \begin{array}{l}住院急性脑梗死患者同时\\在急诊就诊行头颅 CT 检\\查的例数\end{array}} \times 100\%$$

意义：反映医院组织化卒中医疗水平。

（三）急诊就诊在45分钟内获得临床实验室诊断信息的比率

定义：单位时间内急诊就诊的脑梗死患者，在45分钟内获得临床实验室诊断信息的例数占急诊就诊行实验室检查（比如血常规、凝血、肝肾功能）的住院脑梗死患者比率。

计算公式：

$$急诊就诊在45分钟内获得临床实验室诊断信息的比率 = \frac{\sum 急诊就诊在45分钟内获得临床实验室诊断信息的患者例数}{\sum 住院脑梗死患者同时在急诊就诊行实验室检查的患者例数} \times 100\%$$

意义：反映医院组织化卒中医疗水平。

（四）发病2小时内到院，发病3小时以内rt-PA静脉溶栓治疗比率

定义：急性脑梗死患者发病2小时内到院，发病3小时内静脉给予重组组织型纤溶酶原激活剂（rt-PA）溶栓治疗的例数占发病2小时内到院的脑梗死患者的比率。

计算公式：

$$发病2小时内到院，发病3小时以内rt-PA静脉溶栓治疗比率 = \frac{\sum rt\text{-}PA静脉溶栓治疗患者例数}{\sum 发病2小时以内到达医院的脑梗死患者例数} \times 100\%$$

意义：反映医院卒中组织化医疗水平。

（五）入院48小时内阿司匹林或其他抗血小板药物治疗的比率

定义：脑梗死患者入院48小时内给予阿司匹林或其他抗血小板药物治疗的例数占住院治疗的脑梗死患者总例数的比率。

计算公式：

$$入院48小时内阿司匹林或其他抗血小板药物治疗的比率 = \frac{\sum 入院48小时内阿司匹林或其他抗血小板药物治疗的患者例数}{\sum 脑梗死患者例数} \times 100\%$$

意义：反映脑梗死急性期规范化诊疗情况。

（六）预防深静脉血栓比率

定义：入院48小时内不能下床活动脑梗死患者给予包括肝素类药物和/或血栓泵等深静脉血栓（deep vein thrombosis，DVT）预防措施的例数占不能下床活动脑梗死患者的比率。

计算公式：

$$预防深静脉血栓比率 = \frac{\sum 入院48小时内不能行走进行深静脉血栓预防的患者例数}{\sum 入院48小时内不能行走的脑梗死患者例数} \times 100\%$$

意义：反映医院在减少住院期间合并症和病死率的诊疗措施执行情况。

（七）住院 1 周内接受血管评价的比率

定义：脑梗死患者住院 1 周内完善颈部和颅内等血管评价（比如颈部或颅内血管超声、CT 或 MR 血管成像、或 DSA）的例数占住院治疗的脑梗死患者的比率。

计算公式：

$$\text{住院 1 周内接受血管评价的比率} = \frac{\sum \text{住院 1 周内接受血管评价的患者例数}}{\sum \text{脑梗死患者例数}} \times 100\%$$

意义：反映脑梗死急性期规范化诊疗情况。

（八）住院期间患者使用他汀类药物治疗的比率

定义：脑梗死患者住院期间使用他汀类药物治疗的例数占住院治疗的脑梗死患者的比率。

计算公式：

$$\text{住院期间患者使用他汀类药物治疗的比率} = \frac{\sum \text{住院期间患者使用他汀类药物治疗的患者例数}}{\sum \text{脑梗死患者例数}} \times 100\%$$

意义：反映脑梗死急性期规范化诊疗情况。

（九）出院时给予抗栓治疗的比率

定义：脑梗死患者出院时给予抗栓（比如阿司匹林或其他抗血小板药物，或肝素类或华法林或新型口服抗凝药物等抗凝药物）药物治疗的例数占住院治疗的脑梗死患者总例数的比率。

计算公式：

$$
出院时给予抗栓治疗的比率 = \frac{\sum 出院时给予抗栓药物治疗的患者例数}{\sum 脑梗死患者例数} \times 100\%
$$

意义：反映脑梗死二级预防规范化诊疗情况。

（十）出院时合并高血压的脑梗死患者降压治疗比率

定义：脑梗死合并高血压患者出院时给予降压药物的例数占住院治疗的脑梗死合并高血压患者总例数的比率。

计算公式：

$$
出院时合并高血压的脑梗死患者降压治疗比率 = \frac{\sum 出院时降压治疗的患者例数}{\sum 住院治疗脑梗死合并高血压患者例数} \times 100\%
$$

意义：反映脑梗死二级预防规范化诊疗情况。

（十一）出院时给予他汀类药物治疗比率

定义：脑梗死患者出院时给予他汀类药物的例数占住院治

疗的非心源性脑梗死患者总例数的比率。

计算公式：

$$
\text{出院时给予他汀类药物治疗比率} = \frac{\sum \text{出院时他汀类药物治疗的患者例数}}{\sum \text{住院治疗的非心源性脑梗死患者例数}} \times 100\%
$$

意义：反映脑梗死二级预防规范化诊疗情况。

（十二）出院时合并糖尿病患者使用降糖药物比率

定义：脑梗死合并糖尿病患者出院时给予降糖药物的例数占住院治疗的脑梗死合并糖尿病患者总例数的比率。

计算公式：

$$
\text{出院时合并糖尿病患者使用降糖药物比率} = \frac{\sum \text{出院时降糖药物治疗的患者例数}}{\sum \text{住院治疗脑梗死合并糖尿病的患者例数}} \times 100\%
$$

意义：反映脑梗死二级预防规范化诊疗情况。

（十三）出院时房颤患者给予抗凝治疗比率

定义：脑梗死合并房颤患者出院时使用抗凝药物（例如：普通肝素、低分子肝素、华法林、新型口服抗凝剂）的例数占住院治疗的脑梗死合并房颤患者总例数的比率。

计算公式：

$$出院时房颤患者给予抗凝治疗比率 = \frac{\sum 出院时抗凝治疗的患者例数}{\sum 住院治疗的脑梗死合并房颤的患者例数} \times 100\%$$

意义：反映脑梗死二级预防规范化诊疗情况。

（十四）平均住院日

定义：单位时间内所有因脑梗死住院治疗的患者住院总天数与脑梗死患者总例数的比值。

计算公式：

$$平均住院日 = \frac{\sum 脑梗死患者住院天数}{\sum 住院治疗的脑梗死患者例数}$$

意义：成本效益分析的重要指标。

（十五）平均住院费用

定义：单位时间内所有因脑梗死住院治疗的患者总住院费用与脑梗死患者总例数的比值。

计算公式：

$$平均住院费用 = \frac{\sum 脑梗死患者住院费用}{\sum 住院治疗的脑梗死患者例数}$$

意义：成本效益分析的重要指标。

（十六）平均住院药物费用

定义：单位时间内所有因脑梗死住院治疗的患者住院总药物费用与脑梗死患者总例数的比值。

计算公式：

$$\text{平均住院药物费用} = \frac{\sum \text{脑梗死患者住院药物费用}}{\sum \text{住院治疗的脑梗死患者例数}}$$

意义：成本效益分析的重要指标。

（十七）住院病死率

定义：某一时间内所有因脑梗死住院治疗的患者在住院期间死亡占脑梗死住院总人数的比例。

计算公式：

$$\text{住院病死率} = \frac{\sum \text{脑梗死患者死亡例数}}{\sum \text{住院治疗的脑梗死患者例数}} \times 100\%$$

意义：反映专科脑梗死的整体诊疗水平。

参考文献

1. U.S. Congress，office of technology assessment.（1988，june）. The quality of medical care. Information for customers，otas-h-386. Washington，dc：Government printing office .

2. Donabedian A. The quality of care. How can it be assessed? JAMA. 1988; 260: 1743-1748

3. Blumenthal D. Part 1: Quality of care — what is it? N Engl J Med. 1996; 335: 891-894.

4. Reeves MJ, Parker C, Fonarow GC, Smith EE, Schwamm LH. Development of stroke performance measures: Definitions, methods, and current measures. Stroke. 2010; 41: 1573-1578.

5. Wattigney WA, Croft JB, Mensah GA, Alberts MJ, Shephard TJ, Gorelick PB, et al. Establishing data elements for the paul coverdell national acute stroke registry: Part 1: Proceedings of an expert panel. Stroke. 2003; 34: 151-156.

6. George MG, Tong X, McGruder H, Yoon P, Rosamond W, Winquist A, et al. Paul coverdell national acute stroke registry surveillance-four states, 2005-2007. Morbidity and mortality weekly report. Surveillance summaries. 2009; 58: 1-23.

7. Huang K, Khan N, Kwan A, Fang J, Yun L, Kapral MK. Socioeconomic status and care after stroke: Results from the registry of the canadian stroke network. Stroke. 2013; 44: 477-482.

8. Fonarow GC, Reeves MJ, Smith EE, Saver JL, Zhao X, Olson DW, et al. Characteristics, performance measures, and in-hospital outcomes of the first one million stroke and transient ischemic attack admissions in get with the guidelines-stroke. Circ Cardiovasc Qual Outcomes. 2010; 3: 291-302.

9. Xian Y, Holloway RG, Chan PS, Noyes K, Shah MN, Ting HH, et al. Association between stroke center hospitalization for acute ischemic stroke and mortality. JAMA. 2011; 305: 373-380.

10. Mullen MT, Kasner SE, Kallan MJ, Kleindorfer DO, Albright KC, Carr BG. Joint commission primary stroke centers utilize more rt-pa in

the nationwide inpatient sample. J Am Heart Assoc. 2013; 2: e000071.

11. Prabhakaran S, McNulty M, O'Neill K, Ouyang B. Intravenous thrombolysis for stroke increases over time at primary stroke centers. Stroke. 2012; 43: 875-877.

12. Lichtman JH, Jones SD, Wang Y, Watanabe E, Leifheit-Limson E, Goldstein LB. Outcomes after ischemic stroke for hospitals with and without joint commission-certified primary stroke centers. Neurology. 2011; 76: 1976-1982.

13. Meretoja A, Roine RO, Kaste M, Linna M, Roine S, Juntunen M, et al. Effectiveness of primary and comprehensive stroke centers: Perfect stroke: A nationwide observational study from finland. Stroke. 2010; 41: 1102-1107.

14. Bray BD, Ayis S, Campbell J, Hoffman A, Roughton M, Tyrrell PJ, et al. Associations between the organisation of stroke services, process of care, and mortality in england: Prospective cohort study. BMJ. 2013; 346: f2827.

（李子孝　王伊龙　赵钢）

第八章　卒中中心的核心诊疗技术

第一节　诊断和治疗选择的神经影像学技术

一、急性缺血性卒中神经影像

急性缺血性脑卒中（ischemic stroke）的影像学检查方法包括血管造影、CT和MRI等。随着现代医学影像技术的迅猛发展，通过影像学检查已经能够客观地评价缺血半暗带脑组织的存在和范围，使得区分受累脑组织的病理生理学亚型成为可能，从而促进了从依赖时间窗到急诊影像学检查结果指导临床制定个体化治疗方案的观念和技术的转变。因此，影像指导下的溶栓治疗使得"time is brain"逐渐向"physiology is brain"转变，对急性缺血性脑卒中的诊断、治疗方法选择、预后判断起到了极为重要的作用。

急性缺血性脑卒中是可以治疗的，根据美国心脏病协会（AHA）和欧洲卒中促进协会（EUSI）公布的指南显示，3

小时时间窗内给予 tPA 静脉溶栓治疗（A 级推荐，一级证据）是改善急性缺血性卒中结局最有效的治疗方法。早期、快速的影像学检查对急性缺血性脑卒中患者的治疗至关重要，规范化的影像检查流程有利于患者的病情评估^{（图 8-1-1）}。通过对影像学资料的研读，可以全面了解急性缺血性脑卒中患者可逆和不可逆损伤脑组织的特征、脑动脉供血方式和脑组织血流灌注状况等，为临床选择急性缺血性脑卒中患者的个体化溶栓治疗方案，扩大溶栓时间窗提供十分重要的信息。

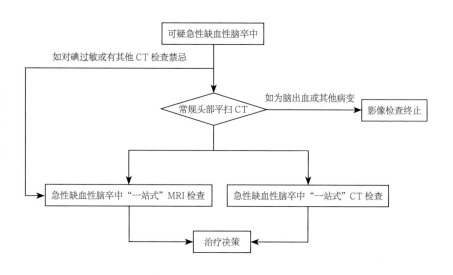

图 8-1-1 急性缺血性脑卒中影像检查流程图

（一）急性缺血性脑卒中影像学检查方法选择原则

- 检查设备可以立即投入使用。
- 该方法可以提供脑血管形态学信息和脑局部组织灌注信息。

- 相对舒适、安全。
- 患者在检查过程中易于监控。

2008 年欧洲卒中组织发布指南：建议对疑似 TIA 或卒中患者尽早做头颅 CT（Ⅰ级证据，A 级推荐）或 MRI 检查（Ⅱ级证据，A 级推荐）。

2009 年美国急性缺血性脑卒中影像指南建议：DWI 是在急性梗死发生后数分钟内发现梗死灶的最敏感及特异的技术，而且可以与 MRP 结合使用，识别不可逆和可逆损伤的脑组织。CTA 的原始图像可以给我们提供有关 CBV 的信息，可以显示梗死核心。CTP 有助于显示可挽救脑组织，鉴别可逆和不可逆损伤的组织。

2010 年 New Zealand 指南推荐：对疑有急性卒中患者行急诊 CT 或 MR 显示急性缺血性脑卒中的敏感性高（0.99），特异性较高（0.92）；CT 特异性较高（1.00），但敏感性低（0.39）。

特别提示

1. 超急性期脑梗死时选择 CT 还是 MR 关键要看哪一种设备更可用和易用。
2. 循证医学表明，从 MRI 获得的绝大多数信息，从 CT 检查中也可获得。
3. CTA 原始图像与 DWI 比较：
   - CT 原始图像显示超急性期不可逆脑缺血区大小与 DWI 发现的异常区域没有区别（$P=0.601$，Wilcoxon）。
   - CT 原始图像显示超急性期不可逆脑缺血区体积与 DWI 发现的异常体积没有区别（$P=0.2719$，Wilcoxon）。
   - CT 原始图像显示超急性期不可逆脑缺血区体积与 DWI 发现的

异常体积明显相关（$P<0.0001$，r=0.922，Spearman）。

4. CTP 与 DWI 比较：CTP 显示超急性期不可逆脑缺血区大小与 DWI 发现的异常区域没有区别（$P =0.5862$ for TTP，$P =0.6417$ for CBV，Wilcoxon）。

5. CTP 与 CTA 原始图像比较：CTP 的 CBV 参数图显示超急性期不可逆脑缺血区大小与 CTA 原始图像发现的异常区域没有明显区别（$P=0.1159$，Wilcoxon）。

（二）急性缺血性脑卒中影像检查目的

1. 明确诊断，除外出血和其他非缺血性病变。

2. 是否有新鲜梗死灶？什么部位？多大面积？

3. 血管是否闭塞？哪支血管？

4. 有无可挽救区域 - 缺血半暗带？

5. 血脑屏障（BBB）是否破坏？

（三）急性缺血性脑卒中相关术语

1. 梗死核心（infarct core）

指发生不可逆性损伤、即使立即再灌注也将进展为脑梗死的缺血脑组织。

2. 缺血半暗带（penumbra）

英国科学家 Abtrup 等人 1981 年首次提出缺血半暗带的概念，其后进一步将其定义为：梗死核心周围的脑缺血组织，其电活动停止、功能丧失，但膜结构保持完整。

缺血半暗带高度动态变化，在一定时间内恢复血流灌注，则神经细胞可以存活并恢复功能；否则将进展为不可逆的脑损害。缺血半暗带为功能性损伤的缺血脑组织，早期再灌注后可能恢复正常，但如果没有早期再灌注则高度可能进展为不可逆的脑损伤（梗死）。缺血半暗带不包括良性灌注不足。

3. 良性灌注不足（benign oligemia）

指轻度低灌注的脑组织，即使不发生再灌注也不可能进展为梗死的脑组织。

4. 恶性水肿（malignant edema）

指快速进展的水肿，伴占位效应、中线移位以及脑疝（导致中脑和脑干受压）。

5. 血管再通（Revascularization）

包括三种情况：①动脉开放（recanalization）；②再灌注（reperfusion），顺行的微血管灌注；③侧支循环成形（collateralization），通过软膜动脉或其他吻合动脉通道到达闭塞血管的供血区域的微血管灌注。

6. 不匹配模型（mismatch model）

Schlaug 等人 1999 年提出 mismatch model；该模型将 MRI 的 DWI 与 MRI 的 perfusion 图像匹配，认为 DWI 异常区域为梗死区，perfusion 大于 DWI 的区域为缺血半暗带；此后又将此方法延伸至 CT 图像上，即 CT 灌注图像的 CBV 与

CBF 的匹配，或者 CTA 原始图像与 CBF 的匹配等等^{（图8-1-2）}。

7. 新不匹配模型（new mismatch model）

　　传统不匹配模型在多模式 CT 和多模式 MRI 临床实践中，极大地夸大了缺血半暗带的范围；2003 年国外学者提出了新的不匹配模型^{（图8-1-3）}。

图 8-1-2　不匹配模型。紫色区域为梗死核心，黄色区域为缺血半暗带。PWI 低灌注异常区域（红色）大于 DWI 异常区域（白色）的部分为缺血半暗带

MR imaging
PWI-DWI=mismatch

CT imaging
CTP-CTA-SI=mismatch

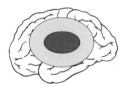

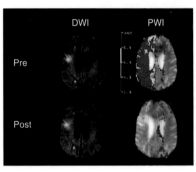

PWI-DWI
―――――――――――　= 半暗带
CTP-CTA-SI

图 8-1-3　新不匹配模型

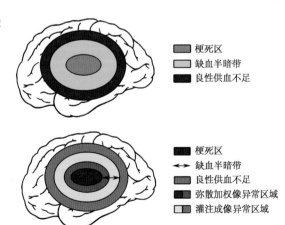

■ 梗死区
■ 缺血半暗带
■ 良性供血不足

■ 梗死区
↔ 缺血半暗带
■ 良性供血不足
■ 弥散加权像异常区域
▨ 灌注成像异常区域

（四）多模式头颅 CT 成像

CT 平扫（noncontrast CT，NCCT）由于应用广泛、检查时间短、检查费用较低，以及可准确检出蛛网膜下腔出血和脑实质出血等优点，已经成为急性脑卒中的一线（first-line）影像学检查方法。大量研究证明，NCCT 检出急性缺血性脑卒中病灶的能力与 MR 的 T2WI 检出能力相当，可以检出 6 小时内（超急性期）的脑缺血灶。

更为重要的是，CT 检查不仅能发现超急性期脑梗死病灶，还能对静脉或动脉溶栓治疗及其预后评估提供重要信息。在脑卒中临床实践中，CT 最常用于除外脑出血和检出脑梗死。此外，NCCT 还有助于提示由于动脉再灌注损伤而出现的出血转化（hemorrhagic transformation）。

多模式头颅 CT 成像又称为"一站式"CT 检查（one-stop shop CT procedure），包括 CT 平扫（noncontrast CT，NCCT）、CT 灌注成像（CT perfusion，CTP）和 CT 血管成像（CT angiography，CTA）。目的是扩大溶栓治疗时间窗，使更多的患者从溶栓治疗中获益。

1. 检查中止原则
- 在检查过程中躁动，无法继续扫描。
- 检查过程中出现严重对比剂过敏反应者。
- NCCT 发现脑出血或其他病变，将不进行 CTP 和 CTA 检查。
- NCCT 在常规窗宽 / 窗位发现低密度责任病灶时（提

示梗死灶已经进入血管源性水肿时期，BBB 破坏)，将不进行 CTP 和 CTA 检查。

- NCCT 和 CTP 原始图像显示 ASPECTS 评分 <3 分者将不进行 CTA 检查。
- 患者病情加重需要立即停止检查，进行抢救。

2. NCCT

目的：对发病 4.5 小时之内可以完成静脉溶栓治疗的患者或选择常规治疗的患者进行检查，排除脑内出血以及其他病变。

3. CTP

目的：显示梗死区和缺血半暗带。

层面选择：根据平扫 CT 结果和多排螺旋 CT 设备的实际状况，在可疑病变区域选择感兴趣层面或进行全脑容积扫描。为了保证质量，幕上病变尽可能选择基底节层面和侧脑室体部层面进行 CTP 扫描。

对比剂：采用非离子型等渗碘对比剂，碘浓度为 300mg/dL，用量 50ml。

4. CTA

目的：显示 ICA 颅内段、MCA、ACA、基底动脉和 PCA 血管狭窄或闭塞状况。

范围：全脑。

对比剂：采用非离子型等渗碘对比剂，碘浓度为 300mg/

dL，用量 90ml。

5. 图像后处理基本要求

CTA：在急诊状态下，至少提供一个最大密度投影重建（MIP）的 CTA 参数图像。MIP 图的优点为图像处理速度快，血管狭窄或闭塞的显示受人为因素影响最少。

CTP：提供 CBF、CBV、MTT 和 TTP 参数图。CTP 原始图像：提供增强最为明显的一张 CTP 的原始图像用于观察新鲜梗死区。

6. 急性缺血性卒中多模式头颅 CT 图像解读

NCCT 常规窗宽 / 窗位为 80Hu/35Hu。此外，可以用窄窗宽（40Hu/35Hu）观察有助于发现超急性期脑梗死细胞毒性水肿导致的低密度影（图8-1-4）。临床怀疑前循环梗死时，NCCT 重点观察基底节层面和侧脑室体部层面。观察的顺序为先看双侧基底节区，再看脑表面的脑沟脑回。

脑梗死超早期（发病 <6 小时），近 50% 的患者在 CT 上表现为直接或间接的脑梗死征象，直接征象主要是指脑实质改变，如皮质（岛叶或豆状核）灰白质界限消失、脑沟变浅等；间接征象是指动脉高密度征。

（1）正常大脑中动脉（MCA）的 CT 值大概为 40Hu，当 MCA 出现条形高密度影（80Hu 左右）称为"大脑中动脉高密度征"（hyperdense MCA sign）（图8-1-5）；大脑中动脉侧裂段远端分支（M2 或 M3）出现点状高密度影则称为"大脑中动脉点征"（MCA-dot sign）。Willis 环血管表现为节段性

图 8-1-4　窄窗宽图
像。a. 为常规 NCCT
窗宽 / 窗位，未见异
常低密度区；b. 为窄
窗宽图像，见右侧颞
顶大脑中动脉分布
区低密度区；c. 为复
查 MRI 的 T2WI 图
像，证实了窄窗宽
图像显示的超急性
期（细胞毒性水肿
期）梗死灶

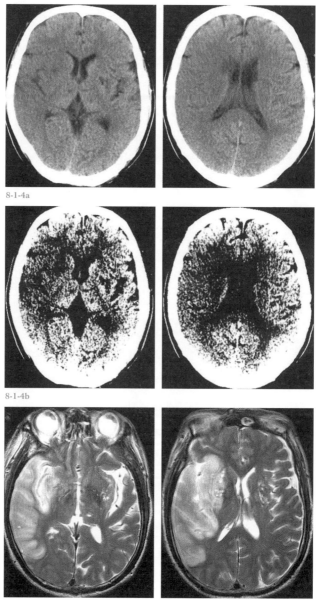

8-1-4a

8-1-4b

8-1-4c

图 8-1-5 大脑中动脉高密度征。a. 为 NCCT，见左侧大脑中动脉水平段有一小条形高密度病变，提示大脑中动脉水平段血栓；b. 为上一层面 NCCT 图像，见左侧脑沟消失，灰白质分界模糊，脑岛和外囊分界不清，密度与白质相同，提示为脑皮层肿胀

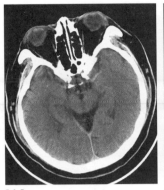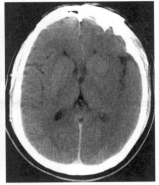

8-1-5a　　　　　　　　　　　8-1-5b

高密度影。高密度血管影与健侧正常血管影 CT 值之比 >1.2 高度提示血栓形成。血栓形成造成的血管高密度影需与血管壁钙化或高血球容积血症所致的高密度影相鉴别。

（2）岛带征：岛带区（包括脑岛、最外囊和屏状核）灰白质界面消失、模糊，脑岛皮层密度与外囊一致^{（图 8-1-6）}。

（3）大脑皮层脑沟（包括侧裂）消失或变窄，提示局部脑肿胀改变^{（图 8-1-7）}。

NCCT 常规窗宽/窗位图像显示异常稍低密度区提示急性缺血性卒中的梗死区 BBB 破坏，已经由细胞毒性水肿转变为血管源性水肿^{（图 8-1-8）}。此时，无论是否在治疗时间窗内，均不适合溶栓治疗。NCCT 图像显示异常低密度区大于 MCA 分布区 1/3；ASPCTS 评分 <7 时，不适合溶栓治疗。

图8-1-6 岛带征。
a. 为NCCT，见
左侧岛带区（包括
脑岛、最外囊和屏
状核）灰白质界面
消失、模糊，脑岛
皮层密度与外囊一
致。同侧额叶盖部
脑沟消失；b. 为复
查NCCT，见左侧
大脑中动脉分布区
大面积低密度改变

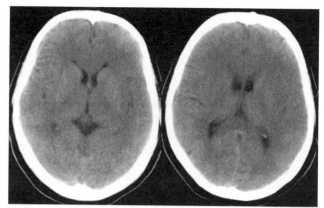

8-1-6a

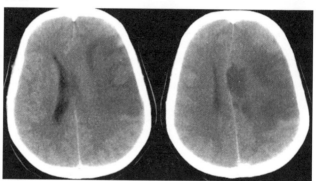

8-1-6b

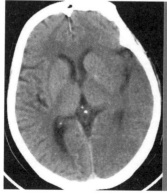

图8-1-7 大脑皮层肿胀。NCCT
见左侧颞枕部大脑皮层脑沟（包括
侧裂）消失或变窄，提示局部脑肿
胀改变。岛带征阳性。由于脑肿胀
区域为左侧大脑中动脉和大脑后动
脉分布区，故考虑该患者左侧大脑
后动脉起自同侧大脑中动脉（胚胎大
脑后动脉），血管闭塞处在发出胚胎
大脑后动脉之前。在临床实践中，该
病例病灶范围大于大脑中动脉分布区
的1/3，ASPECTS评分<7，不适
合溶栓治疗。为此，"一站式"CT
检查在NCCT后即可终止

图 8-1-8 急性期脑梗死（血管源性水肿时期）。a. 为 NCCT，显示左侧额顶皮层肿胀以及轻微低密度改变，提示 BBB 破坏，梗死区域由细胞毒性水肿向血管源性水肿转变；b. 为复查 NCCT，见上述区域呈明显低密度改变

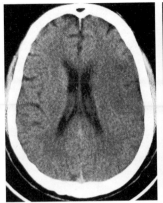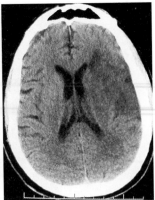

8-1-8a   8-1-8b

CTP 原始图像见区域性低密度影改变提示为梗死区^(图 8-1-9)。CTA 原始图像上区域性低密度影改变提示为梗死区^(图 8-1-10)。CBV 参数图显示局灶性明显低 CBV 区。

图 8-1-9 CTP 原始图像。左侧大脑中动脉分布区呈低密度改变，边缘较清楚，提示该区域为梗死灶

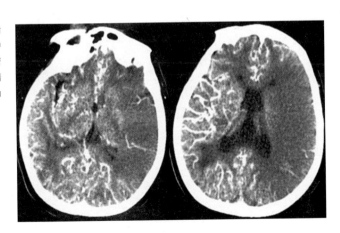

图 8-1-10 CTA 原始图像。右侧大脑中动脉分布区呈低密度改变，边缘欠清楚，提示该区域为梗死灶

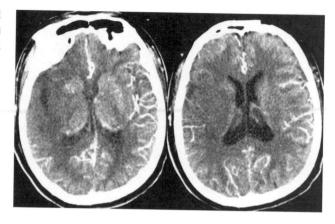

7. 缺血半暗带（penumbra）

又称卒中可挽救区。尽管从实际定义讲缺血半暗带区域不包括良性灌注不足，但目前的影像学检查方法难于区分两者。所以目前仍沿用传统的不匹配模型判断缺血半暗带，导致其被高估。

传统经典不匹配模型包括：（1）CBF-CBV；（2）MTT-CTA 原始图像；（3）MTT-CTP 静脉期原始图像；（4）CTP 动脉期原始图像 -CTP 静脉期原始图像（适用由于检查过程中躁动导致 CTP 后处理失败者）（图8-1-11）。

MTT 或 CBF 异常区域大于 CTA 原始图像（CTA-si）或 CTP 原始图像（CTP-si）异常区域的部分为缺血半暗带。

8. 缺血半暗带 CBF 阈值（Schaefer. et al AJNR Jan 2006）

（1）梗死：CBF 下降 >80%；（2）缺血半暗带：CBF 下降 >66%；（3）良性供血不足：CBF 下降 <50%。

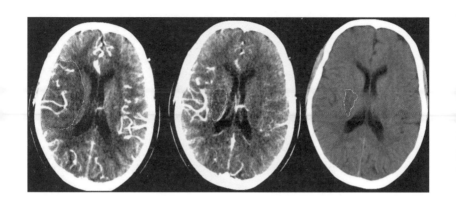

图 8-1-11 CTP 原始图像。从左向右依次为动脉期原始图像、静脉期原始图像和 2 周后 NCCT 复查图像（最终梗死灶）。动脉期原始图像病灶范围与 CBF 范围相仿，静脉期原始图像病灶范围，与 CBV 病灶范围类似。复查 NCCT 显示病灶的最终范围与静脉期原始图像的病灶范围较一致

9. 错配（mismatch）

MTT 或 CBF 异常区域大于 CTA-si 或 CTP-si 异常区域则称之为错配。

由于患者躁动导致 CTP 图像后处理失败，可选择动脉期原始图像（类似 CBF 参数图）与静脉期原始图像（类似 CBV 参数图）进行匹配，前者大于后者为错配，提示存在缺血半暗带。

10. 血脑屏障（BBB）评价

CTP 的 PS 参数图像显示新鲜梗死区 PS 值增高提示 BBB 破坏；NCCT 标准窗宽 / 窗位显示低密度区域则提示该区域 BBB 破坏。

11. ASPECTS（Alberta Stroke Program Early CT Score）评分

评分方法：将正常大脑中动脉分布区脑组织为 10 分，

图8-1-12 ASPECTS
评分示意图

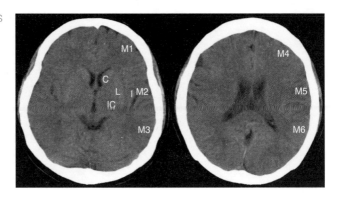

每增加一个异常区域则减一分；该方法同样可用于CTA或
CTP的原始横断面图像^(图8-1-12)。

12. 北京天坛医院急性脑卒中缺血错配（mismatch）分型

良性错配型：CBV 或 CTA-si 异常区域 <10ml，无颅内
大血管闭塞。无需溶栓治疗。

恶性错配型：CBV 或 CTA-si 异常区域 >100ml；易出
血，不适合溶栓治疗。

目标错配型：CBV 或 CTA-si 异常区域 >10ml 而 <100ml，
CBF 或 MTT>CBV 或 CTA-si 异常区 120%，有颅内大血管
闭塞。适合溶栓治疗。

13. CTP 各参数图异常区域解读

- CBV 异常低灌注区域与 CBF 异常低灌注区域大小一
  致，无论病灶大小，均无需溶栓治疗。

- CBV 异常低灌注区域小于 CBF 异常低灌注区域则需

根据发病时间和病灶大小，如果 CBV>100ml，则不溶栓治疗。

- CBV 异常低灌注区域小于 CBF 异常低灌注区域时，CBV<100ml、>10ml 适合溶栓治疗；发病时间过长，NCCT 出现低密度影，提示 BBB 破坏，梗死区域转变为血管源性水肿则不溶栓治疗。

14. 提示预后较差的 NCCT 表现

包括：大脑中动脉高密度征；早期异常低密度区大于大脑中动脉分布区的 50%；ASPECT 评分 <7。

特别提示   急性缺血性脑卒中患者在 NCCT 检查的基础上，加作 CTA 检查，临床医师在研读 CTA 图像后，原先决定行 tPA 溶栓治疗的患者中有 3% 不作溶栓治疗，原先不作溶栓治疗的患者中 2% 改行溶栓治疗；如果仔细研读 CTA 原始图像，原先决定行 tPA 溶栓治疗的患者中有 7% 不作溶栓治疗；原先不作溶栓治疗的患者中 12% 改行溶栓治疗。（资料来自 STOPStroke）

（五）多模式头颅 MR 成像

多模式头颅 MR 成像又称为"一站式"MRI 检查模式，包括 T1WI、T2WI、FLAIR、T2*（或 SWI）、MRA、DWI 和 PWI。

超急性期脑梗死的病理学基础为脑梗死局部的细胞毒性水肿，BBB 没有破坏。此时，由于脑局部水的含量仅有轻微的增加（<3%），故 T2 加权像没有异常信号增高的表现；但由于局部细胞毒性水肿，水分子在细胞内外的弥散有所下降。发病 3 小时内，在常规 T2 加权像未见异常高信号改变时，DWI 图像能清楚显示脑缺血灶，在脑梗死的早期诊断上发挥重要作用。DWI 的主要异常表现包括各向同性图为高信号强度改变，表观弥散系数图（ADC）为低信号强度改变^{（图8-1-13）}。MR 灌注图像主要表现为脑局部 CBF 和 CBV 下降，MTT 和 TTP 明显升高。

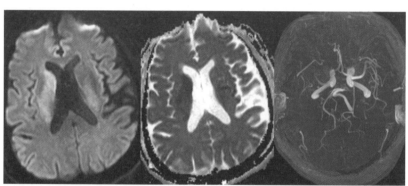

8-1-13a

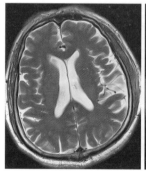

8-1-13b

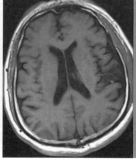

图 8-1-13　右侧放射冠超急性期脑梗死。a. 图从左向右依次为 DWI、ADC 参数图和 MRA 图像。见病灶水分子弥散受限，右侧大脑中动脉闭塞；b. 为常规 T2WI 和 T1WI 图像，未见上述区域信号异常

1. 图像解读

新鲜梗死区:DWI 和 ADC 参数图分别表现为高信号区和低信号区;上述区域在 T2WI 图像显示正常。

缺血半暗带:MTT 异常区域大于 DWI 和 ADC 参数图中异常区域的部分为缺血半暗带^(图 8-1-14、图 8-1-15)。

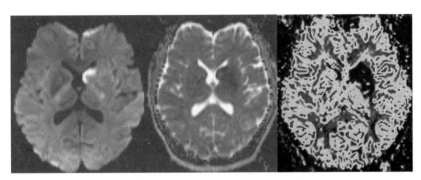

图 8-1-14　无错配。从左向右依次为 DWI、ADC 和 PWI 图像,左侧内囊纹状体梗死,病灶范围一致,提示无缺血半暗带存在

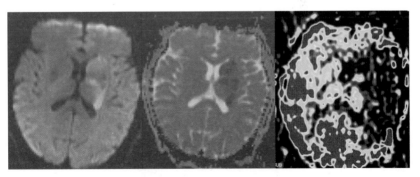

图 8-1-15　错配阳性。从左向右依次为 DWI、ADC 和 PWI 图像,左侧内囊纹状体梗死。PWI 异常低灌注区域明显大于 DWI 异常弥散受限区域,提示有缺血半暗带存在

T2WI 图像上新鲜梗死区信号增高提示该区域 BBB 破坏，进入血管源性水肿阶段。

2. 北京天坛医院急性脑缺血 MR 错配分型

良性错配型：DWI 异常水分子弥散受限区域 <10ml，没有颅内大血管闭塞，无需溶栓治疗。

恶性错配型：DWI 异常水分子弥散受限区域 >100ml，易出血，不适合溶栓治疗。

目标错配型：DWI 异常水分子弥散受限区域 <100ml 和 >10ml，CBF/MTT 异常低灌注区 >DWI 水分子弥散受限区 120%，如果 MRA 显示颅内大血管闭塞则适合溶栓治疗，否则不适合溶栓治疗。

3. MR PWI 各参数图异常区域解读

DWI 水分子弥散受限区域与 CBF 异常低灌注区域大小一致，无论病灶大小，均无需溶栓治疗。

DWI 水分子弥散受限区域小于 CBF 异常低灌注区域则需根据发病时间和病灶大小，如果 DWI>100ml，则不溶栓治疗。

DWI 水分子弥散受限区域小于 CBF 异常低灌注区域时，DWI<100ml、>10ml 适合溶栓治疗；发病时间过长，T2WI 出现高信号影，提示 BBB 破坏，梗死区域转变为血管源性水肿则不溶栓治疗。

4. 超急性期脑梗死 DWI 与其他方法准确性比较

NCCT 敏感度 38%~45%，特异度 82%~96%；T1WI/

T2WI 敏感度 18%~46%，特异度 70%~94%；DWI 敏感度 88%~100%，特异度 88%~100%。

DWI 假阴性多见于脑干或深部灰质核团的腔隙性梗死灶，DWI 阴性而 PWI 为阳性。DWI 假阳性，为 T2 透过效应（shine through），以及其他可以导致水分子弥散减低的病变，如脱髓鞘病变和不强化的肿瘤等。

5. MR 平扫

目的：排除脑内出血以及其他病变，明确有无新鲜梗死灶。

设备：1.5T 以上 MR 成像设备，且具有 DWI 和 PWI 检查程序和后处理程序。

定位：矢状面 T1WI 定位后，以听-眶上线之间的连线为基准平面进行横断面扫描。

范围：从后颅窝底部向上扫描，直至脑凸面最高点。横断面图像至少包括 T1WI、T2*、DWI 和 ADC 图像。

6. MR PWI

目的：显示梗死区和缺血半暗带。

感兴趣层面选择：根据所使用 MR 成像设备的实际情况，进行全脑覆盖的 MR 灌注扫描。

MR 对比剂：根据患者体重采用钆对比剂。

可以用 ASL 技术替代 PWI 方法。

7. DWI 和 PWI 显示病灶差异的意义

（1）PWI 显示病灶而 DWI 未见异常，这是大血管近端闭塞或严重狭窄，侧支循环对缺血半暗带供血所致。提示随着再灌注时间和侧支循环状况的变化，DWI可能出现异常，适合再灌注治疗。

（2）PWI异常低灌注区域大于DWI水分子弥散受限区域，是大血管近端闭塞或严重狭窄，侧支循环对缺血半暗带供血所致。提示随着再灌注时间和侧支循环状况的变化，DWI异常区域可能扩大，适合再灌注治疗。

（3）PWI异常低灌注区域与DWI水分子弥散受限区域大小一致，通常为深部腔隙性梗死或远端闭塞，有时近端闭塞也可出现。提示整个异常区域为不可逆损伤，无缺血半暗带存在。

（4）PWI异常低灌注区域小于DWI水分子弥散受限区域，为近端、远端闭塞和腔隙性梗死，提示缺血脑组织已经出现再灌注，无缺血半暗带。

（5）PWI阴性而DWI阳性，为近端、远端闭塞和腔隙性梗死，多为病灶很小，PWI无法检出。提示缺血脑组织已经出现再灌注，无缺血半暗带。

8. 超急性期脑梗死水分子弥散减低的原因

原因包括：钾、钠泵失调，离子梯度消失，细胞外水分子向细胞内转运；由于细胞肿胀导致细胞外间隙减少和细胞外间隙通路扭曲增加；由于其他细胞成分分解和残片导致细胞内黏度增加；细胞运动性减低；细胞内间隙通路扭曲增加；温度下降；细胞膜通透性增加。

9. DWI 异常表现及其病理基础

（1）水分子表观弥散系数变化基础在超急性期和急性期均为细胞毒性水肿。

（2）各向同性弥散（DWI）在超急性期为高信号强度，急性期为高信号强度。

（3）表观弥散系数（ADC）在超急性期为低信号强度，急性期为低信号强度。

（4）指数化弥散系数（eADC）在超急性期为高信号强度，急性期为高信号强度。

（5）B0 图像（T2WI）在超急性期为等信号强度，急性期为高信号强度。

（6）部分各项异性（FA 值）在超急性期为高数值，急性期为高或低数值。

10. DWI 可逆性病灶

DWI 可逆性病灶指超急性期 DWI 显示异常病灶，但在影像随诊显示正常。tPA 溶栓治疗后 DWI 可逆性病灶发生率为 12%~33%；DWI 可逆性病灶部位，白质区多于灰质区。

DWI 可逆性病灶常见原因：多见于超急性期脑梗死 rt-PA 溶栓治疗后；静脉梗死；偏瘫性头痛（hemiplegic migraine）；短暂性完全遗忘症（transient global amnesia）；癫痫持续状态（status epilepticus）。

DWI 可逆性病灶 ADC 值通常高于不可逆病灶：可逆性病灶：（663~732）×10^{-6}mm^2/s；不可逆病灶：（608~650）×10^{-6}mm^2/s。

11. DWI 和 PWI 表现及其意义

（1）DWI：DWI 上显示的水分子弥散受限异常区为不可逆损害的梗死核心区，影像随诊显示的最终梗死区常大于 DWI 异常区的 20%；溶栓治疗后，部分 DWI 异常区（特别是白质区）在随诊 DWI 上可能显示正常；ADC 值可能是一个重要指标（ADC 比值的阈值为 0.8），预示为可逆性损伤，出血转化和脑组织的生存能力。

（2）CBV 参数图：通常与 DWI 异常区域大小相同；CBV 异常区大小与最终梗死区大小的一致性较好；当 CBV 异常区域小于 DWI 异常区域时，CBV 异常区通常与梗死区大小一致；CBV 下降 50%，提示脑梗死；CBV 升高通畅为不稳定状态，可能有梗死，也可能无梗死。

（3）CBF 参数图：近端血管闭塞时，异常灌注区通常大于 DWI 异常区域；常常高估最重梗死区的范围；最好的区分梗死和缺血半暗带的参数（CBF 比值的阈值为 0.35）；最好的提示出血转化的参数。

（4）MTT 参数图：近端血管闭塞时，异常灌注区通常大于 DWI 异常区域。夸大了缺血半暗带的范围；常常高估最终梗死区的范围；MTT 在区分梗死区和缺血半暗带范围的价值上还存在争议。

（5）TTP 参数图：近端血管闭塞时，异常灌注区通常大于 DWI 异常区域；6~8 秒的 TTP 异常区与最终梗死区相关。

12. 出血转化的危险因素

（1）影像表现：PWI 显示 CBF 很低；ADC 值 <550×10^{-6}mm^2/s 的区域较大；DWI 异常区域较大；T2* 显示微出血灶；NCCT 显示低密度区域大于 MCA 分布区的 1/3；早期脑实质强化。

（2）临床因素：NIHSS 评分较高；血小板较低；高血糖；高血压。

（3）脑血管因素：侧支循环的建立；早期再灌注；栓子性脑梗死。

（4）治疗因素：抗凝治疗；溶栓治疗。

（5）MRI 影像评价：新鲜梗死区（超急性期）：DWI 和 ADC 参数图分别表现为高信号区和低信号区；上述区域在 T2WI 图像显示正常。

缺血半暗带：CBF 参数图异常区域与 DWI 和 ADC 参数图中异常区域的大小一致称之为错配阴性，提示无缺血半暗带存在。CBF 参数图异常区域大于 DWI 和 ADC 参数图中异常区域时称之为错配阳性，大于的异常区域为缺血半暗带 (图8-1-16)。

T2WI 图像上新鲜梗死区信号增高提示该区域 BBB 破坏，进入血管源性水肿阶段 (图8-1-17)。

急性缺血性脑卒中的 MRI 表现随发病时间的不同而有所变化 (图8-1-18)。

图 8-1-16 左侧内
囊纹状体急性期梗死
（细胞毒性水肿/血管
源性水肿）。a. DWI
显示病灶为高信号强
度；b. T2WI（B 值
为 0）未显示异常

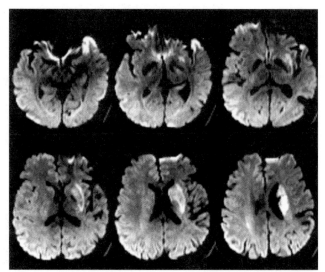

8-1-16a

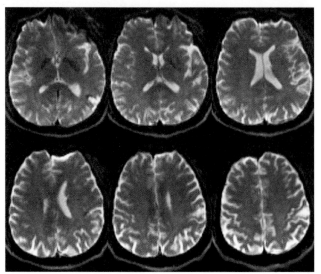

8-1-16b

图 8-1-16（续） 左侧内囊纹状体急性期梗死（细胞毒性水肿/血管源性水肿）。c. 4 小时后 MRI 复查，DWI 仍为高信号改变 d. T2WI 显示病灶为高信号强度

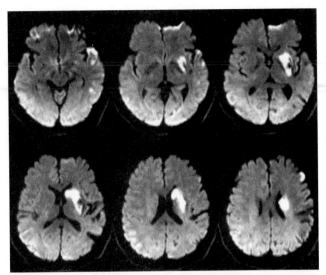

8-1-16c

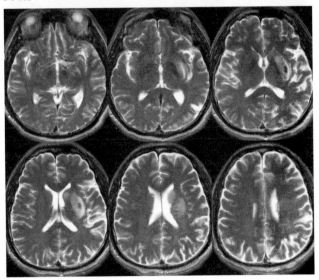

8-1-16d

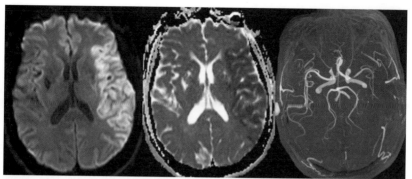

8-1-17a

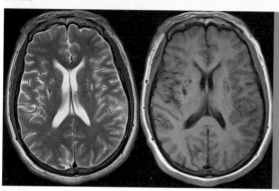

8-1-17b

图 8-1-17 左侧大脑中动脉
分布区大面积急性期梗死。
a. 图从左向右依次为 DWI、
ADC 和 MRA 图像,见病灶
水分子弥散受限,左侧大脑
中动脉起始部明显狭窄;b.
T2WI 和 T1WI 见该区域信
号轻微异常,呈 T2WI 稍高
信号和 T2WI 稍低信号改变

	超急性期 <6h	急性期 6~72h	亚急性期 3 天~3 周	慢性早期 3 周~1 个月	慢性晚期 1 个月~3 个月
主要病理改变	细胞毒性水肿	细胞毒性／血管源性水肿	细胞毒性／血管源性水肿	血管源性水肿	液化
DWI	↑	↑↑	-/↑	↓	↓
ADC	↓	↓↓	↓/-	↑	↑
T2WI/Flair	-	↑	↑	↑	↑↑

图 8-1-18 脑梗死 MRI 表现

二、卒中二级预防神经影像

    动脉粥样硬化病变导致的颅颈动脉狭窄和闭塞是造成脑卒中的主要原因之一。因此，对动脉粥样硬化病变的评估是卒中二级预防中不可或缺的一部分。随着影像学检查技术的进展，不仅可准确的了解动脉狭窄程度，而且可以直接对血管壁和斑块进行成像和分析，在临床缺血卒中高危患者的检出，以及卒中的二级预防方面都具有重要的应用价值，卒中二级预防及颈动脉斑块影像检查需遵循一定的流程（图8-1-19、图8-1-20）。

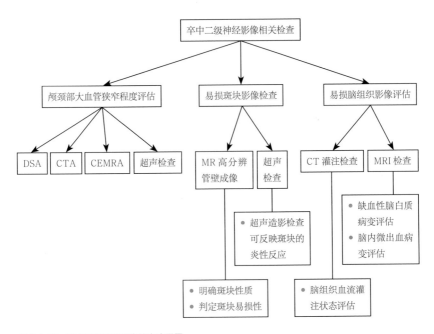

图 8-1-19　卒中二级预防影像检查流程图

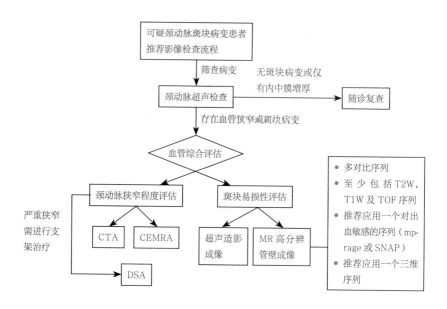

図 8-1-20 颈动脉
斑块推荐影像检查
流程图

（一）颅颈动脉血管影像检查方法概述

1. 不同影像检查手段血管成像的优势与局限性

近年来，随着影像诊断技术的发展，颅颈动脉粥样硬化的诊断已经更加准确和趋于简便。包括数字减影血管造影（digital subtraction angiography，DSA）、经颅多普勒超声（transcranial doppler，TCD）、超声检查、CT 血管成像（computed tomography angiography，CTA）和磁共振血管成像（magnetic resonance angiography，MRA）在内的多种影像学技术都可以用来评价颅颈动脉的狭窄及斑块情况。不同的影像检查手段分别存在不同的优势与局限性。

（1）DSA 检查

- 血管检查金标准，准确判定管腔狭窄。

- 对受累血管进行动态观察。

- 同时进行支架置入治疗。

- 有创检查，有辐射；不能显示血管腔外结构。

（2）超声检查

- 检查方便，价格低，无创，是临床颈动脉斑块的重要筛查手段。

- 提供血管壁内中膜厚度，斑块形态大小、血管狭窄和血流速度等信息。

- 超声造影技术可无创、定量地评价颈动脉斑块内新生血管情况。

- TCD 可无创检测颅内脑底主要动脉血流动力学参数。但不能显示管壁情况，只能通过取样点血流动力学变化间接反映血管狭窄程度。

- 检查结果与操作者技术相关，对深部及低速血流检测存在困难。

（3）CT 血管成像

- 扫描范围大，扫描速度快，微创。

- 同时显示血管腔内外病变。

- 能够比较准确的评价血管的狭窄程度，检测钙化敏感。

- 多项后处理重建技术，多角度对血管进行全面观察。

- 应用碘对比剂，存在辐射问题。

- 致密广泛的管壁钙化会影响对狭窄程度的判定，在动脉斑块成分的识别方面作用有限。

（4）MR 血管成像

- 多序列、多种扫描技术，高软组织分辨率。

- 无创、无辐射问题。

- 可提供血管壁情况、管腔狭窄率、斑块位置体积、斑块成分、斑块炎性反应、血流速度等多项信息。

- MR 高分辨管壁检查判定斑块成分准确，结果和病理组织学结果密切相关，能够对斑块进行稳定性评估。

- 扫描时间较长，颈动脉高分辨成像需应用专用表面线圈。

2. 血管狭窄程度评价

（1）颈动脉血管狭窄程度测定^{（图8-1-21）}：

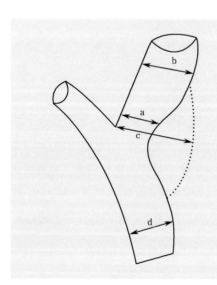

图 8-1-21　三种常用计算颈动脉狭窄的方法，A：ECST 法（1-a/b）×100%；B：NASCET 法（1-a/c）×100%；C：CC 法（1-a/d）×100%；a.残余腔最小值；b.正常颈内动脉腔（狭窄远侧该处管壁平行）；c.估算的正常血管管径；d.颈总动脉直径

北美症状性颈动脉内膜剥脱术临床试验（The North American Symptomatic Carotid Endarterectomy Trial, NASCET）法，应用最广泛。用颈动脉最窄处直径（a）与正常远侧管腔（b）相比，此正常管腔在颈动脉窦以远且管壁平行于狭窄部位，狭窄率＝（1–a/b）×100%。

欧洲颈血管外科试验（ECST）法：测出最小的剩余管腔（a）与主观估算（计算出的）正常管腔（c）相比，狭窄率＝（1–a/c）×100%。

颈总动脉（CC）法：又称颈动脉狭窄指数：用远侧可见到的无病变处颈总动脉的直径（d）作比较，狭窄率＝（1–a/d）×100%。

狭窄程度分级：①轻度狭窄 <50%；②中度狭窄 50%~69%；③重度狭窄 70%~99%；④完全闭塞。应用不同测量方法，得出的狭窄程度不同。

（2）颅内动脉血管狭窄程度测定：

可采用 NASCET 法或华法林 - 阿司匹林治疗有症状颅内疾病试验（The Warfarin-Aspirin Symptomatic Intracranial Disease Study，WASID）方法计算。

NASCET 方法，狭窄率为（1–Ds/De）×100%。其中 Ds 代表最窄处管径，De 为估计的原始动脉直径。WASID 中，狭窄率＝（1–Ds/Dn）×100%。其中 Ds 代表最窄处管径，Dn 的选取标准为狭窄近端正常动脉的最宽处。如动脉段近端狭窄，则选取该动脉段内狭窄远端正常动脉最宽处；如累及整个动脉段，则选取为该动脉段供血的上级动脉最远端处。

研究发现 CTA 检查时，应用两种检查方法所得的狭窄率无明显差异。

狭窄程度分级为：正常（0%）、轻度狭窄（≤49%）、中度狭窄（50%~79%）、重度狭窄（80%~99%）、闭塞（100%）。

（3）不同影像方法对血管狭窄的评价：

- DSA 检查是血管狭窄评价的金标准。

- CTA 对颈动脉狭窄的评价准确性较高，常规 CTA 诊断颈动脉狭窄的准确率已经达到 95%~96.7%。

- MR 评价血管狭窄多应用 3D TOF MRA 或 CE MRA 检查。TOF MRA 评价动脉狭窄时常见假阳性和夸大效应。CE MRA 准确性和可靠性优于超声，与 CTA 相近。

- 近年来关于对比剂使肾功能不全患者存在肾源性系统纤维化风险的报道越来越引起重视，必要时可选择其他非增强技术。

3. 动脉管壁及斑块成像

超声检查、CT 及 CTA 检查以及 MR 血管成像均能清晰显示动脉管壁，对斑块本身的形态及特征进行分析。

超声成像斑块分析，强回声为钙化斑块特征，而低回声或混合回声斑块一般被认为可能含有脂质坏死成分。超声造影技术能通过检测新生血管生成情况反映斑块的炎性反应。也能显示斑块溃疡，管腔内血栓形成等。但不能检出斑块内出血，对各种成分的鉴别存在局限性。

CT 及 CTA 检查对钙化非常敏感，可通过 CT 值将斑块分为富脂质斑块、混合斑块及钙化斑块。与病理组织学比较的研究显示，斑块非钙化成分的 CT 值有明显重叠现象。CTA 原始薄层图像对斑块表面形态显示清晰，可显示斑块溃疡。另外，弓上 CTA 对主动脉弓、双侧锁骨下动脉起始部及椎动脉斑块也能进行准确显示与评估。

动脉高分辨 MR 管壁成像已被证实是颈动脉粥样硬化斑块的理想检查方法，通过多对比序列分析，可准确判定及区分斑块内出血、脂质坏死成分、钙化、纤维成分等。与病理组织学对照研究显示结果准确可靠。

（二）颈动脉粥样硬化病变影像学评估

1. 颈动脉 CT 血管成像后处理技术

CT 后处理重建技术的应用是 CTA 检查的一大优势，能够提供对靶血管全方位多角度的观察。

CTA 后处理重建技术包括多平面重建技术（multiple planar reconstruction，MPR）、曲面重建技术（curved planar reconstruction，CPR）、最大密度投影（maximum intensity projection，MIP）、容积重建技术（volume rendering，VR）、表面遮盖显示技术（shaded surface display，SSD）和 CT 仿真内窥镜（CT virtual endoscopy，CTVE）技术。

后处理技术的应用是否合理准确会影响图像质量和影像诊断，对于血管病变的诊断与分析至关重要。

2. 颈动脉 CT 血管成像图像评估

（1）血管壁钙化：CT 平扫即能够敏感识别钙化，显示为高密度。斑块钙化定量测定可应用动脉钙化积分。可以对动脉管壁钙化进行分级，评价动脉粥样硬化病变钙化的严重程度。

颈动脉管壁钙化评价主要采用 Agatston 钙化积分法。将面积 ≥ $1mm^2$ 以上 CT 值 ≥ 130HU 的病灶定为钙化斑块，按 CT 值分为四个等级（4 分），1 分 CT 值为 130~199HU，2 分 CT 值为 200~299HU，3 分 CT 值为 300~399HU，4 分 CT 值在 400HU 以上。钙化积分为钙化面积与钙化系数的乘积。

钙化斑块或大部分钙化斑块多被认为是稳定性斑块。但有研究显示，斑块表面突向管腔的不规则钙化可能与临床缺血症状存在相关性。

（2）斑块表面形态的评价：CTA 可清晰显示颈动脉斑块表面形态，如光滑、不规则和溃疡形成。斑块表面溃疡指颈动脉表面不规则，且出现深达 1mm 以上的斑块破溃，常位于斑块近端，这一征象在 MIP、MPR 或 CPR 重建图像上可被清晰显示，CPR 是显示斑块溃疡最敏感的方法（图8-1-22）。

（3）斑块内成分的显示与鉴别：可根据 CT 值把斑块分为富脂质斑块（软斑块）、混合斑块及钙化斑块（硬斑块）。一般认为，富脂质斑块的 CT 值约 <60HU，混合斑块 CT 值约为 60~129HU，钙化斑块 CT 值 >130HU（此阈值在不同研究中有所不同）。

CTA 对钙化斑块诊断敏感性最高，其次是混合斑块，对富脂质斑块诊断敏感性稍低。斑块非钙化成分的 CT 值有明显重叠，很难将其准确区分。CT 能谱成像可获得单能量成像、基物质图像及病灶的能谱曲线，通过分析能实现对斑块性质的评估，可能为斑块成分鉴别提供一种新的成像手段。CT 能

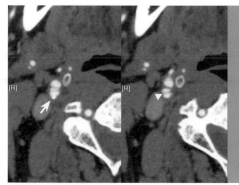

图 8-1-22　颈动脉斑块伴溃疡形成。
a. CTA 原始图像显示右侧颈内动脉起始部斑块伴表面溃疡形成，可见斑块局部点状钙化，局部可见双腔，前方为真正管腔，后方为溃疡；b. CPR 重建清晰显示颈内动脉起始部溃疡形成，溃疡上部局部管腔狭窄；c. MIP 重建显示颈内动脉起始部溃疡形成，并可见溃疡上部局部管腔狭窄

8-1-22a

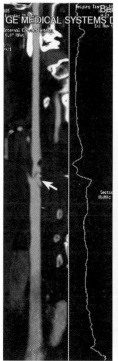

8-1-22b

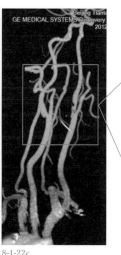

8-1-22c

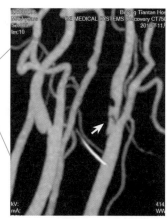

谱成像上，斑块内的脂质坏死成分能谱曲线较低平或出现类似脂肪的反向上升型曲线，在低能量 CT 值的直方图可出现负值。而钙化斑块的能谱曲线呈斜率为负值的下降型曲线，基物质钙的浓度较高。

（4）颈部 CTA 图像评估要求：重点观察颈动脉分叉部有无狭窄及斑块形成，也要注意对主动脉弓、双侧锁骨下动脉起始部、椎动脉进行观察；应以原始轴位薄层图像为基础，结合重建图像进行分析；需对斑块大小，累及范围和狭窄程度进行评估；在薄层原始图像上注意观察斑块表面形态，注意是否有斑块溃疡存在。

3. 颈动脉 MR 血管图像评估

斑块内不同成分的判定：动脉粥样硬化性斑块的稳定性与斑块特征密切相关，是影响其危险性的主要因素。识别斑块成分是斑块定性中最重要的一步，需要多对比序列综合判断（表8-1-1）。

表 8-1-1　斑块在多对比 MR 成像上的信号特征

| 斑块内成分 | MRI 信号特征 * | | | | |
	T1WI	T2WI	mprage	TOF	CE-T1WI
钙化	低	低	低	低	低
脂质坏死核	等 - 高	低 - 等	等	等	低
新鲜出血	高	低 / 混杂	高	等 - 高	低
亚急性出血	高	高	高	高	低

* 斑块内成分信号以邻近肌肉组织信号为标准进行比较

病理组织学研究显示，动脉粥样硬化性易损性斑块的特征包括：大的脂质坏死核心伴有薄或不完整的纤维帽；斑块表面溃疡或继发血栓形成；斑块内出血；斑块破裂；斑块炎性反应或大量新生血管形成。

在对斑块进行图像评估和成分分析时，应注意以下问题：

（1）T1WI或PDWI更适合评价血管壁形态。

（2）TOF技术对钙化最敏感。

（3）MP-RAGE序列管壁高信号为斑块内出血表现（图8-1-23）。

（4）增强扫描对脂质坏死核心显示更为准确。

（5）完整纤维帽表现为TOF像邻近管腔的均匀连续的黑带，增强扫描对纤维帽显示更加清晰。

图8-1-23　左侧颈动脉斑块内出血。a. TOF呈高信号；b. T1WI呈高信号；c. T2WI呈低信号；d. MP-RAGE呈明显高信号影

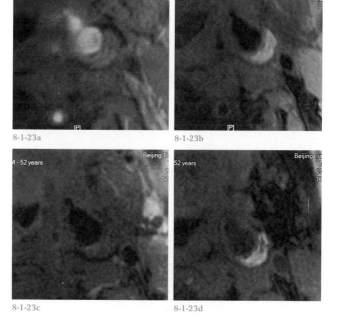

8-1-23a

8-1-23b

8-1-23c

8-1-23d

根据美国心脏学会（American Heart Association，AHA）分级法对颈动脉粥样硬化斑块分级。以 AHA 分级为基础建立了基于 MRI 的斑块分级(表8-1-2)：

表 8-1-2　改良的 AHA-MRI 斑块分类方法

改良的 AHA-MRI 分类方法	
Type I-II	接近正常管壁厚度，无钙化
Type III	弥漫性内膜增厚或小离心性病灶，无钙化
Type IV-V	斑块内具有脂质或坏死核，周围被纤维组织包绕
Type VI	复杂斑块，可具有表面缺损，出血或血栓形成
Type VII	钙化性斑块
Type VIII	纤维性斑块，无脂质核，但可见小钙化灶

4. 颅内动脉影像学检查及评估

颅内动脉粥样硬化性狭窄是缺血性脑卒中和短暂性脑缺血发作的重要原因。动脉系统狭窄和闭塞部位的分布存在种族差异，与西方人不同，亚洲人动脉粥样硬化更易累及颅内动脉。因此，对颅内动脉的评价是临床易损性卒中患者，尤其是中国易损性卒中患者不可或缺的检查项目。

（1）颅内动脉 CTA 图像评估：CTA 检查可明确显示颅内 Willis 环结构及相关血管分支。MSCT 的应用能使颅内动脉显示至 4~5 级分支。CTA 能清晰显示颅内动脉狭窄、中断或闭塞，表现为相应血管分支不连续，远端分支稀疏或明显变细支。颅内动脉结构细小，斑块体积更小，难以在 CTA 图像上被鉴别。

颅内动脉粥样硬化可累及单支或多支血管，病变严重时受累血管呈多发串珠样改变；颅内血管狭窄或闭塞时可引起受累血管供血区域的缺血病变。CT 平扫图像上如发现缺血性病变，需要对供血血管仔细观察；约 50% 正常人群存在血管变异，Willis 环显示不完整。应熟悉正常血管变异，避免误诊。

血管钙化显示是 CT 检查一项明显的优势，对于颅内动脉钙化，CTA 检查不仅能够定性，还能进行相对可靠的定量分析。

（2）颅内动脉粥样硬化高分辨 MR 成像图像评估：HR-MRI 可清晰显示大脑中动脉和基底动脉断面的管壁结构；正常管壁薄、呈细线状或不显示，而动脉粥样硬化管壁常有不同程度增厚；颅内动脉斑块呈管壁局部或偏心性增厚，信号均匀或不均匀；MR 信号特征与脑实质进行比较分为高、等、低信号。

斑块成分通过以往颅外段颈动脉已确定的信号特征进行推断；颅内动脉斑块成像研究缺少组织病理对照，目前还无法证实 HR-MRI 斑块信号与成分之间的确切关系。

• 颅内动脉易损性斑块病理特征

与颈动脉斑块相似，如斑块破裂、斑块内出血、薄纤维帽伴有较大体积的脂质坏死核、斑块表面血栓形成等一些特征均被认为与临床缺血症状的发生具有相关性；由于 MR 图像分辨率的限制，一些斑块特征，如血栓形成，薄纤维帽等无法在 HR-MRI 上被清晰地显示出来。

- 颅内动脉高分辨 MR 图像评估要点

动脉粥样硬化性狭窄多为偏心性狭窄；血管炎导致的颅内动脉狭窄多表现为动脉管壁环形增厚，表面光滑，增强后呈同心圆样均匀强化。动脉夹层呈偏心性狭窄，可见内膜瓣及逐渐变细的假腔伴壁间血肿。

应明确斑块的位置及大小，受累血管的狭窄程度；考虑到颅内动脉血管分支开口的位置，斑块在血管横断面的不同位置分布具有重要临床意义（图8-1-24）；斑块内出血是可明确的成分，但要注意与动脉夹层壁间血肿相鉴别；颅内动脉斑块强化可能提示具有较多新生血管，可能提示斑块不稳定。

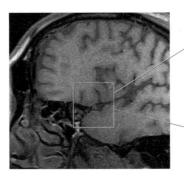 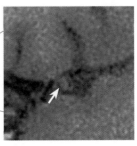

图 8-1-24 左侧大脑中动脉水平段局部管腔狭窄，可见偏心性斑块形成，T1WI 上呈等信号影

（三）影像学手段在卒中二级预防及随访评价中的应用

MR 高分辨成像已证明在斑块的易损性评估方面存在巨大应用价值，在卒中患者二级预防中占据了重要作用。MR高分辨成像可定量分析斑块的大小及内部成分，这为观察药物疗效及斑块发展、退化及易损性变化提供了可能。对于高

危且引起症状的责任斑块，需要结合临床症状、血管狭窄程度及受益风险比值决定是否进行积极的治疗方法。

对于动脉狭窄支架术后进行监测也是必要的随访过程。DSA 为有创性检查方法，临床上可应用 CTA 成像对治疗后效果进行监测评价。支架局部会对 CTA 图像效果产生影响，给局部再狭窄评估造成了一定困难。

三、出血性卒中神经影像

出血性卒中是严重的脑血管疾病，包括脑内出血和蛛网膜下腔出血。脑实质内的出血称为脑内出血，将非创伤性脑内出血称为自发性或原发性脑出血，系因脑血管壁破裂导致的出血。脑内出血破入脑室或出血发生在脑室系统内称为脑室内出血。脑内出血按出血的时间可分为急性脑内出血、亚急性脑内出血和慢性脑内出血。

（一）急性期自发性脑出血

急性期脑出血是指出血后 1~3 天，而将其 4~6 小时称为超急性期。急性期脑出血影像学检查方法的选择需要遵循一定的原则，影像检查需要按照规范化的检查流程进行^{（图 8-1-25）}。

1. 检查方法选择原则
- 检查设备可以立即投入使用。

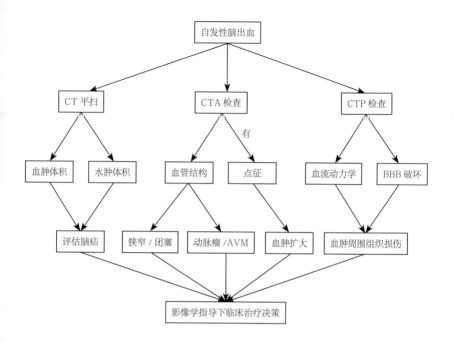

图 8-1-25 急性自发性脑出血一站式 CT 检查流程图

- 检查时间较短，易于操作。
- 该方法可以提供脑血管形态学信息。
- 该方法可提供脑局部组织灌注信息（用于血肿周围组织损伤的评价）。
- 舒适、安全、可靠。
- 患者在检查过程中易于监控。

特别提示

- 一站式多模 CT 检查（NCCT + CTA + CTP）可显示出血部位、血肿体积、血肿形态、是否破入脑室和血肿占位效应等组织结构改变，能反映血肿形成、溶解、吸收和囊变三个阶段的病理过程，同时可以评价脑出血发生后血肿周围组织损伤情况，是急性脑出血推荐的检查方法。

- MR 信号能反映血肿内血红蛋白的演变过程，但 MR 检查对急性期脑出血不具有优势，而且费用偏高、病员不能给予良好配合，故不推荐首选 MR 检查。此外，血液的磁性特征以及血肿裂解产物所具有的顺磁性，破坏了磁场的均匀性，导致 MR 灌注测量结果准确性降低，建议研究性应用。MR 磁敏感加权成像（SWI）对出血具有较强的敏感性，在出血显示和血肿定量测量上具有较高的准确。多 b 值 DWI 对于显示血肿周围水肿和水肿体积测量具有一定的优势。

2. 影像检查目的

- 明确出血部位？出血量？出血时期？
- 血肿占位效应程度如何？有无脑疝形成？
- 确定有无潜在的脑血管结构异常？
- 除外肿瘤性出血和脑血管畸形出血？
- 是否有血肿的早期扩大？
- 血肿周围及远隔区有无异常灌注？
- 血肿周围 BBB 是否破坏？程度如何？
- 是否存在脑微出血？其发生症状性出血的风险多大？

3. CT 图像后处理基本要求

- CTA：在急诊状态下，至少提供一个 MIP 的 CTA 图像。
- CTP：提供 CBF、CBV、MTT、TTP 和 BBB PS 参数图。
- CTA 原始图像：查看全部血肿层面，观察是否存在碘对比剂外渗形成的"点征"。

- CTP 原始图像：提供增强最为明显的一张 CT 灌注成像的原始图像用于观察血肿周围异常强化。
- 脑血流参数值：建议给出血肿周围低灌注区最低相对脑血流参数值。
- BBB PS 参数图：建议评价血肿周围及远隔区 BBB 通透性改变。

4. MR 检查常规扫描序列

一站式多模 MR 检查，扫描序列包括 T_1WI、T_2WI、FLAIR、DWI、MRA 和 PWI，必要时加做 SWI 序列。

5. MR 图像后处理基本要求

MRA：提供 3D TOF 脑血管图像。

MR 灌注成像：提供 CBF、CBV、MTT 和 TTP 参数图。

6. 图像解读

NCCT：超急性期（<4h）血肿表现为略高密度影，CT 值为 55~60HU，出血 3~4h 后 CT 值可高达 90HU 左右；急性期为高密度影，CT 值可为 75~80HU，血肿边缘可出现低密度环[图8-1-26]；如果出血破入脑室可形成铸型；血肿占位效应明显时，可并发脑疝发生。

CTA 原始图像：如果血肿内或边缘出现单发或多发、点状、碘样密度影称之为"点征"，"点征"是早期血肿扩大的独立预测因素[图8-1-27]。

CTA 重建图像：CTA 可显示潜在的脑血管异常。

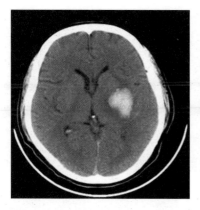
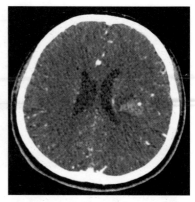

图 8-1-26　左侧基底节急性期脑出血，血肿
呈高密度，边缘可见低密度环

图 8-1-27　左侧脑室旁急性期出血，CTA 原
始图像显示"点征"，即血肿内点样高密度影

CTP 原始图像：血肿仍然呈高密度影，病灶未见增大，
周边无强化。

CTP 脑血流参数图像：血肿周围低灌注表现为血肿周围
出现低灌注梯度，呈现出不同的色阶变化^{（图 8-1-28）}；低灌注区
相对脑血流参数值低于 0.5，则提示该区域脑组织将发生缺血
性损伤；血肿周围相对脑血容量参数值增加，则提示该区域脑
组织启动脑血流代偿；患侧脑皮层或远隔区出现高灌注，则与
该区域脑血流自身调节障碍有关。

CTP PS 参数图像：CT 灌注成像的 BBB PS 图像显示血
肿周围出现局灶性或连续性 BBB 通透性增加区域，表现为明
显的色阶变化^{（图 8-1-29、图 8-1-30）}，提示该区域 BBB 破坏。

MR 表现：超急性期（<6h）MR 信号主要和血肿内蛋
白质含量有关，血肿在 T_1WI 呈等信号，在 T_2WI 呈高信
号^{（图 8-1-31）}；急性期 MR 信号主要反映血肿红细胞内去氧血红蛋

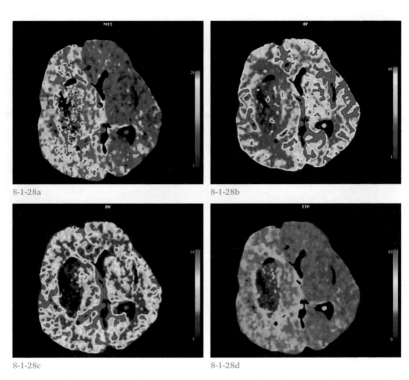

8-1-28a

8-1-28b

8-1-28c

8-1-28d

图 8-1-28 右侧壳核出血 CT 灌注参数图。a. rCBF 参数图显示血肿周围及同侧半球 rCBF 低灌注区呈明显的色阶变化；b. rCBV 参数图显示血肿周围及同侧半球 rCBV 减低区；c. MTT 参数图显示血肿周围及同侧半球 MTT 延长区；d. TTP 参数图显示血肿周围及同侧半球 TTP 延长区

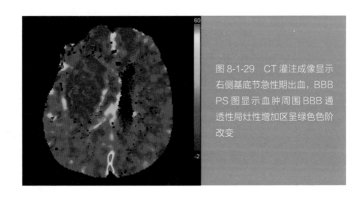

图 8-1-29 CT 灌注成像显示右侧基底节急性期出血，BBB PS 图显示血肿周围 BBB 通透性局灶性增加区呈绿色色阶改变

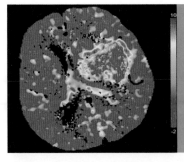

图 8-1-30 CT 灌注成像显示左侧基底节急性期出血，BBB PS 图显示血肿周围 BBB 通透性连续性增加区呈红、黄色阶改变

图 8-1-31 MR 检查显示左侧基底节超急性期出血。a. 显示血肿外侧部分在 T₁WI 呈等信号；b. 显示血肿外侧部分在 T₂WI 呈高信号

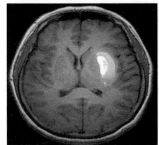

8-1-31a

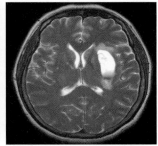

8-1-31b

白特性，在 T_1WI 呈等信号，在 T_2WI 呈低信号（图8-1-32），血肿周围可出现明显的水肿。脑血肿在不同场强的 MR 成像设备上的表现略有不同，血肿在高场强 MRI 表现见表8-1-3。

图 8-1-32 MR 检查显示左侧丘脑急性期出血。a. 显示血肿在 T₁WI 大部分呈等信号；b. 显示血肿在 T₂WI 呈低信号

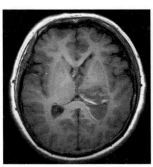

8-1-32a

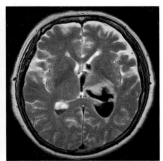

8-1-32b

表 8-1-3　脑出血分期及血肿在高场强 MRI 表现

血肿成份 MRI 表现	HBO2	DHB	RBC 内 MHB	RBC 外 MHB	含铁血 红蛋白	含铁血 黄素	囊腔
T$_1$WI	等或低	等	高	高	等	低	低
T$_2$WI	高	极低	低	高	低	更低	高

注：血肿由周边向中心演变

7. 诊断报告基本要求

对于急性脑内出血，书写影像诊断报时要明确回答下述问题：

（1）确定为脑实质内出血，除外肿瘤性出血和脑血管畸形出血；

（2）明确出血部位、出血量、出血范围。

（3）占位效应程度如何，有无脑疝发生。

（4）是否存在出血早期血肿扩大的风险。

（5）是否伴有大面积脑梗死。

（6）有无潜在的脑血管结构异常。

（7）血肿周围是否存在低灌注，如果有程度如何。

（8）患侧脑皮层或远隔区是否存在异常灌注。

（9）血肿周围是否存在 BBB 的破坏，程度和范围如何。

（二）非急性期自发性脑出血

1. 检查方法选择原则

对于非急性期脑出血，影像学检查方法必须符合下述条件：

（1）检查设备可以立即投入使用。

（2）检查时间较短，易于操作。

（3）该方法可以提供脑血管形态学信息。

（4）该方法可提供脑局部组织灌注信息。

（5）舒适、安全、可靠。

（6）患者在检查过程中易于监控。

特别提示　非急性期脑出血在下述情况 MR 检查优于 CT：（1）等密度出血；（2）后颅凹出血；（3）小于 1cm 的出血；（4）显示血肿内部成份；（5）显示出血并发的脑内病变。

2. 影像检查的目的

（1）显示血肿演变及占位情况。

（2）有无血肿扩大或新发出血。

（3）有无出血并发的脑内病变。

（4）血肿周围及远隔区有无异常灌注。

（5）血肿周围 BBB 是否破坏。

（6）是否存在脑微出血。

3. CT/MR 检查基本要求

CT 检查以平扫为主，如果急性期未进行多模 CT 检查，可以考虑采用一站式 CT 检查方式，从结构和功能两个方面对脑出血进行全面评价。MR 常规检查应该包括 T_1WI、T_2WI、FLAIR、MRA，必要时加做 SWI 和 PWI 序列。

4. 图像解读

（1）NCCT：亚急性期（出血后 4~14 天）血肿开始吸收，从血肿的周边开始，逐渐向中心发展，血肿密度逐渐减低变成等密度（图 8-1-33）；血肿周围水肿达到高峰后，开始吸收减退，血肿占位效应减轻，邻近结构改善。慢性期（出血后 21 天及以上）血肿逐渐变成低密度灶，若期间再发生出血则表现为低密度区内出现高密度灶，最终血肿演变成低密度软化灶。

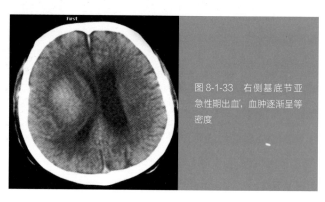

图 8-1-33　右侧基底节亚急性期出血，血肿逐渐呈等密度

（2）CTA 重建图像：CTA 可显示潜在的脑血管异常。

（3）CTP 脑血流参数图像：血肿周围可出现局部脑血流量、脑血容量的减低或增加区域，呈现出不同的色阶变化，体现血肿周围低灌注损伤或与脑血流自身调节有关的代偿。

（4）CTP PS 参数图像：CT 灌注成像的 BBB PS 图像可显示血肿周围 BBB 通透性增加区或 BBB 损伤后修复状态。

（5）MR 表现：超急性期 MR 信号主要与去氧血红蛋白和正铁血红蛋白成分有关，血肿在 T_1WI 呈高信号，高信号从血肿周边逐渐向中心演变；到亚急性晚期，血肿在 T_1WI 和 T_2WI 均呈高信号；慢性期血红蛋白逐渐稀释，含铁血黄素开始沉积，在 T_1WI 呈等信号，在 T_2WI 呈低信号，含铁血黄素可长期存在。

（6）脑微出血：在 T_2^*GRE 或 SWI 图像上呈点状、类圆形低信号或信号缺失影，大小约 2~5mm，边界清楚，周围无水肿（图8-1-34、图8-1-35）。

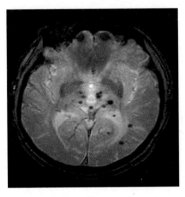 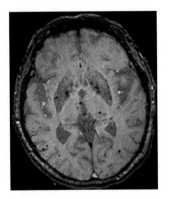

图 8-1-34　GRET_2^* 图像显示双侧基底节、左侧颞叶皮层下多发点样低信号，周围无水肿

图 8-1-35　SWI 图像显示双侧基底节、丘脑、颞叶及皮层下多发点样微出血灶

5. 诊断报告基本要求

书写影像诊断报时要明确回答下述问题：

（1）血肿吸收情况如何。

（2）有无新发出血或再出血。

（3）血肿占位效应程度如何。

（4）血肿周围是否存在异常低灌注，如果有程度如何。

（5）血肿周围 BBB 处于损伤还是修复状态。

（6）有无潜在的脑血管结构异常。

（7）脑微出血发生部位？单发还是多发。

（三）蛛网膜下腔出血（subarachnoid hemorrhage, SAH）

SAH 是急性出血性脑卒中的一种类型，动脉瘤破裂出血是非外伤性 SAH 的主要原因，虽然只占所有卒中的 3%~5%，但致残率与致死率高，临床上应按急性出血性卒中方式处理。原则是利用影像学检查方法尽早、尽快找到病因所在部位^{（图 8-1-36、表 8-1-4）}，及时制定手术或血管内介入治疗的方法，以防再次出血危及病人生命。

图 8-1-36　蛛网膜下腔出血影像检查流程图

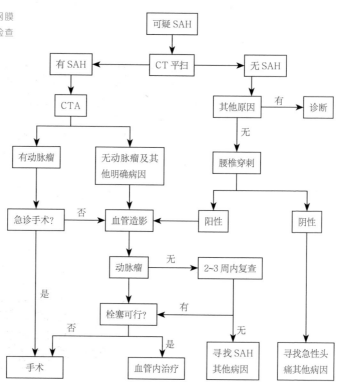

表 8-1-4　动脉瘤性蛛网膜下腔出血诊断推荐

推荐	证据水平与推荐级别
如果临床怀疑动脉瘤,应立即把病人转至设备完善的专科中心	3~5 级证据,C 级推荐
医生必须熟悉 SAH 的各种临床表现,所有突发头痛不管有没有其他症状都应临床上高度怀疑	2 级证据,B 级推荐
检查方法选择 CT 平扫,它比 MR 更简便,CT 平扫对发病 5 天内的 SAH 敏感性高,随后敏感性逐渐降低	2 级证据,B 级推荐
如果 CT 检查阴性,但临床仍怀疑为 SAH 者,发病几小时内推荐腰椎穿刺。脑脊液中存在红细胞或变黄可确诊,3 周后影像检查及脑脊液检查均恢复正常	2 级证据,B 级推荐
MR 成像可发现出血源,怀疑动脉瘤者行血管成像。CTA/MRA 在检出 Willis 环直径大于 5mm 的动脉瘤敏感性高。如果首次血管成像为阴性,可在两周后再次检查,中脑周围非动脉瘤性 SAH 除外	2 级证据,B 级推荐
超声检查对血管痉挛的诊断监测很有用	2 级证据,B 级推荐
建议家属中有≥2 人有动脉瘤的患者进行筛查,这些病人应在 18~80 岁期间每 7 年行 MRA 检查	4 级证据,C 级推荐

证据水平与推荐级别源自牛津循证医学中心(http://www.cebm.net)

特别提示　　　　Meta 分析显示 13% 的破裂动脉瘤直径小于 5mm,近一半的直径小于 5mm 的动脉瘤在 5~10 年内破裂,因此没有动脉瘤的最小安全直径。

1. 影像学检查的选择原则和目的

影像学检查必须符合下述原则:(1)检查方法可立即投入使用;(2)检查时间短;(3)可清楚显示脑血管形态学信

息及脑池内、脑室内、脑实质内信息;(4)检查安全、舒适、经济;(5)检查过程中易于监控。

影像学检查的目的:(1)观察出血情况、所在部位、累及范围推测出血源;(2)确定有无潜在的脑血管结构异常?(3)若为动脉瘤所致,观察载瘤动脉情况,有无增粗及变窄?(4)对比剂滞留情况,观察动脉瘤腔血流情况;(5)观察有无并发血管痉挛及迟发性脑缺血,有无脑积水?

2. 不同的影像学检查方法

CT 检查

(1)CT 系列检查方法:CT 检查包括 NCCT、CTA 和 CTP,其中 CTP 作为备选方案。NCCT 是蛛网膜下腔出血首选的影像学检查方法。NCCT 对 SAH 早期敏感性高,能检出绝大部分 SAH,但是随着时间延长出血逐渐吸收,CT 敏感性也逐渐减低。

与 DSA 相比,CTA 检查无创、快速、简便,而且随着 CT 技术的进展,现在 CTA 能检出绝大部分动脉瘤,对于直径 >2mm 的动脉瘤,CTA 敏感性 >95%。SAH 治疗期间会出现迟发性神经症状恶化,除了再出血,最常见原因是血管痉挛和迟发性脑缺血,CTA 可以检出血管痉挛,CTP 可以显示血管痉挛侧脑组织低灌注状态,作为 CTA 的有力补充。

(2)CT 检查目的

NCCT:确定出血分布位置,推断可能的动脉瘤发生血管。

CTA:是否存在动脉瘤,评价动脉瘤的位置、数量及大小，结合 CT 平扫判断动脉瘤内有无血栓形成；显示血管痉挛；有无其他血管异常情况。

CTP：显示由于血管痉挛造成的低灌注状态，区分梗死与缺血半暗带。

（3）图像后处理基本要求

CTA：采用 MIP、VR 等多种重建方法，多方位显示动脉瘤，并进行大小测量。

CTP：提供 CBF、CBV、MTT、TTP 参数图。

MR 检查

（1）磁共振系列检查方法：MR 检查对检出早期 SAH 敏感性低于与 CT 平扫，而且 MR 检查时间长，患者常因躁动很难配合，所以早期通常不用 MR 检查，在 SAH 后期，MR 明显优于 CT。

MR 检查包括 T1WI、T2WI、FLAIR、GRE/SWI、MRA、DWI 和 PWI，其中 DWI、PWI 作为备选方案。

（2）MR 检查目的：常规检查用于检测出血部位，有无脑实质内出血。

MRA：检出是否存在动脉瘤，评价动脉瘤的位置、数量及大小；结合平扫判断动脉瘤腔内有无血栓形成；显示血管痉挛；有无其他血管异常情况。

DWI：显示由于血管痉挛造成的急性梗死灶。

PWI：显示由于血管痉挛造成的低灌注状态，区分梗死与缺血半暗带。

（3）图像后处理基本要求

DWI：需有 B 值为 0、1000 的参数图；

MRA：提供 3D TOF 血管图像；

PWI：提供 CBF、CBV、MTT 和 TTP 参数图。

数字减影脑血管造影术（DSA）

（1）DSA 检查：DSA 能准确发现动脉瘤所在位置，根据造影表现及患者临床情况，决定介入治疗或手术夹闭。如果 CT 平扫看到蛛网膜下腔出血，CTA 没有发现动脉瘤或者不确定是否有动脉瘤时，要行 DSA 检查。DSA 仍是动脉瘤、血管痉挛等诊断的金标准。

（2）DSA 检查目的：①观察双侧颈内动脉及椎-基底动脉系统走行范围内有无异常局限性血管充盈，动态观察有无对比剂滞留现象；②确定动脉瘤所在位置，从而进一步观察载瘤动脉有无变细、痉挛；③观察动脉瘤有无侧支循环情况，是否多发；④观察动脉瘤与载瘤动脉基底部的宽窄；⑤有无血管痉挛；⑥全脑血管循环观察，动脉期、毛细血管期、静脉期、窦期，观察有无其他异常情况。

（3）图像后处理基本要求：①DSA 提供选择造影血管正、侧位及不同部位动脉瘤特殊投照体位图像；②具备三维重建功能检查设备应提供感兴趣区-载瘤动脉 3D 血管重建图像，且需要做水平轴及垂直轴多方位旋转^{（图 8-1-37）}。

3. 图像解读

急性蛛网膜下腔出血

（1）NCCT 显示为基底池、侧裂池和脑沟内条带状高密度影^{（图 8-1-38）}；血肿密度与出血量、红细胞比容及距 CT 扫描时间有关。

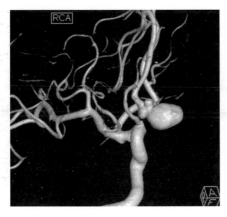

图 8-1-37　DSA 三维图像显示前交通动脉瘤

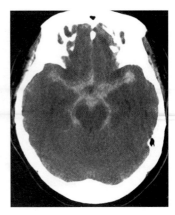

图 8-1-38　NCCT 检查显示鞍上池、双侧裂池、环池、四叠体池、纵裂池及部分脑沟密度增高，典型 SAH 表现

（2）推测出血源：由动脉瘤破裂导致的蛛网膜下腔出血，可依照出血部位推测出动脉瘤的发生部位。

（3）若有反复出血，蛛网膜下腔血肿增厚，密度增高。

（4）蛛网膜下腔出血可并发脑血管痉挛，导致脑缺血和脑梗死。

（5）并发梗阻性或交通性脑积水，表现为脑室扩大。

（6）可出现脑内血肿和脑室积血 (图 8-1-39)。

（7）CTA 可显示潜在的脑血管异常 (图 8-1-40)。

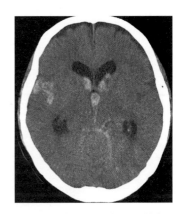

图 8-1-39　急性 SAH 时 NCCT 检查示左侧裂内高密度影，左侧脑室内积血

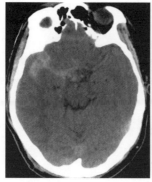
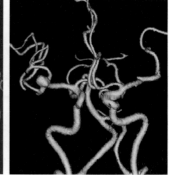

图 8-1-40 SAH 时应用多模式 CT 发现潜在的脑血管异常。a. CT 示右侧裂内高密度影；b. CTA 显示右侧大脑中动脉分叉部动脉瘤

8-1-40a   8-1-40b

非急性蛛网膜下腔出血

（1）NCCT：亚急性期出血显示为基底池、侧裂池和脑沟内线条或带状等密度或略高密度影^{（图8-1-41）}；慢性期表现为略低密度影。

（2）若有反复出血，则蛛网膜下腔血肿增厚，密度不均。

（3）CTA/MRA 可显示潜在的脑血管结构异常。

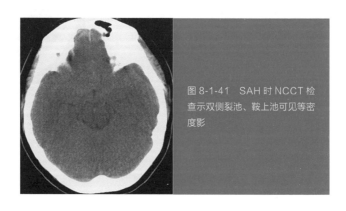

图 8-1-41 SAH 时 NCCT 检查示双侧裂池、鞍上池可见等密度影

（4）MR：平扫时，亚急性期血肿表现为基底池、侧裂池和脑沟内条带状异常信号影，T₁WI 呈高信号，T₂WI 呈高信号$^{（图8-1-42）}$；慢性期血肿在 T₁WI 上呈低信号，T₂WI 呈低信号，T2WI 上低信号更具特征性改变$^{（图8-1-43）}$。FLAIR 图像有助于血肿与脑脊液的鉴别，GRE/SWI 对出血敏感，常表现为低信号$^{（图8-1-44）}$。

（5）如果并发脑缺血或脑梗死则有其相应 MR 表现。

（6）可出现梗阻性或交通性脑积水、脑内血肿和脑室积血。

图 8-1-42 亚急性期 SAH 应用 MR 系列 检 查。a. T1WI 示出血亦呈高信号；b. T2WI 示桥前池脑脊液呈混杂信号

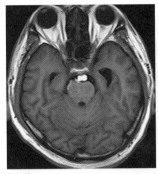
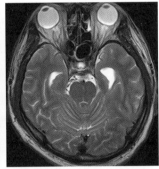

8-1-42a

8-1-42b

图 8-1-43 慢性期 SAH 应用 MR 系列检查。a. T₁WI 示病变显示不清；b. T₂WI 示双侧大脑半球脑沟内多发线状低信号影

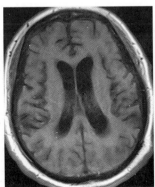
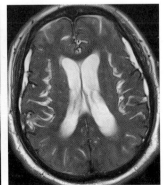

8-1-43a

8-1-43b

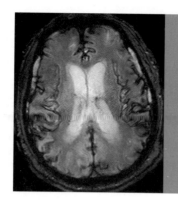

图 8-1-44 GRE 序列示双侧大脑半球脑沟呈明显低信号

动脉瘤

（1）囊状动脉瘤最常见，表现为类圆形或分叶状动脉突起，常位于 Willis 环和大脑中动脉分叉部，影像学特点取决于动脉瘤有无破裂，动脉瘤腔内有无血栓形成。

（2）没有破裂的小动脉瘤 CT 表现为阴性，大动脉瘤表现为略高密度，边缘可见钙化（图8-1-45）。

（3）破裂的动脉瘤表现为 SAH，"罪犯"动脉瘤常由于出血掩盖而看不到（图8-1-46）。

（4）动脉瘤腔内部分血栓形成时，CT 增强显示仅有残腔

图 8-1-45 动脉瘤应用多模式 CT 检查。a. CT 平扫示鞍上椭圆形略高密度影；b. CTA 示病变为右侧颈内动脉末端动脉瘤

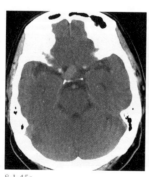

8-1-45a

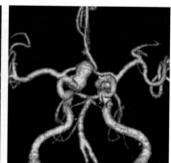

8-1-45b

图 8-1-46 破裂动脉瘤在 CT 和 CTA 上的显示。a. 鞍上池、环池、双侧裂池内高密度，未见动脉瘤；b. SAH 吸收后可见右侧裂、鞍上血管增粗，边缘见点状钙化；c. CTA 为颅内多发动脉瘤

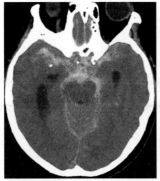
8-1-46a

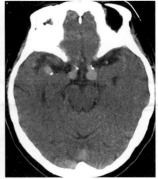
8-1-46b

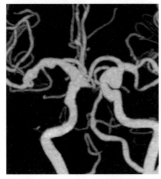
8-1-46c

明显强化^(图8-1-47)，完全血栓形成时动脉瘤无强化或由于炎症反应出现边缘强化。

（5）MR 可以显示动脉瘤的流空效应，或者由于涡流等造成的混杂信号^(图8-1-48)。动脉瘤腔内血栓形成时 MR 可以显示血栓分层。

（6）DWI 可以显示由于血管痉挛、血栓栓塞造成的脑缺血。

（7）CTA/MRA 检出动脉瘤敏感性高，但 DSA 仍是金标准。

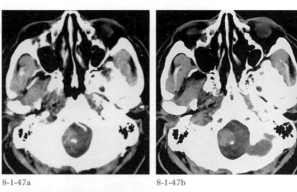

8-1-47a   8-1-47b

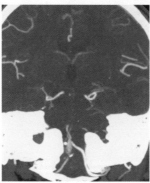

8-1-47c

图 8-1-47　动脉瘤腔内血栓形成时的影像检查。a. CT 增强图像示瘤腔明显强化；b. 示延髓右侧类圆形高密度，边缘见点状钙化；c. CTA 示强化的动脉瘤腔及周围不强化的血栓

图 8-1-48　MR 可
以显示动脉瘤的流
空效应。a.T1WI 示
右侧鞍旁类圆形血
管流空影，并见搏
动伪影；b. T2WI 示
右侧鞍旁类圆形血管
流空影；c. CTA 显
示右侧颈内动脉末
端动脉瘤

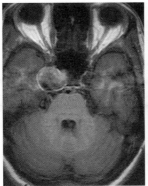
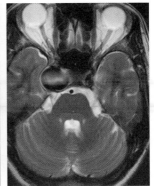

8-1-48a　　　　　　　　　8-1-48b

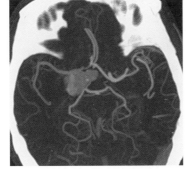

8-1-48c

4. 改良的 Fisher 分级

改良的 Fisher 分级是依据 CT 平扫图像对 SAH 进行分级（表8-1-5）。随着级别增高，患者发生血管痉挛、迟发性梗死风险增大，预后也会更差。

表 8-1-5　改良的 Fisher 分级

级别	CT 表现
0	无 SAH 和脑室内积血
1	SAH 厚度 ≤1mm，无脑室内积血
2	SAH 厚度 ≤1mm，有脑室内积血
3	SAH 厚度 >1mm，无脑室内积血
4	SAH 厚度 >1mm，有脑室内积血或脑实质出血

5. 诊断报告基本要求

书写诊断报时要明确回答下述问题：

（1）SAH 所在位置？厚度是多少，有无脑室内积血？有无脑实质出血？

（2）有无再出血？有无血管痉挛？有无迟发性脑梗死？有无脑积水？

（3）动脉瘤位置、数量、大小及形态。

（4）动脉瘤基底部是宽还是窄？载瘤动脉有无增粗及狭窄？

（5）动脉瘤病理分类，例如囊性动脉瘤、梭形动脉瘤、假性动脉瘤。

（6）观察脑组织内有无其他病变。

（高培毅　周剑　隋滨滨　荆利娜　杨弋）

第二节 急性卒中治疗干预技术

一、急性缺血性卒中静脉 rtPA 溶栓

（一）总体诊疗流程图

图 8-2-1　rtPA 静脉溶栓流程操作图

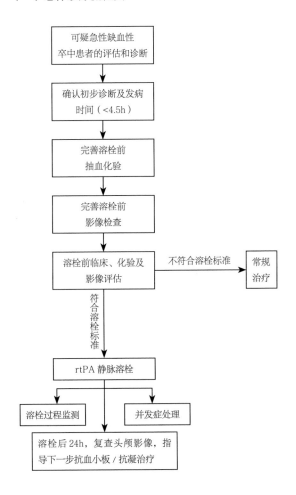

（二）2014 年《中国急性缺血性卒中诊治指南》推荐建议

（1）对缺血性脑卒中发病 3h 内（Ⅰ级推荐，A 级证据）和 3~4.5h（Ⅰ级推荐，B 级证据）的患者，应按照适应证和禁忌证严格筛选患者，尽快静脉给予 rtPA 溶栓治疗。

（2）如没有条件使用 rtPA，且发病在 6h 内，可参照适应证和禁忌证严格选择患者考虑静脉给予尿激酶。（Ⅱ级推荐，B 级证据）。

（3）不推荐在临床试验以外使用其他溶栓药物（Ⅰ级推荐，C 级证据）。

（4）溶栓患者的抗血小板或特殊情况下溶栓后还需抗凝治疗者，应推迟到溶栓 24h 后开始（Ⅰ级推荐，B 级证据）。

（三）静脉溶栓具体操作流程

1. 溶栓前评估

（1）临床评估

病史：现病史中最为重要的信息无疑是发病时间，我们应力争获得最准确的发病时间，对于睡眠中发病、家属及患者本人不能提供发病时间等情况，应以所能获得的患者最后正常的时间点为发病时间。既往史中我们尤其需要注意关注是否出血性疾病史、近期严重外伤史、心脏疾患病史、抗凝及抗血小板药物服用史等信息。

查体：尤其要关注有助于明确卒中诊断、定位或病情判断的信息，如对意识障碍、交流困难或其他原因查体欠配合的患者，要注意有无瞳孔改变、眼位异常、面舌瘫、两侧肌力不对称或病理征等体征；在鉴别前后循环梗死时，要注意有无颅神经受损体征、有无共济失调、交叉瘫或交叉性感觉障碍等体征；而意识障碍、早期出现凝视等常提示梗死面积较大。NIHSS 评分是目前最常用的溶栓前评估量表，有助于指导溶栓。

（2）影像评估：至少能够获得平扫 CT，目前仍推荐首选平扫 CT 指导溶栓，其他如核磁弥散成像、血管评估、灌注评估等信息获取的基本原则是要有可行性和不会导致溶栓时间延误。

（3）实验室评估：结合患者既往史等具体情况，获取必要的化验信息，一般快速血糖是溶栓前的必需化验（以除外低血糖所致的假性卒中表现），在不增加不必要的溶栓延误的前提下，可酌情获取其他化验信息：如血常规、凝血象、肾功及电解质等。

（4）其他辅助检查评估：如心电图、心脏超声等，仅在某些特殊情况下（如怀疑心梗、心包炎等）才需要在静脉溶栓前评估。

2. rtPA 静脉溶栓适应证和禁忌证

rtPA 静脉溶栓的适应证、禁忌证及相对禁忌证见[表 8-2-1、表 8-2-2]（参考 2014 年中国急性缺血性卒中诊治指南）

表 8-2-1　3h 内 rtPA 静脉溶栓的适应证、禁忌证和相对禁忌证

适应证

1. 有缺血性卒中导致的神经功能缺损症状。

2. 症状出现 <3h。

3. 年龄≥18 岁

4. 患者或家属签署知情同意书

禁忌证

1. 近 3 个月内有重大头颅外伤史或卒中史

2. 可疑蛛网膜下腔出血

3. 近 1 周内有不易压迫止血部位的动脉穿刺。

4. 既往有颅内出血

5. 颅内肿瘤、动静脉畸形、动脉瘤

6. 近期颅内或椎管内手术

7. 血压升高：收缩压≥180mmHg 或舒张压≥100mmHg

8. 活动性内出血

9. 急性出血倾向，包括血小板计数 <100×10^9/L 或其他情况

10. 最近 48h 内接受过肝素治疗（APTT 超过正常范围上限）

11. 已口服抗凝剂者 INR>1.7 或 PT>15 秒

12. 目前正在使用凝血酶抑制剂或 Xa 因子抑制剂，各种敏感的实验室检查异常（如：aPTT、INR、血小板计数和蛇静脉酶凝结时间（ECT）；凝血酶时间（TT）；或适当的 Xa 因子活性测定等）

13. 血糖 <2.7mmol/L

14. CT 提示多脑叶梗死（低密度范围 >1/3 大脑半球）

相对禁忌证

下列情况需谨慎考虑和权衡溶栓的风险和获益（即虽然存在一项或多项相对禁忌证，但并非绝对不能溶栓）：

1. 轻型卒中或症状快速改善的卒中

2. 妊娠

3. 痫性发作后出现的神经功能损害症状

4. 近 2 周内有大型外科手术或严重外伤

5. 近 3 周内有胃肠道或泌尿系统出血

6. 近 3 个月内有心肌梗死史

表 8-2-2　发病 3~4.5h 内 rtPA 静脉溶栓的适应证、禁忌证和相对禁忌证

适应证
1. 有缺血性卒中导致的神经功能缺损症状
2. 症状持续 3~4.5h
3. 年龄 ≥18 岁
4. 患者或家属签署知情同意书

禁忌证
同表 8-2-1

相对禁忌证（在上表基础上另行补充如下）
1. 年龄 >80 岁
2. 严重卒中（NIHSS 评分 >25 分）
3. 口服抗凝剂（不考虑 INR 水平）
4. 有糖尿病和缺血性卒中病史

3. 溶栓方法

rt-PA 使用剂量为 0.9mg/kg，最大剂量为 90mg。根据剂量计算表计算总剂量。将总剂量的 10% 在注射器内混匀，1 分钟内团注。将剩余的 90% 混匀后静点，持续 1 小时以上。记录输注开始及结束时间。输注结束后以 0.9% 生理盐水冲管。

4. 静脉溶栓过程监测

（1）患者收入重症监护病房或卒中单元进行监护。

（2）定期进行血压和神经功能检查，静脉溶栓治疗中及结束后 2h 内，每 15 分钟进行一次血压测量和神经功能评估；然后每 30 分钟 1 次，持续 6h；以后每小时 1 次直至治疗后 24h。

（3）如出现严重头痛、高血压、恶心或呕吐，或神经症状体征恶化，应立即停用溶栓药物并行脑 CT 检查。

（4）如收缩压≥180mmHg 或舒张压≥100mmHg，应增加血压监测次数，并给予降压药物。

（5）鼻饲管、导尿管及动脉内测压管在病情许可的情况下应延迟安置。

（6）溶栓 24h 后，给予抗凝药或抗血小板药物前应复查颅脑 CT/MRI。

5. 并发症处理

（1）颅内出血转化：如出现严重头痛、高血压、恶心或呕吐，或神经症状体征恶化，考虑为发生溶栓后出血转化所致者，应立即停用溶栓药物，并行头颅影像（首选 CT）检查，若结合临床及影像学表现为无症状性颅内出血转化，无需特殊干预，应遵循指南在溶栓后 24h 常规启动并维持抗血小板治疗；若为症状性颅内出血转化，或脑实质血肿形成，应暂缓使用或停用抗血小板治疗，并积极控制血压，必要时手术清除血肿。

（2）其他部位出血：若发生身体其他部位出血，如牙龈出血、消化道出血、皮肤出血点等，除给予对症处理外，应综合评价患者病情、出血程度和危险性，同家属充分沟通后，酌情选择是否需停用溶栓药物及启动抗血小板治疗时机。

（3）过敏反应：建议用药后 45 分钟时检查舌和唇判定有无血管源性水肿，如果发现血管源性水肿应立即停药，并给予抗组胺药物和糖皮质激素治疗。

参考文献

1. The National Institutes of Neurological Disorders and Stroke rt-PA Stroke Study Group. Tissue plasminogen activator for acute ischemic stroke. *N Engl J Med* 1995; 333: 1581–1587.

2. Hacke W, Kaste M, Fieschi C, et al, for the ECASS Study Group. Intravenous thrombolysis with recombinant tissue plasminogen activator for acute hemispheric stroke. The European Cooperative Acute Stroke Study (ECASS). *JAMA* 1995; 274: 1017–1025.

3. Hacke W, Kaste M, Fieschi C, et al, for the Second European-Australasian acute Stroke Study Investigators. Randomised double-blind placebo-controlled trial of thrombolytic therapy with intravenous alteplase in acute ischaemic stroke (ECASS Ⅱ). Lancet 1998; 352: 1245–1251.

4. Clark WM, Wissman S, Albers GW, Jhamandas JH, Madden KP, Hamilton S. Recombinant tissue-type plasminogen activator (Alteplase) for ischemic stroke 3 to 5 hours after symptom onset. The ATLANTIS Study: a randomized controlled trial. Alteplase Thrombolysis for Acute Noninterventional Therapy in Ischemic Stroke. JAMA. 1999. 282 (21): 2019-26.

5. Hacke W, Kaste M, Bluhmki E, et al. Thrombolysis with alteplase 3 to 4.5 hours after acute ischemic stroke. N Engl J Med. 2008. 359 (13): 1317-29.

6. The IST-3 collaborative group. The benefits and harms of intravenous thrombolysis with recombinant tissue plasminogen activator within 6h of acute ischaemic stroke (the third international stroke trial [IST-3]): a randomised controlled trial. Lancet, 2012, 379: 2352-2363.

7. Jauch EC, Saver JL, Adams HP Jr, et al. Guidelines for the early management of patients with acute ischemic stroke: a guideline for healthcare professionals from the American Heart Association/American Stroke Association. Stroke. 2013. 44 (3): 870-947.

8. Guidelines for management of ischaemic stroke and transient ischaemic attack 2008. Cerebrovasc Dis. 2008. 25（5）: 457-507.

9. 中华医学会神经病学分会脑血管病学组急性缺血性脑卒中诊治指南撰写组. 中国急性缺血性脑卒中诊治指南 2014. 中华神经科杂志. 2015. 48（4）: 246-257.

（廖晓凌）

二、急性缺血性卒中血管内治疗

（一）急性缺血性卒中血管内治疗—患者选择

1. 临床上对于急性缺血性卒中患者选择进行血管内治疗的工作流程图8-2-2。

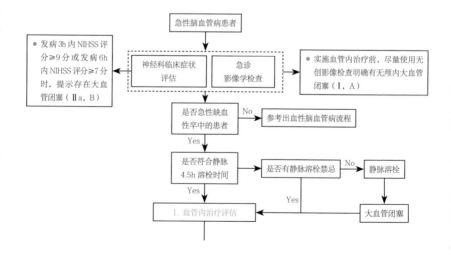

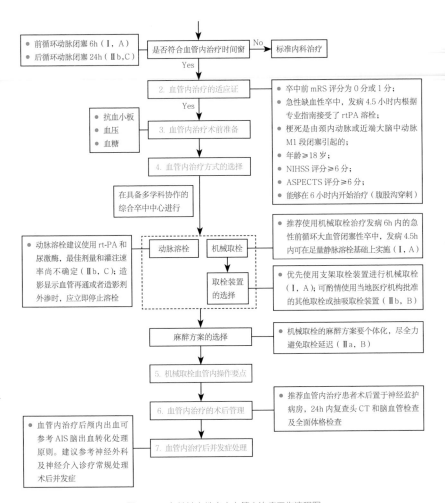

图 8-2-2 急性缺血性卒中血管内治疗工作流程图

2.《急性缺血性卒中血管内治疗中国指南2015》对患者选择推荐建议

（1）实施血管内治疗前，尽量使用无创影像检查明确有无颅内大血管闭塞（Ⅰ类推荐，A级证据）。

（2）发病3h内NIHSS评分≥9分或发病6h内NIHSS评分≥7分时，提示存在大血管闭塞（Ⅱa类推荐，B级证据）。

（3）不推荐影像提示大面积梗死的患者进行血管内治疗（Ⅲ类推荐，B级证据）。大面积梗死定义为CT或DWI影像的ASPECTS评分<6分或梗死体积≥70ml或梗死体积>1/3 MCA供血区。确定梗死体积和半暗带大小的影像技术适用于患者选择，与血管内治疗功能性预后相关（Ⅱa类推荐，B级证据）。

（4）单纯高龄的大血管闭塞患者可以选择血管内治疗（Ⅰ类推荐，A级证据）。

3. 影像学评估

结构影像学评价梗死面积或体积大小

（1）大脑中动脉供血区大面积梗死定义方式

1）CT或DWI影像的ASPECTS评分<6

2）DWI影像的梗死体积≥70ml

3）CT或DWI影像的梗死体积>1/3MCA供血区

（2）CT检查的ASPECTS评分方法

ASPECTS评分是一种基于CT检查的简单、可靠和系统的早期缺血改变评价方法，有助于指导溶栓选择和判断预后。

最初分值：14分，早期缺血改变（earlyischemicchanges，EIC）每累及一个区域减1分，ASPECTS评分=14-存在EIC的区域数。最低分0分，最高分14分；得分越高，预后越好。大脑中动脉供血区的ASPECTS评分=10-前10个区域总分。

ASPECTS评分方法的基于CT检查的脑结构分区见^{图8-2-3}。

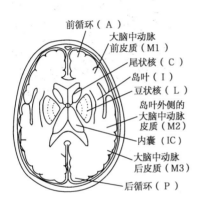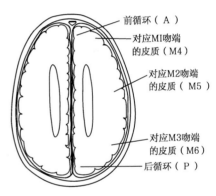

皮质下结构区域

（1）尾状核（C）

（2）豆状核（L）

（3）内囊（IC）

皮质结构区域

（4）大脑中动脉前皮层区（M1）

（5）岛叶皮层（I）

（6）大脑中动脉岛叶外侧皮层区（M2）

（7）大脑中动脉后皮层区（M3）

（8）M1上方的大脑中动脉皮层（M4）

（9）M2上方的大脑中动脉皮层（M5）

（10）M3上方的大脑中动脉皮层（M6）

（11）大脑前动脉区（A）

（12）大脑后动脉区（P）

（13）脑干区，包括延髓、桥脑和中脑（Po）

（14）小脑区，包括小脑半球、蚓部（Cb）

图 8-2-3　ASPECTS 评分的 CT 脑结构分区

颅内大血管闭塞判断

（1）发病时神经功能缺损程度的评估：NIHSS评分。

（2）无创影像的血管成像检查：CT血管成像（CTA）或MR血管成像（MRA）^{（图8-2-4）}。

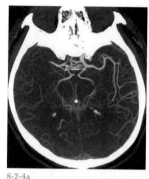

8-2-4a

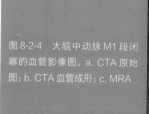

图8-2-4 大脑中动脉M1段闭塞的血管影像图。a. CTA原始图；b. CTA血管成形；c. MRA

8-2-4b

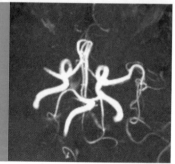

8-2-4c

半暗带的判断

观察责任病灶区域灌注情况：

（1）PWI指标：CBF、CBV、MTT及TTP^{（图8-2-5）}。

（2）PWI（MTT）/DWI mismatch>20%^{（图8-2-6）}，详细评估方法见本章第一节。

图 8-2-5 PWI 判
断灌注情况

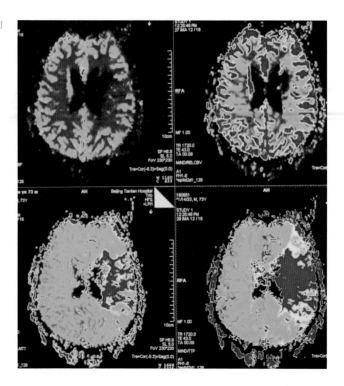

图 8-2-6 MTT/DWI
初步判断半暗带

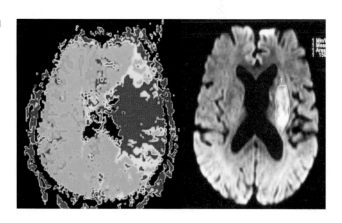

（二）急性缺血性卒中血管内治疗—适应证与禁忌证

1.《急性缺血性卒中血管内治疗中国指南2015》推荐建议

适应证

（1）年龄18~85岁。

（2）发病时间3~8h（后循环可酌情延长至24h）、快速影像学检查证实大血管闭塞且无明确禁忌证的急性缺血性卒中患者；动脉溶栓时间窗的标准：前循环发病6h以内，后循环可酌情延长至24h。

（3）静脉溶栓禁忌证或静脉溶栓无效（静脉溶栓失败）的大动脉闭塞患者。

（4）影像学检查排除颅内出血，且无早期大面积脑梗死影像学改变（超过大脑半球的1/3）。

（5）以下情况可考虑使用血管成形术和（或）支架置入术：治疗颈部动脉粥样硬化或夹层导致的AIS（Ⅱb类推荐，C级证据）。

（6）签署知情同意书。

禁忌证

（1）有出血性脑血管病史，活动性出血或已知有出血倾向病史者。

（2）6个月内有严重脑梗死或颅脑、脊柱手术史。

（3）严重心、肝、肾功能不全。

（4）难以控制的高血压（>180/100mmHg）。

（5）有明确的对比剂过敏史。

（6）妊娠。

2. 美国2015AHA/ASA《急性缺血性卒中早期治疗指南》的适应证

（1）满足下列条件的患者应接受支架取栓血管内治疗（Ⅰ；A）。（新推荐）

1）卒中前mRS评分为0或1分；

2）急性缺血性卒中，发病4.5小时内根据专业指南接受了rt-PA静脉溶栓；

3）梗死是由颈内动脉或近端大脑中动脉M1段闭塞引起的；

4）年龄≥18岁；

5）NIHSS评分≥6分；

6）ASPECTS评分≥6分；

7）能够在6小时内开始治疗（腹股沟穿刺）。

（2）对于颈内动脉或大脑中动脉近端M1段闭塞的急性缺血性卒中患者，在发病6小时之外给予血管内治疗的获益是不确定的（Ⅱb；C）。需要更多的随机试验数据。（新推荐）

（3）尽管获益尚不确定，谨慎选择的急性缺血性卒中患者接受支架取栓血管内治疗可能是合理的，需符合下述条件：在发病6小时内起始治疗，大脑中动脉M2或M3段、大脑前动脉、椎动脉、基底动脉或大脑后动脉闭塞（Ⅱb；C）。（新推荐）

（三）急性缺血性卒中血管内治疗—方案选择

《急性缺血性卒中血管内治疗中国指南 2015》推荐建议

1. 动脉溶栓

（1）动脉溶栓开始时间越早临床预后越好（I类推荐，B级证据）。

（2）动脉溶栓需要在有多学科协作的急诊绿色通道及神经介入条件的医院实施（I类推荐，C级证据）。

（3）可以在足量静脉溶栓基础上对部分适宜患者进行动脉溶栓（IIa类推荐，B级证据）。发病 6h 内的 MCA 供血区的 AIS，当不适合静脉溶栓或静脉溶栓无效且无法实施机械取栓时，可严格筛选患者后实施动脉溶栓（I类推荐，B级证据）。

（4）急性后循环动脉闭塞患者，动脉溶栓时间窗可延长至 24h（IIb类推荐，C级证据）。

（5）动脉溶栓建议使用 rt-PA 和尿激酶，最佳剂量和灌注速率尚不确定（IIb类推荐，C级证据）；造影显示血管再通或者造影剂外渗时，应立即停止溶栓。

2. 机械取栓

（1）推荐使用机械取栓治疗发病 6h 内的急性前循环大血管闭塞性卒中，发病 4.5h 内可在足量静脉溶栓基础上实施（I类推荐，A级证据）。

（2）机械取栓应由多学科团队共同达成决定，至少包括一名血管神经病学医师和一名神经介入医师，在经验丰富的中心实施机械取栓（Ⅱa 类推荐，C 级证据）。

（3）如有静脉溶栓禁忌，建议将机械取栓作为大血管闭塞的可选择的治疗方案（Ⅰ类推荐，A 级证据）。

（4）有机械取栓指征时应尽快实施（Ⅰ类推荐，A 级证据）。有静脉溶栓指征时，机械取栓不应妨碍静脉溶栓，静脉溶栓也不能延误机械取栓（Ⅰ类推荐，A 级证据）。

（5）机械取栓时，建议就诊到股动脉穿刺的时间在 60~90 分钟，就诊到血管再通的时间在 90~120 分钟（Ⅱa 类推荐，B 级证据）。

（6）优先使用支架取栓装置进行机械取栓（Ⅰ类推荐，A 级证据）；可酌情使用当地医疗机构批准的其他取栓或抽吸取栓装置（Ⅱb 类推荐，B 级证据）。

（7）机械取栓后，再通血管存在显著的狭窄，建议密切观察，如 TICI 分级 <2b 级，建议行血管内成形术（球囊扩张和（或）支架置入术）（Ⅱb 类推荐，C 级证据）。

（8）急性基底动脉闭塞患者应行多模态影像（CT 或 MRI）检查，评估后可实施机械取栓，可在静脉溶栓基础上进行；或者按照当地伦理委员会批准的随机对照血管内治疗试验进行（Ⅱa 类推荐，B 级证据）。

（9）机械取栓的麻醉方案要个体化，尽全力避免取栓延迟（Ⅱa 类推荐，B 级证据）。

（四）急性缺血性卒中血管内治疗—术前准备

《急性缺血性卒中血管内治疗中国指南 2015》指南推荐建议

1. 需行血管成形术时，于术前或置入支架后即刻给予阿司匹林 300mg+ 氯吡格雷 300mg，术后氯吡格雷 75mg/d，持续至少 3 个月，阿司匹林 100mg/d，持续 6 个月以上。

2. 推荐血管内开通治疗前强化降压，血管内治疗后控制血压在合理水平，在发病数天后恢复原有的口服降压药物治疗，或开始进行口服降压药物治疗（Ⅱb 类推荐，C 级证据）。

3. 推荐血糖超过 11.1mmol/L 时给予胰岛素治疗，血糖低于 2.8mmol/L 时给予 10%~20% 葡萄糖口服或注射治疗。

操作细则

1. 急性缺血性卒中介入治疗风险较高，因此需要谨慎、全面评估后才可确定治疗方案。

2. 术者术前必须亲自访视患者，全面掌握情况，并取得有效知情同意。

3. 仔细的病史询问、全面的神经系统查体，结合影像学资料，必须明确拟行介入干预的动脉是否为症状和体征的责任血管。

4. 根据手术的适应证和禁忌证，以及指南推荐的内容选择适合的患者进行血管内治疗。

（五）急性缺血性卒中血管内治疗—操作细则

1. 术中准备

（1）导引导管的选择：常用 6F 导引导管，如果入路血管较细，侧支循环较差可用 5F 导引导管。也可使用中间导管。需根据入路迂曲情况选择。

（2）微导丝的选择：一般选用 0.014 的微导丝，不同的微导丝各具特点，理想的微导丝要有良好的操控性、示踪性、支撑力、头端柔软。

（3）机械取栓材料的选择：目前国内取栓的材料以支架取栓为主，这种快速机械血栓拉取装置因为具有以下诸多的理论上的优点，而获得了广泛的兴趣和关注：快速再通，更低的出血转化率，以及可延长的卒中介入时间窗。也可根据血栓的特点选择血栓抽吸等装置。

2. 非支架机械取栓装置

美国食品及药物管理局（food and drug administration, FDA）批准了第一代机械取栓装置。前期的研究包括 MERCI、multi-MERCI、Penumbra 和 SWIFT 试验，进一步强化了使用机械装置治疗大血管闭塞的重要性。

3. 支架机械取栓装置

（1）自膨式支架

与血栓清除技术同期发展的是自膨式支架，该支架发明的目的是辅助和维持血管再通。在回顾性研究中，已经对自膨式支架或单纯血管成形术用于治疗动脉粥样硬化甚至急性缺血性卒中进行了描述。然而，尽管永久支架置入有较高的技术成功率，但潜在的即刻和迟发性并发症尚不清楚。在进行颅内动脉粥样硬化支架治疗的脑动脉中，大约 30% 出现了支架内狭窄，该数值在急性卒中支架置入后的发生率尚不清楚。同时预防性抗血小板和抗凝治疗的潜在出血风险也没有详细的相关研究。

SARIS 研究（stent assisted recanalisation acute ischemic stroke，SARIS）在静脉溶栓有禁忌或无改善的患者中评估了支架对急性缺血性卒中的有效性，其再通率约 100%，在 90 天时有 45% 的临床良好预后。然而，不利因素是有超过 10% 的支架相关并发症，需要积极抗血小板治疗，因而增加了出血转化的风险。

（2）取栓支架装置

美国 FDA 于 2012 年又批准了第二代支架取栓装置。支架取栓装置的发明是卒中血管内治疗的一个巨大进步，取栓支架具有导航性和快速再通优势，并且不存在长期并发症的风险。支架取栓装置使用临时支架捕获血栓，通过与外周血管壁的挤压移动血栓来恢复血流。撤出支架时，血栓被捕获到支架间隙内与支架一同被移除。目前，有两种支架取栓装置被 FDA 批准用于治疗大血管闭塞性卒中。

4. 手术操作

（1）术前及术中不使用双联抗血小板药物和肝素。

（2）所有手术操作均在局麻 / 全麻下进行，尽量选择局麻，如需要，将使用清醒镇静，只有气道塌陷高危的患者中才考虑插管。如患者预计即使使用清醒镇静在术中配合也较差或由于患者的疾病情况使用清醒镇静剂高危或气道情况高危，应使用全身麻醉，全身麻醉后苏醒时间建议在血管内治疗后 12h。

（3）动脉穿刺选择股动脉，穿刺后直奔主题，先取栓，后行全脑造影（除非 5~10 分钟能完成造影）。用 6/8F 导引导管或 90cm 长鞘管通过股动脉进入到患侧颈总动脉。使用 0.014 微导丝配合 0.21 微导管穿过血栓到达闭塞远端位置。用少量造影剂超选择造影（微导管造影）确认微导管的位置及血栓长度。根据 M1 段管径及中心经验，推荐管径 >3mm 选择 6mm 支架；管径 <3mm 选择 4mm 支架；也可先用 4mm 无效时再用 6mm。用盐水冲洗微导管内造影剂后，将支架装置通过微导管送入。

（4）术中可以使用肝素盐水，但尽量不给肝素，除非存在高凝状态。

（5）用造影剂血管显影评估支架位置是否正确和张开程度。

（6）支架到位后放置 5~10 分钟，以使支架在血栓内完全张开。将充分张开的支架装置与微导管一起轻轻拉出体外，期间负压抽吸导管。

（7）成功血管再通定义为所有可治疗血管 TICI≥2b 级。再通时间定义为首次血流通畅时间。

（8）如果对于可治疗血管，取栓操作 4 次仍不能开放血管达到至少 TICI2 的水平，将支架张开后造影，如果支架释放状态血管通畅，可以将支架原位释放，如果张开后造影仍然不通则认为治疗失败，应该取出支架。在本试验过程中不考虑使用动脉溶栓操作，除非有远端血栓栓塞。

（9）心源性栓塞术后不用双抗治疗，术前有慢性狭窄，原位血栓形成，可于术后24h给予双抗治疗。

（10）如果一开始微导管置入困难，微导丝通过后，0.021微导管通过困难，可能在血栓形成部位存在动脉狭窄，可以换0.014微导管尝试通过后超选择造影，明确微导丝位于血管内后撤出0.014微导管，用2mm球囊进行血管成形术以帮助0.021微导管通过。

（11）如果在支架取栓后，发现血栓形成部位有高度狭窄（>70%），可采取以下治疗计划：重复不同角度的血管造影，确认该狭窄不是血管痉挛或动脉夹层造成。使用Dyna-CT排除出血，准备进行颅内粥样硬化病变的颅内血管成形术或支架术。如果血管造影机有Dyna-CT，可以即刻在造影机扫描除外出血并发症，如血管造影机没有配备这一软件，患者可进行常规头部CT。在排除颅内出血后，可进行颅内血管成形术以改善远端血流，降低近期再次闭塞风险。40%~50%的残余狭窄是可接受的。除非有血流动力学反复闭塞或局部夹层，否则应将支架从狭窄处取出。

（12）如果接受了血管成形术，术中使用替罗非班时，首先给予导管内注射8~10ml（1ml/min），后以6~8ml/h静脉泵入维持。给予糖蛋白Ⅱb/Ⅲa受体拮抗剂持续泵入的患者，可在停止Ⅱb/Ⅲa类拮抗剂治疗前4h给予双抗治疗。所有计划进行颅内血管成形术或支架术的患者，均应划为ICAD

患者，将纳入颅内粥样硬化亚组分析。术后 24 小时应进行 MRA 或 CTA 检查以评估靶血管的开放程度。

（13）腹股沟血管穿刺位置常规使用封闭。在手术结束即刻，应评估 NIHSS 评分和血压情况。

（14）术后所有患者均应收入 ICU。给予标准内科治疗。

（六）急性缺血性卒中血管内治疗—术后管理

《急性缺血性卒中血管内治疗中国指南 2015》指南推荐建议

1. 血小板糖蛋白 IIb/ IIIa 受体抑制剂可减少和治疗血管闭塞机械开通后的再闭塞，但最佳剂量和灌注速率尚不确定，安全性和有效性需进一步临床试验证实。

2. 推荐血管内治疗患者术后置于神经监护病房，24h 内复查头 CT 和脑血管检查及全面体格检查。

3. 抗血小板治疗前应复查头颅 CT 排除出血，抗血小板药物应在溶栓 24h 后开始使用（IIb 类推荐，B 级证据）。血管闭塞机械取栓后，可于术后开始常规给予持续抗血小板治疗。对阿司匹林不耐受者，可以考虑选用氯吡格雷等抗血小板药物治疗（IIb 类推荐，C 级证据）。

4. 溶栓后及血管内治疗术中的抗凝尚无定论，不推荐无选择地早期进行抗凝治疗，少数特殊患者，在谨慎评估风险、效益比后慎重选择。

5. 一般急性缺血性卒中，不推荐扩容、扩血管治疗（III 类推荐，B 级证据），术后脑灌注不足者，建议在密切监测下进行扩容治疗（Ⅱb 类推荐，B 级证据）。

6. 起病前已服用他汀的患者，可继续使用他汀（Ⅱa 类推荐，B 级证据）；对于非心源性缺血性卒中患者，无论是否伴有其他动脉粥样硬化证据，推荐高强度他汀类药物长期治疗以减少卒中和心血管事件的风险（Ⅰ类推荐，A 级证据）。

操作细则

1. 血管内治疗后，建议有条件的情况下，术后常规使用 DSA 机器行颅脑 DynaCT 检查。如患者症状加重，还需立即复查颅脑 CT 平扫。CT 可确诊脑出血、高灌注时可观察到水肿。

2. 患者术后进入 NICU 监护 24h，监测心律、脉搏、血压、血氧饱和度等生命体征，密切观察神经系统症状、体征变化，观察穿刺点情况。

3. 术后 24h 常规复查肾功、血常规、凝血。

4. 严格控制血压，如不合并其他血管狭窄，收缩压一般控制于 120mmHg；如合并有其他未处理的血管狭窄，过度控压有发生相应动脉供血范围低灌注可能时，控制收缩压于 120~140mmHg。

5. 血管闭塞机械开通后，可于术后开始给予持续抗血小板治疗。

6. 当术前有慢性狭窄，术中内膜损伤，或原位血栓形成血管有再闭塞时，术中可给予血小板糖蛋白Ⅱb/Ⅲa 受体抑制剂，最佳剂量尚不确定，其安全性和有效性需进一步临床试验证实。

7. 需行血管成形术时，可于术前或植入支架后即刻给予阿司匹林 300mg 及氯吡格雷 300mg 的负荷剂量口服或鼻饲，术后给予阿司匹林 100~300mg/d 及氯吡格雷 75mg/d 持续 1~3 个月。急诊血管内治疗术中肝素的使用剂量尚有争论，推荐参考剂量：50~70U/kg 体质量，静脉团注，维持激活凝血时间（ACT）200~300s。

8. 术后置于神经监护病房（NICU），至少 24h 心电、血压监护，24h 内复查头 CT 和脑血管检查（TCD、MRA、CTA 或 DSA），同时神经系统全面体格检查（NIHSS）。

9. 对一般缺血性脑卒中患者，围手术期不推荐扩容、扩血管治疗，对于术后脑灌注不足的患者，建议扩容治疗，但应注意可能加重脑水肿、心功能衰竭等并发症。

10. 3-羟基 -3- 甲基戊二酸单酰辅酶 A 还原酶（HMG-CoA）抑制剂（他汀类药物），已被国内外指南一致推荐并广泛应用于动脉粥样硬化源性缺血性卒中的二级预防。他汀类药物除了降低低密度脂蛋白胆固醇（LDL-c）以外，有证据表明其在急性缺血性卒中患者中具有神经保护作用。现有证据提示，他汀类药物的神经保护作用可能与其改善血管内皮功能、改善脑血流和抗炎等作用相关，不论患者是否接受溶栓或血管内治疗，他汀类药物均对患者的预后均有一定的改善作用。

（七）急性缺血性卒中血管内治疗—并发症处理

《急性缺血性卒中血管内治疗中国指南 2015》指南推荐建议

血管内治疗后颅内出血可参考 AIS 脑出血转化处理原则。

建议参考神经外科及神经介入诊疗常规处理术后并发症。

操作细则

1. 出血转化

出血转化是急性缺血性卒中溶栓或血管内治疗的主要并发症之一。原因可能与血管壁损伤、再灌注损伤、溶栓药物使用以及联合抗血小板、抗凝治疗有关，出血多发生在溶栓后 36h 内。一般认为超时间窗、术前血压偏高（收缩压>180mmHg，舒张压 >100mmHg）、脑 CT 已显示低密度改变的卒中患者接受溶栓或血管内治疗易发生出血转化并发症。处理可参考急性缺血性卒中脑出血转化处理原则。

2. 高灌注综合征

高灌注综合征（脑过度灌注）是指闭塞脑动脉再通后，缺血脑组织重新获得血液灌注，同侧脑血流量显著增加，从而导致脑水肿甚至颅内出血发生。由研究提示患者需要收住 NCU 进行密切的监护，给予适当的镇静，有效的控制血压，适当的脱水治疗及其他相关并发症的预防，对合并有颅内血肿伴有占位征象者必要时需要神经外科处理实施去骨瓣减压等。建议根据患者情况酌情处理。

3. 血管再闭塞

闭塞脑动脉再通后再闭塞是急性缺血性卒中血管内治疗常见并发症，再闭塞和临床症状恶化相关，早期再阻塞预示长期预后不良，原因可能与血栓分解或血管内皮损伤后脂质核心的暴露血小板被激活聚集、围手术期抗血小板药物使用不充分或抗血小板药物抵抗有关。溶栓联合抗血小板治疗可能会减少再闭塞的发生。有报道联合应用血小板糖蛋白 IIb/IIIa 受体抑制剂可减少再闭塞发生和治疗再闭塞，但尚缺乏相关随机对照研究证据，需审慎使用。

4. 血管穿孔

多由于导丝头穿透动脉壁所致。导丝头端走太远，头端位置不合适，路径迂曲后撤球囊、支架输送系统时导丝"前窜"穿破远端血管。如果路径不是非常迂曲，只要提供足够支撑力即可，导丝头端不需要走太远；导丝头端应避免置于基底动脉尖、大脑中动脉分叉处等易于穿出部位，尽量置于一段较为平直的血管内；交换动作时一定注意观察导丝头端位置保持不动。如能造影发现明确的出血点，可急诊用弹簧圈或 Onyx 胶栓塞。

5. 血管破裂、穿支撕裂

球囊、支架选择过大、快速扩张导致血管破裂；严重钙化病变、反复球囊扩张也可致血管破裂；路径迂曲，导丝、球囊、支架送入时导致血管移位过大，穿支撕裂出血；成角病变，球囊扩张、支架释放也可穿支撕裂出血；导丝进入穿支引起穿支痉挛、暴力牵拉也会拉断穿支引起出血。预防需要熟练、精细、规范的操作，选择合适的术式。预扩球囊及球扩支架稍小于靶血管直径，压力泵缓慢加压，推荐亚满意扩张。转动扭控子时导丝头端摆动不好，回撤时有阻力，透视下导丝位置远离路图，提示导丝进入穿支，此时不可暴力牵拉导丝，否则可能拉断穿支。一旦血管破裂可立即充盈球囊进行封堵止血，必要时可考虑弹簧圈闭塞，也可选择开颅血管修补术或动脉夹闭术。

6. 血管痉挛

导管、导丝等材料的机械刺激所致。血管痉挛引起远端低血流状态，导致远端缺血事件发生。预防痉挛常规术前尼莫地平泵入，术中需注意导引导管位置不要过高，一般颈内动脉颅内段及大脑中动脉 M1 段治疗，导引导管放置于 C2 段即可；后循环治疗，导引导管放置于 V2 段即可。如果出现导引导管处血管痉挛，需将导管回撤造影观察，尽量在较低位置完成手术。一般回撤导管、导丝，停止刺激后痉挛可迅速缓解。如出现不可恢复的血管痉挛时需应用球囊成形术或动脉注射钙离子通道阻滞剂。

7. 动脉夹层

单纯球囊扩张更容易发生动脉夹层，发生率可达 20%。预防注意选择稍小的球囊，缓慢、轻柔地充盈和排空。一旦发生需要继续进行支架置入术，术后规范抗凝治疗。

8. 其他并发症

血管夹层、应激性溃疡、心血管并发症、穿刺部位并发症、对比剂过敏、对比剂肾病等，参照一般血管内治疗并发症处理方案。

参考文献

1. 高峰，徐安定. 急性缺血性卒中血管内治疗中国指南 2015. 中国卒中杂志，2015（7）: 590-606.

2. Powers, W. J., C. P. Derdeyn, J. Biller, etal. 2015 American Heart Association/American Stroke Association Focused Updateof the 2013 Guidelines for the Early Management of Patients With Acute Ischemic Stroke Regarding Endovascular Treatment: A Guideline for Healthcare Professionals Fromthe American Heart Association/American Stroke Association. Stroke, 2015, 46（10）: 3020-35.

3. Smith, W. S., G. Sung, J. Saver, etal. Mechanical thrombectomy for acute ischemic stroke: final results of the Multi MERCI trial. Stroke, 2008, 39（4）: 1205-12.

4. Penumbra Pivotal Stroke Trial, I. The penumbra pivotal stroke trial: safety and effectiveness of a new generation of mechanical devices for clot removalin intracranial large vessel occlusive disease. Stroke, 2009, 40（8）: 2761-8.

5. Smith, W. S., G. Sung, S. Starkman, et al. Safety and efficacy of mechanical embolectomy in acute ischemic stroke: results of the MERCI trial. Stroke, 2005, 36（7）: 1432-8.

6. Saver, J. L., R. Jahan, E. I. Levy, etal. Solitaire flow restoration device versus the Merci Retriever inpatients with acute ischaemic stroke （SWIFT）: a randomised, parallel-group, non-inferioritytrial. Lancet, 2012, 380（9849）: 1241-9.

7. Blackham, K. A., P. M. Meyers, T. A. Abruzzo, etal. Endovascular therapy of acute ischemic stroke: report of the Standards of Practice Committee of the Society of Neuro Interventional Surgery. J Neurointerv Surg, 2012, 4（2）: 87-93.

8. Levy, E. I., R. Mehta, R. Gupta, etal. Self-expanding stents for recanalization of acute cerebrovascular occlusions. AJNRAmJNeuroradiol,

2007，28（5）：816-22.

9. Nogueira, R. G., L. H. Schwamm, F. S. Buonanno, etal. Low-pressure balloon angioplasty with adjuvant pharmacological therapy inpatients with acutei schemic stroke caused by intracranial arterial occlusions. Neuroradiology, 2008, 50（4）：331-40.

10. Fiorella, D. J., E. I. Levy, A. S. Turk, etal. Target lesion revascularization after wingspan：assessment of safety and durability. Stroke, 2009, 40（1）：106-10.

11. Levy, E. I., M. Rahman, A. A. Khalessi, etal. Midterm clinical and angiographic follow-up for the first Food and Drug Administration-ap proved prospective, Single-Arm Trial of Primary Stenting for Stroke：SARIS（Stent-Assisted Recanalization for Acute Ischemic Stroke）. Neurosurgery, 2011, 69（4）：915-20；discussion920.

12. Levy, E. I., A. H. Siddiqui, A. Crumlish, etal. First Food and Drug Administration-approved prospective trial of primary intracranial stenting for acutes troke：SARIS（stent-assisted recanalization inacute ischemicstroke）. Stroke, 2009, 40（11）：3552-6.

13. Flint, A. C., H. Kamel, B. B. Navi, etal. Statin use during ischemic stroke hospitalization is strongly associated with improved poststroke survival.Stroke, 2012, 43（1）：147-54.

14. Cappellari, M., P. Bovi, G. Moretto, etal. TheTHRombolysisandSTatins（THRaST）study. Neurology, 2013, 80（7）：655-61.

15. 中华医学会神经病学分会中华医学会神经病学分会脑血管病学组.中国急性缺血性脑卒中诊治指南2014.中华神经科杂志，2015，48（4）：246-257

（霍晓川　高峰　缪中荣）

三、脑出血急性期干预措施

脑出血急性期诊治工作流程见^{图 8-2-7}。

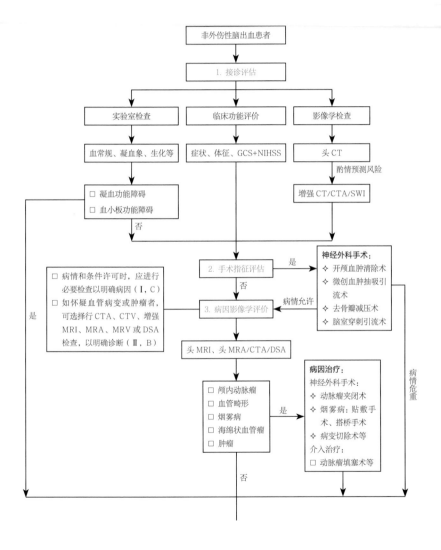

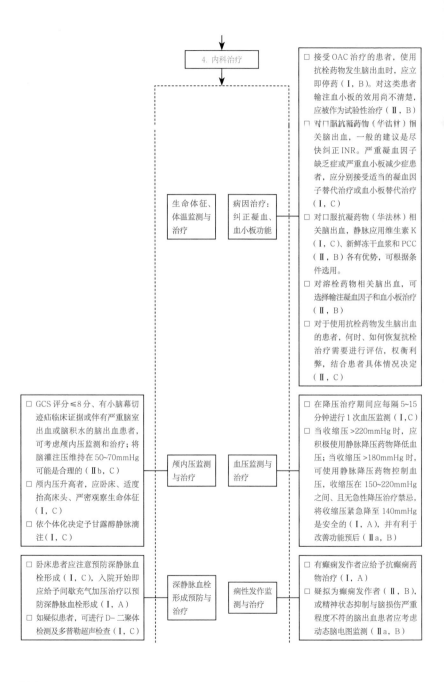

4. 内科治疗

病因治疗: 纠正凝血、血小板功能

- □ 接受 OAC 治疗的患者, 使用抗栓药物发生脑出血时, 应立即停药 (I, B)。对这类患者输注血小板的效用尚不清楚, 应被作为试验性治疗 (Ⅱ, B)
- □ 对口服抗凝药物 (华法林) 相关脑出血, 一般的建议是尽快纠正 INR。严重凝血因子缺乏症或严重血小板减少症患者, 应分别接受适当的凝血因子替代治疗或血小板替代治疗 (I, C)
- □ 对口服抗凝药物 (华法林) 相关脑出血, 静脉应用维生素 K (I, C)、新鲜冻干血浆和 PCC (Ⅱ, B) 各有优势, 可根据条件选用。
- □ 对溶栓药物相关脑出血, 可选择输注凝血因子和血小板治疗 (Ⅱ, B)
- □ 对于使用抗栓药物发生脑出血的患者, 何时、如何恢复抗栓治疗需要进行评估, 权衡利弊, 结合患者具体情况决定 (Ⅱ, C)

生命体征、体温监测与治疗

颅内压监测与治疗

血压监测与治疗

- □ GCS 评分 ≤ 8 分、有小脑幕切迹疝临床证据或伴有严重脑室出血或脑积水的脑出血患者, 可考虑颅内压监测和治疗; 将脑灌注压维持在 50~70mmHg 可能是合理的 (Ⅱb, C)
- □ 颅内压升高者, 应卧床、适度抬高床头、严密观察生命体征 (I, C)
- □ 依个体化决定予甘露醇静脉滴注 (I, C)

- □ 在降压治疗期间应每隔 5~15 分钟进行 1 次血压监测 (I, C)
- □ 当收缩压 >220mmHg 时, 应积极使用静脉降压药物降低血压; 当收缩压 >180mmHg 时, 可使用静脉降压药物控制血压, 收缩压在 150~220mmHg 之间、且无急性降压治疗禁忌, 将收缩压紧急降至 140mmHg 是安全的 (I, A), 并有利于改善功能预后 (Ⅱa, B)

深静脉血栓形成预防与治疗

病性发作监测与治疗

- □ 卧床患者应注意预防深静脉血栓形成 (I, C), 入院开始即应给予间歇充气加压治疗以预防深静脉血栓形成 (I, A)
- □ 如疑似患者, 可进行 D- 二聚体检测及多普勒超声检查 (I, C)

- □ 有癫痫发作者应给予抗癫痫药物治疗 (I, A)
- □ 疑为癫痫发作者 (Ⅱ, B), 或精神状态抑制与脑损伤严重程度不符的脑出血患者应考虑动态脑电图监测 (Ⅱa, B)

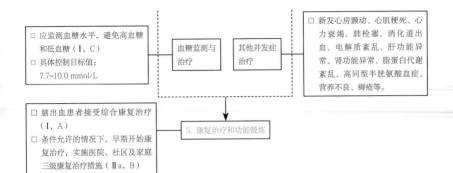

注：

GCS：Glasgow Coma Score，格拉斯哥昏迷评分；

NIHSS 评分：National Institutes of Health Stroke Scale，美国国立卫生研究院卒中量表；

CT：Computed Tomography，电子计算机断层扫描；

CTA：Computed Tomographic Angiography，CT 动脉血管造影；

CTV：Computed Tomographic Venography，CT 静脉血管造影；

MRI：Magnetic Resonance Imaging，磁共振成像；

MRA：Magnetic Resonance Angiography，磁共振动脉血管造影；

MRV：Magnetic Resonance Venography，磁共振静脉血管造影；

SWI：Susceptibility Weighted Imaging，磁敏感加权成像；

DSA：Digital Subtraction Angiography，数字减影血管造影技术

图 8-2-7　脑出血急性期诊治工作流程图

（一）接诊评估

1.《2015 美国自发性脑出血诊疗指南》和《2014 年中国脑出血诊治指南》指南推荐

（1）尽早对脑出血患者进行全面评估，包括病史，一般检查、神经系统检查和有关实验室检查，特别是血常规、凝血功能和影像学检查（Ⅰ级推荐，C 级证据）。

（2）可应用 GCS 或 NIHSS 量表等评估病情严重程度（Ⅱ级推荐，C 级证据）。

（3）对疑似脑卒中患者尽快行 CT 或 MRI 检查以明确诊断（Ⅰ级推荐，A 级证据）。

（4）脑出血后数小时内常出现血肿扩大，加重神经功能损伤，应密切监测（Ⅰ级推荐，A 级证据）。CTA 和增强 CT 的"点样征"（spot sign）有助于预测血肿扩大风险，必要时可行有关评估（Ⅱ级推荐，B 级证据）。

（5）确诊脑出血患者，在有条件的情况下尽早收入神经专科病房或神经重症监护病房（Ⅰ级推荐，A 级证据）。

2. 操作细则

（1）临床功能评价（症状、体征、病情评估）

1）症状：重点询问患者或目击者脑卒中发生的时间、症状、当时的活动情况、年龄及下述情况：是否有外伤史、高血压病史、缺血性脑卒中、糖尿病史、吸烟及饮酒史、用药史（包括是否服用阿司匹林、氯吡格雷、华法林或其他抗凝药物）、有无药物滥用（如可卡因等）、是否存在凝血功能障碍或其他诱发出血的内科疾病（如肝病等）。

2）体征：对患者生命体征及气道、呼吸和循环功能进行评估后，完成神经系统体格检查。

3）病情评估：可借助脑卒中量表评估病情严重程度、判断患者预后及指导选择治疗措施。常用的量表有：格拉斯哥昏迷量表（GCS）、美国国立卫生研究院卒中量表（NIHSS）。

（2）实验室检查

1）血常规、凝血象。

2）血糖、肝肾功能和电解质。

3）心肌缺血标志物。

4）如疑似颅内感染，可考虑做腰椎穿刺检查；否则一般不需要做。

（3）心电图

（4）影像学检查（头颅 CT）：头 CT 检查是诊断早期脑出血的金标准。头 CT 平扫可迅速、准确地显示脑出血的部位、出血量、占位效应、是否破入脑室或蛛网膜下腔及周围脑组织受损的情况，是疑似脑出血的患者首选的影像学检查方法。

CT 扫描示血肿灶为高密度影，边界清楚，CT 值为75~80HU；在血肿被吸收后显示为低密度影。通过 CT 影像图谱，可使用简易公式估算血肿的大小 [血肿量 =0.5× 最大面积长轴（cm）× 最大面积短轴（cm）× 层面数，扫描层厚 1cm，但对于不规则血肿病灶，则欠准确。

（5）风险预测（酌情评估）

1）增强 CT 扫描发现造影剂外溢到血肿内是提示患者血肿扩大高风险的重要证据。

2）CTA 上出现的"斑点征"（the spot sign）是早期血肿扩大的预测因子。

3）MRI 中 SWI 序列可显示多发微出血，是脑出血复发的危险因素之一。

（二）神经外科手术指征评估

1. 指南推荐

（1）对于大多数原发性脑出血患者，外科治疗的有效性尚不能充分确定，尤其对于大多数幕上脑出血患者（Ⅱb级推荐，A级证据），不主张无选择地常规使用外科或微创手术（Ⅱ级推荐，B级证据）。

（2）早期血肿清除并不比患者病情恶化时行血肿清除术更佳获益（Ⅱb级推荐，A级证据）。

（3）立体定向或内镜抽吸（联合或不联合溶栓药）微创血肿清除术的有效性尚不确定（Ⅱb级推荐，B级证据）。病因未明确的脑出血患者行微创手术前应行血管相关检查（CTA/MRA/DSA）排除血管病变，规避和降低再出血风险（Ⅱ级推荐，D级证据）。

（4）以下临床情况，可个体化考虑选择外科手术或微创手术治疗：

1）40ml以上重症脑出血患者由于血肿占位效应导致意识障碍恶化者，可考虑微创手术清除血肿（Ⅱ级推荐，D级证据）。

2）幕上脑出血：①幕上血肿清除术可作为病情恶化患者挽救生命的措施（Ⅱb级推荐，C级证据）；②对于昏迷、巨大血肿伴严重中线移位或颅内压增高且药物效果不佳的幕上脑出血患者，去骨瓣减压术伴或不伴血肿清除可降低其死亡率（Ⅱb级推荐，C级证据）；③对于脑叶出血超过30ml且距皮质表面1cm范围内的患者，可考虑标准开颅术清除幕上血肿（Ⅱ级推荐，B级证据）或微创手术清除血肿（Ⅱ级推荐，D级证据）；④发病72h内、血肿体积20~40ml、GCS≥9分的幕上高血压脑出血患者，在有条件的医院，经严格选择后可应用微创手术联合或不联合溶栓药物液化引流清除血肿（Ⅱ级推荐，B级证据）。

3）幕下脑出血：①出现神经功能恶化或脑干受压的小脑出血者，无论有无脑室梗阻致脑积水的表现，都应尽快手术清除血肿（Ⅱ级推荐，B级证据）；②不推荐单纯脑室引流而不进行血肿清除（Ⅱ级推荐，C级证据），（Ⅲ级推荐，C级证据）。

4）脑室出血：①尽管在脑室出血患者中脑室内应用rt-PA是一种并发症发生率相当低的治疗手段，但其安全性和疗效尚不确定（Ⅱb级推荐，B级证据）；②内镜治疗脑室出血效果尚不确定（Ⅱb级推荐，B级证据）。

2. 操作细则

（1）若符合神经外科手术指征（具体如下），请神经外科专科医师会诊进一步评估，酌情行手术治疗，并继续辅以内科治疗。

1）出现神经功能恶化或脑干受压和（或）因脑室梗阻造成脑积水的小脑出血。

2）脑叶出血超过30ml且距皮质表面1cm范围内。

3）发病72小时内、血肿体积20~40ml、GCS≥9分的幕上高血压脑出血。

4）对于昏迷、巨大血肿伴严重中线移位或颅内压增高且药物效果不佳的幕上脑出血。

5）40ml 以上重症脑出血患者由于血肿占位效应导致意识障碍恶化者或幕上脑出血危及生命者。

（2）若不符合神经外科手术指征或神经外科专科医师评价后决定暂不行手术治疗，则进一步完善病因诊断。

（三）病因诊断

1. 指南推荐以下情况进行病因诊断

（1）在脑出血患者病情和条件许可时，应进行必要检查以明确病因（Ⅰ级推荐，C级证据）。

（2）如怀疑血管病变（如血管畸形等）或肿瘤者，可选择行 CTA、CTV、增强 MRI、MRA、MRV 或 DSA 检查，以明确诊断（Ⅱ级推荐，B级证据）。

2. 操作细则

（1）临床、实验室检查评估

1）筛查病因：凝血功能障碍、血小板功能障碍、血液病和抗栓药物、抗凝药物、溶栓相关出血等疾病。

2）询问既往史、用药史，明确患者是否存在药物相关出血可能。

3）完善血常规、凝血象等实验室检查以明确病因，如：全血计数，包括血小板计数；凝血酶原时间、国际标准化比率（INR）和活化部分凝血活酶时间（APTT）。

（2）影像学检查评估（MRI、MRA/CTA/DSA）：

筛查病因：颅内动脉瘤、血管畸形、烟雾病、海绵状血管瘤和肿瘤等疾病。

1）DSA能清晰显示脑血管各级分支及动脉瘤的位置、大小、形态及分布，畸形血管的供血动脉及引流静脉，了解血流动力学改变，为血管内栓塞治疗或外科手术治疗提供可靠的病因病理解剖，仍是当前血管病变检查的"金标准"。

2）CTA和MRA均为快速、无创性评价颅内、外血管的可靠方法，可用于筛查可能存在的脑血管畸形或动脉瘤，但阴性结果不能完全排除病变的存在。如果血肿部位、组织水肿程度，或颅内静脉窦内异常信号提示静脉血栓形成，应该考虑行MRV或CTV检查。

3）标准MRI（包括T1、T2及质子密度加权序列）在慢性出血及发现血管畸形方面优于CT，在急性期脑出血诊断应用上有其局限性，且MRI费用高、耗时较长，尤其在某些情况下（如患者有心脏起搏器、金属植入物、幽闭恐惧症或脑出血后的意识障碍、呕吐、躁动等）不如CT适应性好。

4）多模式MRI包括弥散加权成像（DWI）、灌注加权成像（PWI）、FLAIR和梯度回波序列（GRE）等，其有助于提供脑出血更多的信息，但不作为急诊检查手段。磁敏感加权成像（SWI）对少或微量脑出血十分敏感。

（四）内科治疗

1. 指南推荐

（1）病因治疗

1）凝血功能异常可引起脑出血。

2）接受口服抗凝药物（oral micoagulant，OAC），使用抗栓药物治疗的患者发生脑出血时，应立即停药（Ⅰ级推荐，B级证据）。对这类患者输注血小板的效用尚不清楚，应被作为试验性治疗（Ⅱb级推荐，B级证据）。

3）对口服抗凝药物（华法林）相关脑出血，一般的建议是尽快纠正国际标准化比率（international normalized ratio，INR）。严重凝血因子缺乏症或严重血小板减少症患者，应分别接受适当的凝血因子替代治疗或血小板替代治疗（Ⅰ级推荐，C级证据）。

4）对口服抗凝药物（华法林）相关脑出血，静脉应用维生素K（Ⅰ级推荐，C级证据）、新鲜冻干血浆和PCC（Ⅱ级推荐，B级证据）各有优势，可根据条件选用。对新型口服抗凝药物（达比加群、阿哌沙班、利伐沙班）相关脑出血，目前缺乏快速有效拮抗药物。

5）不推荐rFVⅡa单药治疗口服抗凝药相关脑出血（Ⅳ级推荐，D级证据），而且在未经选择的患者中不推荐应用rFⅦa（Ⅲ级推荐，A级证据）。

6）对普通肝素相关脑出血，推荐使用硫酸鱼精蛋白治疗（Ⅲ级推荐，C级证据）。

7）对溶栓药物相关脑出血，可选择输注凝血因子和血小板治疗（Ⅱ级推荐，B级证据）。目前尚无有效药物治疗抗血小板相关的脑出血。

8）对于使用抗栓药物发生脑出血的患者，何时、如何恢复抗栓治疗需要进行评估，权衡利弊，结合患者具体情况决定（Ⅱ级推荐，C级证据）。

（2）颅内压监测与治疗

1）GCS 评分≤8 分、有小脑幕切迹疝临床证据或伴有严重脑室出血或脑积水的脑出血患者，可考虑颅内压监测和治疗（Ⅱb 级推荐，C 级证据）。

2）根据脑血管自动调节功能，将脑灌注压维持在50~70mmHg 可能是合理的（Ⅱb 级推荐，C 级证据）。

3）颅内压升高者，应卧床、适度抬高床头、严密观察生命体征（Ⅰ级推荐，C 级证据）。

4）需要脱水除颅压时，应给予甘露醇静脉滴注，而用量及疗程依个体化而定（Ⅰ级推荐，C 级证据），同时注意监测心、肾及电解质情况。必要时，也可用呋塞米、甘油果糖和（或）白蛋白（Ⅱ级推荐，B 级证据）。

5）采用脑室引流技术治疗脑积水是合理的，尤其是伴有意识水平下降的患者（Ⅱa 级推荐，B 级证据）。

6）脑出血患者不可应用糖皮质激素降颅压（Ⅲ级推荐，B 级证据）。

（3）血压监测与管理

1）应综合管理脑出血患者的血压，分析血压升高的原因，再根据血压情况决定是否进行降压治疗（Ⅰ级推荐，C 级证据）。

2）早期积极降压是安全的，其改善患者预后的有效性还有待进一步验证（Ⅲ级推荐，B 级证据）。

3）在降压治疗期间应严密观察血压水平的变化，每隔5~15 分钟进行 1 次血压监测（Ⅰ级推荐，C 级证据）。

4）当急性脑出血患者收缩压 >220mmHg 时，应积极使用静脉降压药物降低血压；当患者收缩压 >180mmHg 时，可使用静脉降压药物控制血压，对于收缩压在 150~220mmHg 之间、无急性降压治疗禁忌的 ICH 患者，将收缩压紧急降至 140mmHg 是安全的（Ⅰ级推荐，A 级证据），并有利于改善功能预后（Ⅱa 级推荐，B 级证据）。

（4）血糖监测与治疗

1）无论既往是否有糖尿病，入院时的高血糖均预示脑出血患者的死亡和转归不良风险增高。应监测血糖水平，避免高血糖和低血糖（Ⅰ级推荐，C 级证据）。

2）具体控制目标值：血糖值可控制在 7.7~10.0mmol/L 的范围内。

3）如下情况应加强血糖监测并相应处理：①血糖 >10mmol/L 时可给予胰岛素治疗；②血糖 <3.3mmol/L 时，可给予 10%~20% 葡萄糖口服或注射治疗。

（5）痫性发作监测与治疗

1）有癫痫发作者应给予抗癫痫药物治疗（Ⅰ级推荐，A 级证据）。

2）疑拟为癫痫发作者（Ⅱ级推荐，B 级证据），或精神状态抑制与脑损伤严重程度不符的脑出血患者应考虑动态脑电图监测（Ⅱa 级推荐，B 级证据）。

3）出现精神状态改变且脑电图提示痫性放电的患者应接受抗癫痫药治疗（Ⅰ级推荐，C 级证据）。

4）不推荐预防性应用抗癫痫药物（Ⅱ级推荐，B 级证据），（Ⅲ级推荐，B 级证据）。

5）脑卒中后 2~3 个月再次出现痫性发作的患者应接受长

期、规律的抗癫痫药物治疗（Ⅳ级推荐，D级证据）。

（6）深静脉血栓形成预防和诊治

1）卧床患者应注意预防深静脉血栓形成（Ⅰ级推荐，C级证据），入院开始即应给予间歇充气加压治疗以预防深静脉血栓形成（Ⅰ级推荐，A级证据）。

2）如疑似患者，可进行D-二聚体检测及多普勒超声检查（Ⅰ级推荐，C级证据）。

3）鼓励患者尽早活动、腿抬高；尽可能避免下肢静脉输液，特别是瘫痪侧肢体（Ⅳ级推荐，D级证据）。

4）可联合使用弹力袜加间歇性空气压缩装置预防深静脉血栓及相关栓塞事件（Ⅱ级推荐，B级证据）。

5）对易发生深静脉血栓的高危患者（排除凝血功能障碍所致的脑出血患者），证实出血停止后，卧床的脑出血患者在发病1~4d后可考虑皮下注射小剂量低分子肝素或普通肝素预防深静脉血栓形成，但应注意出血的风险（Ⅱ级推荐，B级证据），（Ⅱb级推荐，B级证据）。

（7）其他并发症评估

1）为减少吸入性肺炎发生风险，应在所有患者经口进食前谨慎的评价吞咽功能（Ⅰ级推荐，B级证据）。

2）对脑出血患者而言，通过心电图、心肌酶系统性监测心肌缺血或心肌梗死是合理的（Ⅱa级推荐，C级证据）。

（8）其他内科治疗

1）由于止血药物治疗脑出血临床疗效尚不确定，且可能增加血栓栓塞的风险，不推荐常规使用（Ⅰ级推荐，A级证据）。

2）神经保护剂、中药制剂的疗效与安全性尚需开展更多高质量临床试验进一步证实（Ⅱ级推荐，C级证据）。

2. 操作细则

无论患者病因是否明确，是否接受纠正凝血、动脉瘤夹闭或栓塞等不同病因治疗或病情较重行神经外科血肿清除、引流等手术，均需全面的、系统的给予内科治疗。

（1）生命体征监测

包括体温、心率、脉搏、呼吸、血压、血氧饱和度等。

（2）病因治疗

若病因为凝血功能障碍、血小板功能障碍、血液病和抗栓药物、抗凝药物、溶栓相关出血等疾病，则根据指南停用相关药物，给予相应凝血因子、血小板及拮抗剂治疗；若病因为颅内动脉瘤、血管畸形、烟雾病、海绵状血管瘤和肿瘤等疾病，则酌情请神经外科、神经介入科专科医师会诊进一步评价，明确是否行相应外科手术、血管内治疗等，并继续辅以其他内科治疗。

1）华法林相关脑出血：传统治疗是用维生素K对抗华法林的抗凝作用，但它使INR正常化需要几个小时。新鲜冰冻血浆的效果受到过敏和感染性输血反应、处理时间和纠正INR所需容量的限制。目前浓缩型凝血酶原复合物（PCC）和凝血因子rFVⅡa可以作为潜在的治疗药物，但其可行性、安全性和有效性尚需进一步证实。PCC所含的凝血因子的浓度高，可以迅速使INR值正常化，无感染的风险，相对便宜，可能是一个有用的选择。rFVⅡa亦可以迅速纠正升高了的INR值，但它不能补充所有的维生素K依赖的凝血因子，美国血液病学会的系统评价不推荐常规使用 rFVⅡa 以对抗华法林的作用。

2）肝素相关脑出血：可以用硫酸鱼精蛋白使 APTT 恢复正常。由于肝素在体内代谢迅速，与鱼精蛋白给药的间隔时间越长，拮抗所需用量越少。推荐剂量是 1mg/100U 肝素，需要根据最后一次肝素注射量和时间进行调整。如用肝素后 30~60 分钟，需 0.50~0.75mg 和 1mg 肝素，2h 后只需 0.250~0.375mg。

3）溶栓治疗相关的脑出血：目前推荐的治疗方法包括输入血小板（6~8 个单位）和包含凝血因子Ⅷ的冷沉淀物，以快速纠正 rt-PA 造成的系统性纤溶状态。

4）抗血小板药物相关脑出血：目前尚无证据显示有特异的药物用于治疗阿司匹林相关的脑出血。血小板置换的疗效尚不明确，还有待开展进一步研究。

（3）颅内压监测与治疗

1）有条件情况下，重症患者可以对颅内压和脑灌注压进行监测。

① 对于 GCS 评分≤8 分、有小脑幕切迹疝临床证据或伴有严重脑室出血或脑积水的脑出血患者，可考虑颅内压监测和治疗。

② 根据脑血管自动调节功能，将脑灌注压维持在 50~70mmHg 可能是合理的。

2）颅内压增高治疗

① 抬高床头法：排除低血容量的情况，可通过将床头适度抬高，以增加颈静脉回流，降低颅内压。

② 镇痛和镇静：除非患者出现明显的躁动或谵妄，否则不用镇痛剂和镇静剂，以免影响病情观察。对需要气管插管或类似其他操作的患者，需要静脉应用镇静剂。镇静剂应用逐渐加量，尽可能减少疼痛和降低颅内压，同时需监测患者临床状态。常用的镇静药物有：二异丙酚、依托咪酯、咪达唑仑等，镇痛及止咳作用的有：吗啡、阿芬太尼等。

③ 脱水降低颅内压：甘露醇是脱水降低颅内压的首选药物，但应该注意防治不良反应，尤其是在使用较长时间时，应注意观察和处理如低血容量、高渗透状态、电解质紊乱、肾功能及心功能损害等。呋塞米、甘油果糖和白蛋白也常用于加强脱水降低颅内压，应该酌情个体化应用。国外有一些高渗盐水降颅压的临床研究，但有效性及安全性尚未明确，在我国仍缺乏临床应用经验。

④ 脑室引流：如脑出血患者出现严重脑积水（脑室扩大），且药物脱水治疗无明显效果的情况下，可考虑行脑室引流，以挽救生命。

⑤ 脑出血患者不可应用糖皮质激素降颅压。

（4）血压监测与治疗

应综合管理脑出血患者的血压，分析血压升高的原因，再根据血压情况决定是否进行降压治疗。

1）监测：在降压治疗期间应严密观察血压水平的变化，每隔 5~15 分钟进行 1 次血压监测。

2）治疗：

① 当急性脑出血患者收缩压 >220mmHg 时，应积极使用静脉降压药物降低血压。

② 当患者收缩压 >180mmHg 时，可使用静脉降压药物控制血压，根据患者临床表现调整降压速度。

③ 对于收缩压在 150~220mmHg 之间、无急性降压治疗禁忌的脑出血患者，可将收缩压紧急降至 140mmHg。

（5）血糖监测与治疗

1）完善空腹血糖、随机血糖及糖化血红蛋白监测，酌情决定是否行空腹血糖及三餐后血糖常规监测。

2）维持血糖在正常值范围内，避免高血糖及低血糖。血糖超过 10mmol/L 时可给予胰岛素治疗；血糖低于 3.3mmol/L 时，可给予 10%~ 20% 葡萄糖口服或注射治疗。

（6）体温监测与治疗

1）脑出血患者早期可出现中枢性发热，特别是在大量脑出血、丘脑出血或脑干出血者。入院 72h 内发热持续时间与临床转归相关，这为积极治疗发热以使脑出血患者的体温维持正常提供了理论依据；然而，尚无资料表明治疗发热能改善临床转归。有临床研究结果提示经血管诱导轻度低温对严重脑出血患者安全可行，可以阻止出血灶周围脑水肿扩大。但低温治疗脑出血的疗效和安全性还有待深入研究。

2）发病 3 天后，可因感染等原因引起发热，此时应该针对病因治疗。

（7）痫性发作监测与治疗

脑出血后痫性发作与较高的 NIHSS 评分，较大的脑出血体积、既往癫痫病史、中线移位相关。

1）监测

① 疑拟为癫痫发作者，应考虑持续脑电图监测。

② 精神状态抑制与脑损伤严重程度不符的脑出血患者应考虑动态脑电图监测。

2）治疗

① 临床痫性发作应进行抗癫痫药物治疗。

② 出现精神状态改变且脑电图提示痫性放电的患者应接受抗癫痫药治疗。

③ 脑卒中后 2~3 个月再次出现痫性发作的患者应接受长期、规律的抗癫痫药物治疗。

④ 不推荐预防性应用抗癫痫药物。

（8）深静脉血栓形成（DVT）预防与治疗

1）注意监测卧床患者。

2）如疑似患者，可进行 D- 二聚体检测及多普勒超声检查。

3）预防和治疗

① 鼓励患者尽早活动、腿抬高；尽可能避免下肢静脉输液，特别是瘫痪侧肢体。

② 外部压迫装置：单用梯度压缩弹力袜对预防 DVT 无效。可联合使用弹力袜加间歇性空气压缩装置预防深静脉血栓及相关栓塞事件。

③ 药物：易发生深静脉血栓的高危患者（排除凝血功能障碍所致的脑出血患者），证实出血停止后（卧床脑出血患者在发病 1~4 天后）可考虑皮下注射小剂量低分子肝素或普通肝素预防深静脉血栓形成，但应注意评价患者再出血的风险。

④ 其他：下腔静脉滤网置入在最初的几周可降低已发生近端 DVT 患者出现肺栓塞的风险，但长期使用可能增加静脉

栓塞的风险。

4）尽管目前尚无有关脑出血后 DVT 与肺栓塞治疗的高质量证据，但是一旦发生，应该积极个体化治疗。

（9）其他并发症治疗

1）注意监测：便常规、电解质、肝肾功能、血脂、同型半胱氨酸、血红蛋白、红细胞计数、白蛋白、心肌酶、心电图、皮肤，并完善吞咽功能评价等以监测下列疾病：新发心房颤动、心肌梗死、心力衰竭、肺栓塞、消化道出血、电解质紊乱、肝功能异常、肾功能异常、脂蛋白代谢紊乱、高同型半胱氨酸血症、营养不良、褥疮等。

2）根据不同并发症给予个性化治疗。

（五）康复治疗和功能锻炼

1. 指南推荐

（1）脑出血患者接受综合康复治疗（Ⅰ级推荐；A 级证据）。

（2）条件允许的情况下，早期开始康复治疗，实施医院、社区及家庭三级康复治疗措施。（Ⅱa 级推荐，B 级证据）。

2. 操作细则

（1）遵循康复治疗总的原则。

（2）如有可能，应尽早开始适合的和安全性好的康复治疗，适度的强化康复治疗措施并逐步合理地增加幅度。

（3）建议对脑出血患者进行多学科综合性康复治疗。实施医院、社区及家庭三级康复治疗措施。

参考文献

1. 中华医学会神经病学分会，中华医学会神经病学分会脑血管病学组.中国脑出血诊治指南（2014）.中华神经科杂志.2015，48（6）：435-444

2. Kidwell C，Wintermark M. Imaging of intracranial haemorrhage. 2008，7（5）：256-267

3. Kim J，Smith A，Hemphill JR，et al. Contrast extravasation on CT predicts mortality in primary intracerebral hemorrhage. AJNR Am J Neuroradiol. 2008，29（3）：520-525

4. Fiebach J，Schellinger P，Gass A，et al. Stroke magnetic resonance imaging is accurate in hyperacute intracerebral hemorrhage：a muhicenter study on the validity of stroke imaging. Stroke. 2004，35（2）：502-506

5. Hemphill JR，Greenberg SM，Anderson CS，et al. Guidelines for the management of spontaneous intracerebral hemorrhage：A guideline for healthcare professionals from the american heart Association/American stroke association. Stroke. 2015，46（7）：2032-2060

6. Adams H，Adams R，Zoppo Del G，et al. Guidelines fbrthe early management of patients with ischemic stroke：2005 guidelines update a scientinc statement from the Stroke Council of the American Heart Association/American Stroke Association. Stroke. 2005，36（4）：916-923

7. Broderick J，Connolly S，Feldmann E，et al. Guidelines for the management of spontaneous intracerebral hemorrhage in adults：2007 update：a guideline from the American Heart Association/American Stroke Association Stroke Council，High Blood Pressure Research Council，and the Quality of Care and Outcomes in Research Interdisciplinary Working Group. Stroke. 2007，38（6）：2001-2023

8. KolImar R，Staykov D，Dorner A，et al. Hypothermia reduces perihemorrhagic edema after intracerebral hemorrhage. Stroke. 2010，41

（8）：1684-1689

9. 中华医学会神经病学分会神经康复学组，中华医学会神经病学分会脑血管病学组，卫生部脑卒中筛查与防治工程委员会办公室，张通 . 中国脑卒中康复治疗指南（2011 完全版）. 中国康复理论与实践 . 2012，18（4）：301-318

（王文娟　赵性泉　楼敏）

四、蛛网膜下腔出血

蛛网膜下腔出血（subarachnoid hemorrhage，SAH）是各种原因颅内出血血液流入蛛网膜下腔的统称。临床上可分自发性与外伤性两类，自发性又分为原发性与继发性两种。由各种原因引起软脑膜血管破裂血液流入蛛网膜下腔者称为原发性蛛网膜下腔出血；因脑实质内出血血液流入蛛网膜下腔者称继发性蛛网膜下腔出血。临床上一般指的都是原发性自发性蛛网膜下腔出血，是常见的脑血管疾病之一，其发病率在不同国家和地区有较大差异，总体发病率大约为每年 6~10/10 万人左右，约占卒中的 3%~5%，且在卒中导致死亡中占 7%。

在蛛网膜下腔出血的各种原因中，脑基底部囊状动脉瘤破裂所致出血约占蛛网膜下腔出血的 85%，非动脉瘤性蛛网膜下腔出血病因包括：外伤、原发性中脑周围良性出血、动静脉畸形、颅内动脉夹层、脑底异常血管网病、高血压动脉硬化、凝血机制障碍、镰状细胞贫血、肿瘤、炎性血管病、感染性疾病、抗凝治疗后、妊娠并发症、垂体卒中、烟雾病、颅内静脉系统血栓等，有少数找不到明确病因。动脉瘤破裂所致 SAH 病死率以及致残率较高，且为 SAH 的主要病因，本文主要涉及动脉瘤破裂所致 SAH 的急性期处理。

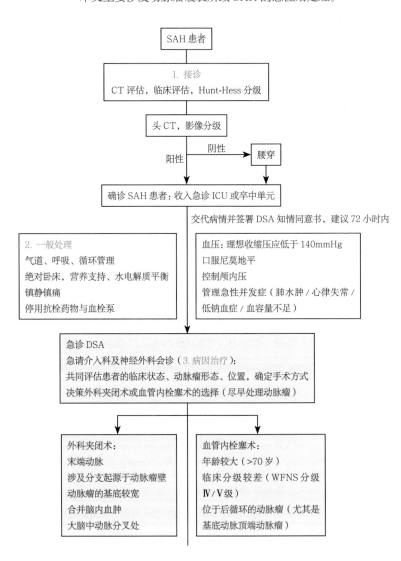

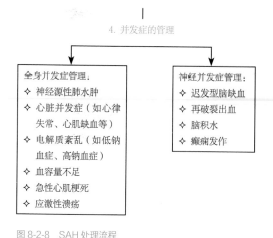

4. 并发症的管理

全身并发症管理:
◇ 神经源性肺水肿
◇ 心脏并发症（如心律失常、心肌缺血等）
◇ 电解质紊乱（如低钠血症、高钠血症）
◇ 血容量不足
◇ 急性心肌梗死
◇ 应激性溃疡

神经并发症管理:
◇ 迟发型脑缺血
◇ 再破裂出血
◇ 脑积水
◇ 癫痫发作

图 8-2-8　SAH 处理流程

（一）接诊

1. 完善头 CT 检查，明确诊断，有条件行急诊 CT 血管造影（CTA）。

疑似蛛网膜下腔出血患者在急诊就诊时应行头 CT 检查，以明确诊断，评价出血的部位和出血量（应用改良 Fisher 分级[表8-1-5]）。对于高度怀疑动脉瘤性蛛网膜下腔出血（aSAH）的患者，CT 阴性可进行腰穿检查。为保证阳性率，要求应尽早完成。有急诊 CTA 检查条件或患者一般情况无法耐受 DSA 检查，CTA 有助于发现动脉瘤并指导选择处理动脉瘤的方案，如果 CTA 的结果仍不能确定诊断，应尽快完善 DSA 检查。完善临床分级评估，可应用 Hunt-Hess 分级[表8-2-3]、格拉斯哥昏迷评分或世界神经外科医师联盟分级（WFNS）[表8-2-4]。

表 8-2-3　Hunt-Hess 评分

分级*	标准
0	未破裂动脉瘤
1	无症状，或轻度头痛，轻度项项强直
2	中 - 重度头痛，颈项强直，无神经功能缺损（除外颅神经麻痹）
3	嗜睡、意识混乱、轻度局灶神经功能缺损
4	昏迷，中 - 重度偏瘫，可能去大脑强直早期
5	深昏迷，去大脑强直，濒死状态

表 8-2-4　WFNS—SAH 分级

WFNS 分级	GCS 评分	运动障碍
I	15	无
II	14~13	无
III	14~13	有
IV	12~7	有或无
V	6~3	有或无

2. 据病情需要，72 小时内就诊的 aSAH 患者宜尽早行全脑血管造影检查（3D DSA）。

目前 DSA 仍然是诊断动脉瘤的"金标准"。三维数字减影血管造影技术（3D DSA）在显示动脉瘤的解剖形态学特征方面较二维 DSA 更加敏感，能够指导医生探查 aSAH 患者的动脉瘤（除非此前经无创性血管造影已诊断出动脉瘤）以及制订治疗方案（急诊造影过程术中，结合 DSA 结果，由介入科医师与神经外科医师共同评估，决定选择弹簧圈栓塞术或急诊微创外科手术来处理动脉瘤）。

3. aSAH 临床表现及诊断的指南推荐

据 2012 年美国动脉瘤性蛛网膜下腔出血治疗指南：

（1）aSAH 是经常被误诊的临床急症。对于急性起病的剧烈头痛患者，应该高度怀疑 aSAH（Ⅰ级推荐，B 级证据）。

（2）aSAH 的急诊检查应包括非增强的头部 CT；如果不能确诊，随后应行腰椎穿刺检查（Ⅰ级推荐，B 级证据）。

（3）aSAH 的检查方法中应包括 CTA。如果 CTA 发现动脉瘤，也可帮助确定处理动脉瘤的方式；如果 CTA 未能发现动脉瘤，仍推荐进行 DSA 检查（除外典型的中脑周围 SAH）（Ⅱb 级推荐，C 级证据，新推荐）。

（4）对 CT 未能诊断的 SAH 患者，可进行磁共振成像（FLAIR、质子密度、DWI 和梯度回旋序列）检查，对阴性结果者仍需要进行脑脊液检查（Ⅱb 级推荐，C 级证据，新推荐）。

（5）aSAH 患者应进行 3D-DSA 检查，以查明动脉瘤（除非通过非侵袭性血管造影检查已经诊断出动脉瘤）并制订治疗方案（确定动脉瘤适合栓塞还是显微手术治疗）（Ⅰ级推荐，B 级证据，新推荐）。

（二）急性期处理

aSAH 患者经常出现血压波动和颅内压增高，严重时出现呼吸、循环不稳定，需要气管插管和辅助通气，且会合并多种内科并发症。需动态监测生命体征、评价神经功能以及监测心肺功能，包括血压测量、心电监护和氧饱和度监测，在神经重症监护室（NICU）和卒中单元进行治疗。

1. 急性期的一般处理

（1）严格卧床，保持大便通畅，必要镇静（短效镇静，避免影响对意识判断）。

（2）监测血压，血压目标值控制在 160/90mmHg 以下；既往有高血压的患者根据患者平时基础血压而定。在 aSAH 患者出现症状至动脉瘤闭塞治疗之前，在权衡卒中发生的风险、高血压相关性再出血及维持脑灌注压间的关系，可使用可滴定的药物控制血压，血压控制目标收缩压宜降至 <160mmHg。对于既往有高血压病史的患者，宜根据患者平时基础血压作为控制目标，避免低血压。

（3）监测和控制血糖。应监测血糖水平，建议所有患者应该进行动态血糖检测，完善糖化血红蛋白化验，并考虑给予包括胰岛素在内的降糖药物治疗，将血糖控制在正常水平，注意避免低血糖。

（4）监测和控制体温。对于体温 >38℃的患者应给予包括物理和 / 或药物的退热措施，并进一步明确发热原因，如果存在感染情况（如呼吸系统、泌尿系统）应给予抗感染治疗。

（5）营养管理。蛛网膜下腔出血后由于患者呕吐、吞咽功能障碍可引起脱水及营养不良，可延缓神经功能恢复。应重视卒中后液体和营养状况评估，必要时给予补液和营养支持。能正常经口进食者应无需额外补充营养。不能正常经口进食者如胃肠条件允许（如：无上消化道应激性溃疡并出血）应进行鼻饲。若鼻饲持续时间长者，若医疗机构有条件，经本人或家属同意可行经皮内镜下胃造瘘（PEG）管饲补充。

（6）为了避免发生脑缺血，蛛网膜下腔出血后的液体管理应避免血浆容量的减少。虽然目前证据并不充分，但除非有心衰等禁忌证，每天给等渗生理盐水 2.5~3.5L 比较合适。若患者通过胃肠获得营养液，通过静脉入液量就该相应减少。发热的患者液体量应适度增加。可留置导尿管通常准确计算液体平衡情况。

（7）气道管理。蛛网膜下腔出血由于意识水平降低、颅内压增高、肺部感染或神经源性肺水肿等可出现低氧血症，胸片判断有无胃液误吸或肺水肿。临床分级差的 SAH 患者常有插管和机械通气指征。

（8）aSAH 患者内科管理指南推荐：

1）aSAH 后不推荐使用大量低渗液体和降低血容量（Ⅲ级推荐，B 级证据）。

2）因为需要使用晶体液或胶体液纠正血容量的不足，在 aSAH 发生后的短时间内，对某些患者结合中心静脉压、肺动脉楔压和液体平衡状况监测血容量，是合理的（Ⅱa 级推荐，B 级证据）。

3）对于 aSAH 急性期的患者，使用标准或者先进的温度调节系统，将发热患者严格控制达正常体温是合理的（Ⅱa 级推荐，B 级证据）。

4）严格控制葡萄糖摄入量并尽力避免低血糖，应作为

aSAH 患者重症监护中的常规措施（Ⅱb 级推荐，B 级证据）。

5）对于有脑缺血风险的 aSAH 患者，输入浓缩红细胞治疗贫血可能是合理的。最佳的血红蛋白目标值尚有待决定（Ⅱb 级推荐，B 级证据）。

6）使用醋酸氟氢可的松和高渗盐水纠正低钠血症是合理的（Ⅱa 级推荐，B 级证据）。

7）aSAH 患者出现肝素诱导性血小板减少和深静脉血栓是相对常见的并发症。推荐早期发现并进行针对性的治疗，但仍需进一步研究以确定理想的筛查方法（Ⅰ级推荐，B 级证据）。

2. 病因治疗：开展动脉瘤的血管外科和血管内介入治疗

（1）若条件允许，72 小时内就诊的 aSAH 患者宜尽早行破裂动脉瘤夹闭术或血管内填塞术。

（2）由经验丰富的脑血管外科及介入科治疗医生根据患者及其动脉瘤的特征，共同制定一个多学科的动脉瘤治疗方案，大部分患者均应尽早进行手术夹闭或血管内弹簧圈栓塞动脉瘤，并尽可能完全闭塞动脉瘤，以降低 SAH 后再出血的发生率。

（3）当患者既可接受血管内弹簧圈栓塞，也可接受动脉瘤夹闭手术时，应首先考虑进行血管内弹簧圈栓塞治疗。患者年龄较大（>70 岁）、aSAH 分级较差（世界神经外科医师联盟等级Ⅳ/Ⅴ）或动脉瘤位于基底动脉顶端，可考虑行血管内弹簧圈栓塞治疗。

（4）若患者存在较大的脑实质血肿（>50ml）或大脑中

动脉动脉瘤，可考虑行显微外科夹闭术。

（5）破裂动脉瘤行支架植入术可增加发病率和死亡率，仅在不能采用风险较小的治疗方案时，才考虑该疗法。

（6）进行动脉瘤弹簧圈栓塞术或夹闭术的患者应当定期随访（时机和方式的选择应个体化），如果患者存在具有临床意义的残余动脉瘤（如动脉瘤增大），宜慎重考虑是否需要再次进行弹簧圈栓塞或显微外科夹闭术治疗。

破裂脑动脉瘤的手术及血管内治疗方案的推荐

1）应尽早采用手术夹闭或血管内栓塞处理大部分破裂的动脉瘤，降低 aSAH 后再出血的风险（Ⅰ级推荐，B 级证据）。

2）在可能的情况下，推荐完全闭塞动脉瘤（Ⅰ级推荐，B 级证据）。

3）动脉瘤的治疗策略应由经验丰富的脑血管外科医师和血管内治疗医师共同制定，根据患者和动脉瘤特点进行多学科决策（Ⅰ级推荐，C 级证据）。

4）对于血管内栓塞和手术夹闭均可处理的破裂动脉瘤，应首先考虑血管内栓塞（Ⅰ级推荐，B 级证据）。

5）在无绝对禁忌证的情况下，必须对栓塞或夹闭治疗的破裂动脉瘤患者进行定期血管成像随访（时间和检查方式应该个体化选择）。如果发现有临床意义的残余动脉瘤（或动脉瘤增大），强烈推荐进行再次治疗，治疗方式可选择再次栓塞或显微手术夹闭（Ⅰ级推荐，B 级证据）。

6）对脑实质内血肿量较大（>50ml）和大脑中动脉瘤的患者，倾向于显微外科夹闭术。

3. 急性期并发症的处理

（1）迟发性脑缺血：证实为动脉瘤破裂所致的 SAH 患者诊断后 24 小时内给予尼莫地平治疗，指南推荐剂量为 60mg Q4h。在急诊室或 / 和收住院后皆可给予该项治疗。

对于蛛网膜下腔出血后脑血管痉挛和迟发型脑缺血（delayed cerebral ischemia，DCI）：

1）应用经颅多普勒超声动态监测 aSAH 后脑血管痉挛（每日一次），并进行 CT 或磁共振灌注成像发现潜在的脑缺血区域。

2）不应在发生脑血管痉挛之前给予预防性高血容量治疗或进行球囊血管成形术，应给予口服尼莫地平 60mg Q4h × 21 天以降低动脉瘤性 SAH 的不良转归，并维持正常容量和正常循环血容量以预防 DCI。

3）当患者存在 DCI 时，若患者无血压增高及心功能状态较差等情况，可诱导性升高患者血压。

4）对症状性脑血管痉挛患者，尤其是对升高血压治疗无快速反应的患者，可根据临床具体情况进行脑血管成形术和 / 或选择性动脉内血管扩张术治疗。

脑血管痉挛以及 DCI 管理推荐

1）所有 aSAH 患者均应口服尼莫地平（Ⅰ级推荐，A 级证据）。值得注意的是，尼莫地平可以改善神经功能的转归，而非治疗脑血管痉挛。其他钙离子拮抗药物，无论口服或静脉注射，疗效均不确切。

2）推荐保持等容和正常循环血容量以预防 DCI（Ⅰ级推荐，B 级证据）。

3）在血管造影显示尚未出现血管痉挛之前，不推荐预防性使用高血容量或球囊血管成形术（Ⅲ级推荐，B级证据）。

4）经颅多普勒超声可以用于检测脑血管痉挛的发生（Ⅱa级推荐，B级证据）。

5）CT或磁共振灌注成像有助于发现潜在的脑缺血（Ⅱa级推荐，B级证据）。

6）除非有基础血压升高或心脏状况不允许，一般推荐对DCI患者予以诱导性高血压治疗（Ⅰ级推荐，B级证据）。

7）对症状性脑血管痉挛的患者行脑血管成形术和（或）选择性动脉内血管扩张治疗是合理的，特别是对高血压疗法未能迅速起效的患者（Ⅱa级推荐，B级证据）。

（2）再出血：有以下危险因素的患者容易发生再出血：Hunt-Hess分级差；发病时意识丧失；动脉瘤体大；脑室引流术。SAH再出血患者病死率高达50%。

SAH患者需要绝对卧床，软化大便，控制血压，早期处理动脉瘤。对于突发头痛，伴有或不伴有意识障碍者，复查头CT（可检测80%的再出血）；排除其他导致意识水平下降的原因后可诊断为再出血。对这部分患者，应立即进行气道、呼吸与循环管理；立即考虑血管内治疗或外科夹闭手术治疗。动脉瘤暂无法手术可短疗程抗纤溶治疗（诊断后立即使用，72h内）。

预防aSAH后再出血的推荐

1）在aSAH出现症状至动脉瘤闭塞之前，必须使用药物控制血压，力求平衡卒中、高血压相关再出血的风险和维持脑灌注压之间的关系（Ⅰ级推荐，B级证据）。

2）尚未确定能够降低再出血风险的血压水平，但是将收缩压降至 160mmHg 以下是合理的（Ⅱa 级推荐，C 级证据）。

3）对于闭塞动脉瘤的时间不得已需要推迟、有较高再出血风险且没有绝对禁忌证的患者，应在短期内（<72h）使用氨甲环酸或氨基己酸以降低动脉瘤的再出血风险（Ⅱa 级推荐，B 级证据）。

（3）脑积水：脑积水的临床表现主要包括：头痛、逐渐进展性意识水平下降、精神运动减慢，短期记忆受损，向上凝视受限，第六对脑神经麻痹和下肢反射亢进、尿失禁等。急性阻塞性脑积水导致颅内压（ICP）升高时，患者可能会由于脑干受压而出现昏迷。

急性梗阻性脑积水常在 SAH 7 天内出现，脑室外引流（EVD）可以挽救病人生命并迅速改善临床症状如意识状态，但是这种操作可能并发感染或诱发再出血。ICP 控制平稳 48 小时后可以中断脑室外引流（EVD）或者是 ICP 监测下试验性间断夹闭脑室外引流管。在基底池畅通的情况下，脊椎穿刺或放置脊髓引流管是也可选择。

迟发性脑积水的临床症状与压力正常的脑积水很难区分，可能与 EVD 治疗时间延长紧密相关。症状包含痴呆、下肢活动障碍和小便失禁，并且这些症状可以通过分流术改善。大约有 20% 的 SAH 患者由于持续性的脑积水需要行脑室 - 腹腔分流术。

（4）颅内压管理：可以予以渗透性脱水治疗，注意补液，避免低血容量，避免电解质紊乱。

（5）治疗系统并发症

1）血容量：全血细胞计数、红细胞压积。维持正常容量，病情稳定患者血细胞比容 <21%，或症状性血管痉挛患者血细胞比容 <30% 者，可给予输血治疗。

2）电解质素乱：监测电解质以发现低钠血症，注意脑耗盐综合征及抗利尿激素异常分泌综合征。

3）心脏并发症：监测 ECG 检查与肌钙蛋白 I 水平来筛查价心脏损伤情况，当 ECG 异常或肌钙蛋白升高行超声心动图检查，监测脑心综合征。

（6）癫痫发作：指南不推荐对所有 SAH 患者进行预防性抗癫痫药物治疗。若患者发生癫痫，可使用静脉抗癫痫药物控制发作，预防癫痫相关的再出血；如患者住院期间未出现癫痫发作，患者出院后不再需要抗癫痫治疗；高风险患者危重疾病期间可给予预防性抗癫痫治疗；SAH 分级差的昏迷病人推荐连续的脑电图（cEEG）监测，以便及时发现临床下癫痫。

（7）深静脉血栓预防：SAH 患者发生下肢静脉血栓的风险较高，应常规行下肢血管超声、D 二聚体监测。应用弹力袜和气压装置预防深静脉血栓。动脉瘤处理后，若发现下肢深静脉血栓，可皮下注射低分子肝素。

参考文献

1. Sherlock M，Agha A，Thompson CJ. Aneurysmal subarachnoid hemorrhage. *The New England journal of medicine*. 2006；354：1755-1757；author reply 1755-1757.

2. Connolly ES, Jr., Rabinstein AA, Carhuapoma JR, Derdeyn CP, Dion J,

Higashida RT，et al. Guidelines for the management of aneurysmal subarachnoid hemorrhage：A guideline for healthcare professionals from the american heart association/american stroke association. *Stroke；a journal of cerebral circulation.* 2012；43：1711-1737.

3. Diringer MN，Bleck TP，Claude Hemphill J，3rd，Menon D，Shutter L，Vespa P，et al. Critical care management of patients following aneurysmal subarachnoid hemorrhage：Recommendations from the neurocritical care society's multidisciplinary consensus conference. *Neurocritical care.* 2011；15：211-240.

4. Baharoglu MI，Germans MR，Rinkel GJ，Algra A，Vermeulen M，van Gijn J，et al. Antifibrinolytic therapy for aneurysmal subarachnoid haemorrhage. *The Cochrane database of systematic reviews.* 2013；8：CD001245.

（边立衡　赵性泉　刘丽萍）

第三节　急性卒中神经重症管理

一、急性卒中神经重症监护的一般问题及管理

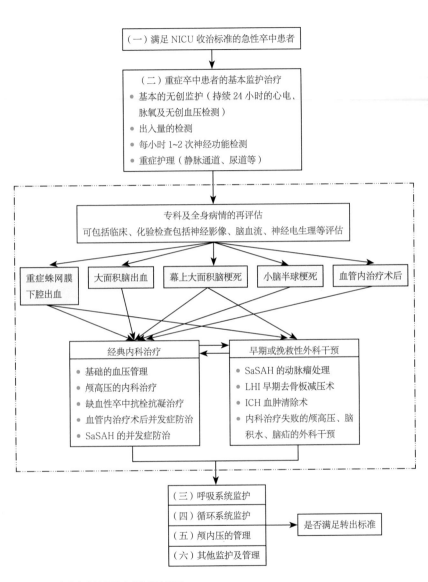

图 8-3-1 急性卒中神经重症监护总流程图

（一）卒中重症监护病房的入住及转出标准

1.《神经重症监护病房建设中国专家共识（2014版）》推荐建议

NICU收治与转出标准：制定收治患者范围，如伴有颅内压增高、昏迷、精神障碍、癫痫持续状态、呼吸泵衰竭的卒中、脑炎或脑膜炎、颅脑外伤、脊髓神经肌肉疾病、脑源性多器官功能障碍以及特殊专科治疗患者，以充分发挥NICU监护与治疗作用。制定NICU收治与转出标准，参考重症或神经重症评分系统，如格拉斯哥昏迷评分、急性生理学与慢性健康状态评分和急性生理评分等。（A级推荐）

2.《神经外科重症管理专家共识（2013版）》推荐建议

神经外科重症单元的收治对象：格拉斯哥昏迷评分（GCS）12分以下的急性脑血管病患者、颅脑损伤患者及脊髓损伤患者，围手术期神经外科重症患者，重症神经系统感染，癫痫持续状态等神经系统急重症患者。

3.《中国重症加强治疗病房建设与管理指南（2006版）》推荐建议

ICU的收治范围：①急性、可逆、已经危及生命的器官功能不全，经过ICU的严密监护和加强治疗短期内可能得到康复的患者；②存在各种高危因素，具有潜在生命危险，经ICU严密监护和随时有效治疗死亡风险可能降低的患者；③在慢性器官功能不全的基础上，出现急性加重且危及生命，经过

ICU 的严密监护和治疗可能恢复到原来状态的患者；④慢性消耗性疾病的终末状态、不可逆性疾病和不能从 ICU 的监护治疗中获得益处的患者一般不是 ICU 的收治范围。

ICU 转出标准：①血流动力学值稳定者；②脱离呼吸器；③病情稳定已不需使用特殊生理监护仪器；④并发症已稳定控制者；⑤已脱离危险期不需加护医疗者；⑥家属要求自动出院者。

4. 操作细则^{表 8-3-1、表 8-3-2}

表 8-3-1　卒中重症监护病房的入住标准

卒中重症监护病房的入住标准
1. 卒中起病后的 24~48 小时内无论病情轻重建议完善初级监护治疗（包括心电、无创血压、呼吸、脉氧的持续检测以及神经系统体征的动态检测）。格拉斯哥昏迷评分（GCS）12 分以下急性卒中患者建议收入 NICU。合并存在颅内压增高、精神障碍、癫痫持续状态或可能神经功能迅速恶化的急性卒中患者应收入 NICU
2. 血管再通治疗后的 24~48 小时应至少完善初级监护治疗
3. 需要机械通气、血流动力学不稳定或需要严密控制血压的患者应收入 NICU
4. 存在慢性阻塞性肺病；急性冠脉综合征；严重的糖尿病；终末期肾病等可能危及生命的严重并发症的患者应收入 NICU
5. 卒中患者已处于终末状态、脑死亡、不可逆性疾病和不能从 NICU 的监护治疗中获得益处的患者，一般不是 NICU 的收治范围

表 8-3-2　卒中重症监护病房的转出标准

卒中重症监护病房的转出标准
1. 呼吸系统：自主呼吸功能良好，无需机械通气；气管切开或无需气管插管
2. 循环系统：循环稳定，停用血管活性药物；恶性心律失常纠正
3. 神经系统：体征平稳，无危及生命的变化
4. 停用各种有创监护措施，无需进一步无创监护，各种并发症控制稳定、生命体征及神经功能平稳 24h 以上
5. 遵从家属意愿放弃进一步 NICU 治疗的患者

（二）卒中患者的基本监护治疗

1.《急性缺血性卒中血管内治疗中国指南2015》指南推荐建议

推荐血管内治疗患者术后置于神经监护病房，24h内复查头CT和脑血管检查及全面体格检查。

2.《重症蛛网膜下腔出血专家共识2015》指南推荐建议

Hunt-Hess分级≥Ⅲ级的患者宜收入NICU予以观察治疗（中等质量证据，强推荐）。

3.《AHA/ASA自发性脑出血管理指南2015》指南推荐建议

ICH患者的初始监测和管理应该在重症监护病房或配置完善的卒中单元进行，并配备具有神经重症专业知识的医护人员（Ⅰ类推荐，B级证据）。

4. 操作细则

卒中患者的基本监护治疗应包括持续24小时的心电、脉氧及无创血压检测。并在入院最初24小时内给予每小时一次的神经系统体征的检测，并根据24小时后患者病情调整频率。

需要机械通气的患者推荐常规给予有创动脉压检测，以动态评估液体负荷、心输出量等循环功能。通常股动脉及桡动脉置管均是可以选择的置管方式，但对于静脉溶栓治疗的缺血性卒中患者仅在 rt-PA 溶栓 1 小时内建立桡动脉穿刺是相对安全的。

当外周静脉导管不足以满足治疗需求时，可以选择中心静脉置管。对于大部分卒中患者锁骨下置管为一线推荐的置管方法，但在溶栓后 24 小时内不应选择锁骨下静脉置管，超声引导下穿刺具有更高的安全性。静脉穿刺后患者建议常规进行胸片检查，以明确置管的位置是否无误。对于存在严重肺动脉高压的患者，可以选择进行肺动脉导管及 PICCO、PEC 的监测。

留置导尿管可以方便检测尿量并方便护理，患者是否需要保留导尿需每日评估，对于存在尿潴留等适应证时应及时导尿，当患者自助排尿满意时应尽早撤除导尿管，如果存在长期保留导尿的需求，早期置入耻骨上导尿管，可以明显减少导管相关感染的风险。

（三）气道及呼吸功能的检测及管理

1.《2015 NCS 幕上大面积脑梗死管理指南》对气道管理推荐建议

（1）伴重度呼吸功能不全或神经系统功能恶化的 LHI 患者应当立即行气管插管（强推荐、证据质量很低）。

（2）即使在患者无法交流的情况下，符合如下条件应考虑拔管：能够自主呼吸、口咽部无痰液堵塞、无需频繁吸痰、存在咳嗽反射、未使用止痛、镇静药（强推荐、证据质量很低）。

（3）拔管失败或插管 7~14 天后不能拔管的患者可考虑给予气管切开（弱推荐，质量证据低）。

2. 操作细则

神经重症监护病房中的卒中患者常常合并有呼吸系统并发症或气道维护困难。对于存在或可能进行性呼吸功能恶化的患者，恰当的呼吸功能检测及管理是必要的。

在 NICU 中针对不同病情的患者可以选择通过经鼻（不超过 4L/min，以免鼻腔黏膜损伤）或面罩吸氧（不超过 6L/min，以防引起 CO_2 储留）来完成初级的氧供。如非采用特殊的非吸入式面罩，氧浓度（FIO_2）常常难以超过 80%。通常我们控制的目标为维持脉氧饱和度（SaO_2）95% 以上。对于合并存在肺部基础疾病如需常规吸氧的 COPD 患者目标值可以适当降低。

存在呼吸及循环系统疾病继发的呼吸功能衰竭时可以选择无创辅助呼吸（BPAP & CPAP），当患者存在意识状态的进行性下降并需要气道保护时应选择气管插管及机械通气。良好的气管套管装置应装配声门下引流置管，同时床位抬高 30 度，均可以有效防止呼吸机相关肺炎的发生。采用洗必泰进行常规的口腔护理能够明显降低呼吸机相关肺炎的发生率。

NICU 中需机械通气患者存在的主要肺部问题有吸入性肺炎、肺部感染、肺不张、肺水肿、甚至 ARDS。另外一些患者时因气道保护的需要而进行人工气道的建立。对于需要长期机械通气患者呼吸机维护策略是进一步维护气道及心肺功能保护的重中之重。在呼吸机使用及参数调整方面：①建议维持潮气量 6ml/kg 左右；②无论氧合是否满意平均气道应尽量低于 35mmH$_2$O 以避免人为气道损伤的发生，并且可以通过调整呼吸频率提高分钟通气量。③吸呼比（I：E）通常应设定为 1：2，当患者存在严重通气功能障碍，如合并重型 COPD 时可将吸呼比调整至 1：3~4，当患者以肺换气功能障碍为主时，如合并重症肺炎时可将吸呼比调整至 1：1，甚至 2：1。④呼吸末正压（PEEP）最佳目标值均遵循个体化原则并依据压力 - 容积环调整，一般来说不易低于 5cmH$_2$O 以避免肺塌陷的发生，当 PEEP 值不高于 10cmH$_2$O 不会引起 ICP 及 CPP 的明显变化。呼吸机其他参数的调整应遵循一般性原则。

对于气管插管大部分患者为避免管道不耐受常规进行适度镇静处理是合理的。当患者存在肺不张时，可选择短暂气道高压治疗法，需要注意的是在气道压力升高过程中有可能引起颅内压（ICP）的增高及颅内灌注压（CPP）的降低，对于可能存在重症卒中的患者尤其需要严密监测及筛选合适的治疗对象，避免原发病的再度加重。对于卒中患者选择范围的 PCO$_2$ 是最为安全，不推荐过度通气的使用，在严密监测 ICP 及 CPP 情况下允许性高碳酸血症治疗是可以开展的。

对于存在意识障碍尚未恢复但保留有正常气道反射（咳嗽反射、咽反射）且气道分泌物不多的患者早期即可进行拔管试验。而不必等到患者意识恢复至较好水平。对于卒中患者可以遵循常规的撤机及拔管原则。

对于存在脑干病变或大面积半球梗死或出血的患者若预

期两周内不能恢复气道正常反应，不能拔出气管插管应尽早选择进行气管切开术。同时在床边进行的经皮气管切开术被认为是安全的。

（四）血压及循环系统的检测及管理

对于不同类型卒中患者进行血压管理目标值虽然有所不同，但最终目的均是维持足够的体循环及脑灌注压的同时，降低出血或出血转化的风险，在脑灌注压满意的情况下采取任何措施进一步提高血压目标值均不能获得预后改善，不推荐"三高"治疗，同时应在急性期维持血压的稳定，避免血压大范围波动。

对于缺血性卒中患者应维持血压使脑灌注压高于70mmHg，同时当收缩压高于220mmHg应开启降压治疗，对于既往有高血压史的患者，目标血压为180/100~105mmHg，对于既往血压正常的患者，目标血压为160~180/90~105mmHg，急性期血压维持在较高水平，不赞成强行降压，只有存在严重并发症及需要溶栓治疗的患者，血压才需要控制在较低目标。

对于溶栓患者因出血风险增大，溶栓过程中应严格控制收缩压低于180mmHg。对于启动血管内治疗后患者应及早采取更为积极的降压治疗，根据术中情况及患者术前基础血管情况选择合理的血压目标值。

对于收缩压在150~220mmHg之间、无急性降压治疗禁忌的脑出血患者，为了控制持续出血及再发出血，同时维持足够的脑灌注压，将收缩压紧急降至140mmHg是安全的，并有利于改善功能预后。

对于未行处理的aSAH患者应严格控制血压，避免血压大范围波动，收缩压目标值140~160mmHg。处理后的aSAH患者的血压管理可以相对宽松，为了避免血管痉挛引起继发缺血，不必严格降压治疗，同时应保证血容量充足，基本目标是维持正常血容量，而非高血容量。

对于需要严格控制血压水平或口服降压不满意的患者可以选用静脉内降压治疗，同时通常采取短效的降压药物特别对于血流动力学不稳定的患者。较为常用的药物有尼卡地平（1~15mg/h）、乌拉地尔（0.1~1.5mg/kg/h）、艾司洛尔（0.05~0.4mg/kg/h），这些药物可以较为安全的达到目标血压，同时对于脑灌注及血流影响较小，传统强效降压药物如硝普钠、硝酸甘油对于难治性高血压效果显著，但使用可能导致脑血流的增加、颅内压的升高，特别对于缺血性卒中患者这可能会导致盗血的发生，使用需谨慎。另外如拉贝洛尔、地尔硫䓬等也可以作为静脉降压时的选择用药，其安全性待进一步验证。

SAH患者常规使用尼莫地平预防继发血管痉挛的发生，另有研究表明小剂量静脉应用镁剂可以提供一定的神经保护作用，但需要进一步临床研究证实。需要注意的是尼莫地平作为钙通道阻滞剂在使用中存在降低血压的副作用，但其降压效果明显低于其他钙通道阻滞剂，协同使用时需调控血压的管理。

当患者出现血压急骤下降甚至休克时可以选择去甲肾上

腺素（0.01~0.5μg/kg/min）作为初选的升压治疗药物（主要起收缩外周血管作用），多巴酚丁胺（2~20μg/kg/min）及米力农（0.375~0.75μg/kg/min）主要起强心作用。当考虑患者对去甲肾上腺素反应不足，尤其是对于长期接受 ACEI 治疗或出现肾上腺素分泌不足、或低 T3/T4 综合征的患者可以联合使用小剂量的抗利尿激素（0.04U/min）。241μg 促皮质素刺激试验可以用于鉴别绝对或相对肾上腺功能不足。对于难治性休克或血管升压药物反应不足的患者使用氢化可的松治疗有时可以获得成功。

所有患者均应完善 12 导联心电图，检测肌钙蛋白水平。辅助检查不仅可以评估心脏情况，对于 SAH 患者肌钙蛋白水平的升高提示血管痉挛的可能。同时肌钙蛋白的升高也与不良预后相关，可能会导致卒中后的二次损伤。

经胸超声心动图可以提供快速的心脏功能的初步评估，可以用于心脏基础疾病的诊断及心功能的基线评估，同时针对缺血性卒中病人可以协助进行心源性卒中的初步诊断筛查，可根据患者病情选择进行。

当胸片上明确可见肺水肿时，应完善 BNP 检测，尽管 BNP 不能鉴别心源性及脑源性肺水肿，对于存在休克表现的重症患者当 BNP>350pg/mL 时高度提示心源性休克可能。合并心功能不全的患者在治疗中更应严格控制体液平衡，积极控制血压至合理水平。

（五）颅内压的检测与管理

1.《2015 AHA/ASA 自发性脑出血管理指南》——ICP 监测和治疗

（1）对脑积水患者进行脑室引流是合理的，尤其是伴意识水平下降的患者（Ⅱa 类推荐，B 级证据）

（2）出现以下情况应考虑 ICP 监测和给予相应处理：ICH 患者 GCS 评分≤8 分、出现小脑幕疝的临床表现、严重脑室内出血、脑积水。根据脑血流自动调节的情况保持脑灌注压在 50~70mmHg 之间（Ⅱb 类推荐，C 级证据）

2.《2015 NCS 幕上大面积脑梗死管理指南》——侵入性多模检测推荐

侵入性多模式监测未经充分研究，因此无法成为 LHI 常规管理的推荐措施（弱推荐，证据质量低）。

3.《重症蛛网膜下腔出血专家共识 2015》——ICP 监测和治疗

SaSAH 患者均存在 ICP 增高的病理改变。在血压不变的状态下，ICP 增高，会使脑灌注压（cerebral perfusion pressure，CPP）降低，加重脑组织代谢障碍。对脑室较小、弥漫性脑肿胀的患者可采用脑实质内 ICP 监测。

4. 操作细则

急性缺血性卒中患者不推荐常规给予颅内压检测，颅内压检测治疗在缺血性卒中的应用缺乏支持证据。但对各种原因引起的脑积水患者进行脑室引流是合理的，尤其是伴意识水平下降的患者，可行脑室穿刺外引流。出现以下情况应考虑 ICP 监测和给予相应处理：ICH 患者 GCS 评分≤8 分、出现小脑幕疝的临床表现、严重脑室内出血、脑积水。根据脑血流自动调节的情况保持脑灌注压在 50~70mmHg 之间。SAH 患者 GCS 评分≤8 分、Hunt-Hess Ⅳ-Ⅴ级患者、合并脑积水。保持脑灌注压 70~90mmHg 较为理想。采用脑室造瘘术进行颅内压检测，可方便进行脑脊液检测及脑脊液置换，但应严格无菌操作并积极护理，避免颅内感染的出现，然而随着置管时间的延长，感染风险逐日增加，一般脑室引流时间不应超过 5 天，对于条件允许的患者应争取尽早拔出引流管，否则应尝试腰大池置管及脑室 - 腹腔分流术降低继续带管引起的感染几率增加。

卒中后脑水肿多表现为血管源性或细胞毒性水肿引起的细胞内水肿，而非血脑屏障的破坏，因而针对卒中后脑水肿使用糖皮质激素治疗通常是无效的，另外高渗性治疗主要用于治疗颅高压，而不是脑水肿。针对卒中后颅内压增大可采用高渗盐水（7.2%，7.5%，23.4%）及甘露醇（20%）渗透疗法进行治疗。不推荐持续使用甘露醇治疗。当患者存在心功能不全时使用需谨慎。进行高渗性治疗时，控制血浆渗透压低于 320mmol/L，血钠低于 160mmol/L 是较为安全的，否则有致肾功能耗竭，甚至导致肾衰竭可能。在降颅压的药物治疗中甘露醇使用的安全性及有效性仍需进一步证实，而高渗盐水的治疗获得推荐。但高渗性脱水的效果取决于血脑屏障的完整性，若血脑屏障严重受损，高渗性药物在病变部位将不具有脱水效果；甚至有引起脑疝和脑组织移位的风险。

联合使用镇静镇痛及肌松药物可降低重症患者急性期的脑代谢率，减少耗氧量。类似亚低温治疗等也可以起到降低脑代谢率的作用。但其确切作用未被得到证实。

（六）其他检测及管理

1. 镇静镇痛药物的使用

（1）《2015 NCS 幕上大面积脑梗死管理指南》——NICU 一般管理推荐

① 大面积梗死患者出现疼痛、烦乱、焦虑，推荐给予止痛镇静（强推荐，很低级别证据）。

② 推荐最低强度镇静，尽可能早的终止镇静，避免生理学不稳定及给患者带来不舒适感觉（强推荐，很低级别证据）。

③ 反对每天常规进行唤醒试验，有颅内压危象的患者尤其需谨慎。监视大脑灌注压和颅内压以指导镇静治疗，对于生理学不稳定或身体不适患者应取消或延期每天唤醒试验（强推荐，很低质量证据）。

（2）操作细则

应用镇痛镇静治疗的目的，除提高患者舒适度、减轻应激反应、利于医疗护理操作外，更为重要的是脑保护作用。另外镇痛镇静药物是低温治疗的常规辅助用药，也是控制癫痫持续状态的常用药物。大剂量镇静药物，尤其是巴比妥类药物，常作为其他内科和外科治疗手段无效时的挽救性治疗措施，或用于难治性颅高压的控制。

重症卒中患者接受镇痛镇静治疗的过程中，意识及病情的鉴别是难点，应仔细鉴别原因，尽一切可能发现颅内病情变化。应常规进行严格的意识评估流程，检测包括意识评估量表（如 GCS）、瞳孔观察和神经系统体格检查，完善神经系统影像学检查，并完善镇静镇痛程度的评估。针对病情较轻，意识程度好的患者可采用的镇静深度评估工具包括里士满躁动镇静评分（RASS）和镇静躁动评分（SAS）。对于仅存在主观表达障碍的患者，推荐应用疼痛的行为学评估系统，包括疼痛行为学评分（BPS）和重症疼痛观察工具（CPOT）。对于颅内损伤病情较重患者，非语言疼痛评分（NVPS）的可选择这类镇静和疼痛评估工具。每日中断策略（DIS）的有效性和安全性尚有待进一步研究证实，目前不宜广泛开展。停用镇痛镇静药物时，应加强监测和评估。

目前尚无证据支持何种镇痛镇静药物最适合于重症卒中患者。目前常用于重症脑损伤患者的镇痛镇静药物包括丙泊酚、咪达唑仑、芬太尼和吗啡。当预计将于短时间内进行意识评估时，低剂量丙泊酚持续静脉注射可能是合理的选择。而当预计近期无需进行意识评估时，咪达唑仑则可能是合理的选择。对于超短效阿片类药物瑞芬太尼和高选择中枢 α2 受体激动剂右美托咪定在脑损伤患者中的应用，尚需进一步研究证实。现有证据不支持重症脑损伤患者预防性应用大剂量麻醉镇静药物治疗。当其他内科和外科治疗手段仍不能控制患者的颅高压时，可选择大剂量麻醉镇静药物作为挽救性治疗措施。在低温治疗过程中应常规辅助应用镇痛镇静和肌肉松弛药物。临床应用中需注意的是切忌单独以肌肉松弛药物辅助低温治疗。低温治疗常用镇静药物为咪达唑仑和丙泊酚，常用镇痛药物为芬太尼。冬眠合剂可用于低温治疗辅助用药。

2. 血糖的管理

（1）《2015 AHA/ASA 自发性脑出血管理指南》——NICU 血糖管理推荐：

应监测血糖，且避免血糖过高或过低（Ⅰ类推荐，C 级证据）。

（2）《2015 NCS 幕上大面积脑梗死管理指南》——NICU 血糖管理推荐：

① 应避免低血糖或高血糖。采用胰岛素治疗，血糖控制目标为 140~180mg/dl（强推荐，很低质量证据）。

② 避免静脉内输注糖溶液（强推荐，很低质量证据）。

（3）《重症蛛网膜下腔出血专家共识 2015》——NICU 血糖管理推荐：

目前最大限度减少继发脑损伤的血糖范围尚不确定，推荐血糖水平维持 8~10mmol/L，避免较低血糖水平（血糖 <4.44mmol/L）（中等质量证据，强推荐）。

（4）《急性缺血性卒中血管内治疗中国指南 2015》——NICU 一般管理推荐：

推荐血糖超过 11.1mmol/L 时给予胰岛素治疗，血糖低于 2.8mmol/L 时给予 10%~20% 葡萄糖口服或注射治疗。

（5）操作细则

中枢神经损伤导致的应激反应、下丘脑损伤和儿茶酚胺激增等可诱发应激性高血糖，其比例高达 30%~70%。而高血糖可进一步导致患者转归不良、增加死亡率。尽管卒中后低血糖发生率较低，但低血糖可导致脑缺血损伤和水肿加重而严重影响预后，要尽快纠正低血糖。对当血糖高于10.0mmol/L 时应该给予降糖治疗，急性期首选胰岛素，并注意防止低血糖发生，对于血糖低于3.3mmol/L 的患者应该尽快给予补糖治疗，纠正血糖的目标为正常血糖即可、避免血糖过高。对于任何类型的重症脑卒中患者，推荐当血糖持续大于 10.0mmol/L 时应该给予持续静脉泵入胰岛素治疗，推荐目标血糖浓度为 7.8~10.0mmol/L。目标血糖越接近以上范围低值可能获益越大，对于部分患者，只要不发生严重低血糖，6.1~7.8mmol/L 的血糖可能是合理的。在重症监护中均尽量设法避免高血糖或低血糖的发生。

3. 胃肠道管理与营养支持

（1）《2015 AHA/ASA 自发性脑出血管理指南》——NICU 管理推荐：

所有患者均需行吞咽困难的筛查，以减少肺炎风险（Ⅰ类推荐，B 级证据）；

（2）《2015 NCS 幕上大面积脑梗死管理指南》——NICU 管理推荐：

① 大面积梗死早期，推荐行吞咽困难的筛选，患者停止镇静和机械通气后需及时评估有无吞咽困难（弱推荐，很低

质量证据)。

② 存在吞咽困难的大面积梗死患者需尽快使用鼻胃管（弱推荐，很低质量证据）。

推荐对于 NIHSS 评分较高和持续存在吞咽困难者在重症监护室的 1~3 周内，应马上与其家属讨论放置胃造口导管（PEG）（弱推荐，很低质量证据）。

（3）操作细则

重症患者的营养状况与临床预后密切相关，营养不足可使并发症增加、呼吸机撤机困难、病情恶化、ICU 住院时间延长及死亡率增加等。卒中后大部分重症患者胃肠功能良好，如患者综合情况允许，应尽早启动肠内营养治疗。

使用传统的评估指标（如体重、白蛋白、前白蛋白等）不能有效全面地评估患者营养状况。应结合临床进行全面评估，临床常用的营养风险筛查与评估可选择营养风险筛查 2002（NRS2001）等工具，根据营养风险程度决定营养支持策略。

肠内营养与肠外营养是可选择的营养治疗途径。经胃肠道的营养补充符合生理需求，是优选的途径。应尽早对患者进行吞咽功能检查，洼田饮水试验简单易行。但是对需要长时间肠内营养的患者（>4 周），条件具备可以使用经皮内镜下胃造瘘。长时间经胃管肠内营养的患者需要定时更换胃管。如果肠内营养不能达到能量需求目标，可肠内营养与肠外营养联合提供。重症患者合并严重胃肠应激性溃疡、出血及不耐受肠内营养患者选择肠外营养。脑卒中、动脉瘤患者清醒后的 24h 内，在没有对其吞咽功能进行评估的情况下，不能让患者进食，包括口服药物。在患者病情有任何变化的时候，需要重新进行吞咽功能评估。对于伴有吞咽功能受损的患者，推荐接受吞咽困难康复训练等相关治疗。

关于开始营养治疗的时间建议早期开始营养治疗。应在发病后24~48h内开始肠内营养，争取在48~72h后到达能量需求目标，72h内给予足够的营养支持可以改善预后。对那些不能靠饮食满足营养需求的患者，需要考虑在入院后7d内进行肠内营养支持。如果入院时存在营养不良，患者不能进行肠内营养，应尽早开始肠外营养。此外，如果在5~7d肠内营养支持还不能达标，应联合肠外营养支持。

能量供给目标：应激期可采用20~25kcal/（kg·d）作为能量供应目标，肠内营养蛋白质提供能量比例16%，脂肪提供20%~35%，其余是碳水化合物，热氮比在130∶1左右。肠外营养糖脂比5∶5，热氮比100∶1；肠外营养时碳水化合物最低需求为2g/（kg·d），以维持血糖在合适的水平，静脉脂肪混乳剂1.5g/（kg·d），混合氨基酸1.3~1.5g/（kg·d）。肠内营养支持时应根据患者胃肠功能、并发疾病选择营养配方。可选用整蛋白均衡配方、短肽型或氨基酸型配方、糖尿病适用型配方以及高蛋白配方等。目前证据不支持免疫调节营养配方可以改善预后。促动力药对改善喂养耐受性无明确作用，必要时选择含中链甘油三酯的耐受改善型营养制剂。

营养支持速度：胃肠营养时首日输注速度20~50ml/h。次日后可调至80~100ml/h，有条件可用输液泵控制速度，根据具体情况进行调整。为达到营养支持的目的，提高营养支持效率，避免并发症及不良反应，在营养支持治疗的同时应加强监测，如营养供给速度、营养支持是否满足患者需求、患者是否出现不良反应（如呕吐、腹泻、感染）等，决定是否需要调整营养支持方案。

4. 水电解质的管理

重症卒中患者水 - 电解质的管理十分重要。维持良好的水 - 电解质平衡，有利于正常脑灌注压及颅内压的维持，以及防止继发性脑损伤、脑水肿恶化。重症卒中后患者的电解质紊乱通常为医源性的，以血钠失衡和血钾失衡最为常见。除非特殊治疗的需要，对于卒中后患者的液体选择推荐使用等渗液体，并维持血钠、血钾至正常范围。

卒中后颅内病变导致的特殊水盐失衡主要包括中枢神经源性尿崩症（CNDI）、抗利尿激素分泌异常综合征（SIADH）及脑耗盐综合征（CSWS）三种。①中枢神经源性尿崩症（CNDI）（稀释性多尿和高血钠为特点）治疗原则为纠正ADH 不足，补水同时促进钠吸收，保持体液平衡。急性期可以应用外源性 ADH，包括垂体后叶素、去氨加压素或者赖氨加压素。随时调整液体量。②抗利尿激素分泌异常综合征（SIADH）：主要表现为少尿（400~500ml/24h）、尿钠升高，血钠下降、水潴留性体重增加，体内游离水总量相对增多。治疗原则为限制输液量，<1000ml/24h，补钠要慢，应用高渗盐水（3% 氯化钠）要慎重。可应用呋塞米利尿或者碳酸锂抑制肾小管对 ADH 的反应。如血钠 <110mrnoL/L 应使用高渗含盐溶液。③脑耗盐综合征（CSWS）：具有低血钠、脱水及高尿钠（>50mmol/L）三联征。治疗原则：重建正常血容量，输入等渗含钠溶液。另外临床需鉴别 CSWS 与 SIADH，其区别关键在于血容量。SIADH 因血管内容量增多而表现为稀释性低血钠，治疗以限制容量为目标；而 CSWS 属低血容量和低血钠状态，治疗目标是重建正常血容量，不应限制入量，而应输入等渗含钠溶液。

5. 血红蛋白管理

《2015 NCS 幕上大面积脑梗死管理指南》——NICU 一般管理推荐

（1）血红蛋白水平应维持在 7g/dl 或以上（强推荐，很低质量证据）。

（2）临床医生在制定患者最适血红蛋白控制目标时，应考虑其特殊情况如手术计划、血流动力学状态、心脏缺血、活动性出血和动静脉氧吸收障碍（弱推荐，很低质量证据）。

（3）尽量减少血液样本采集，避免贫血（弱推荐，很低质量证据）。

6. 体温的管理

重症卒中后的发热与不良预后呈明显相关性。在重症卒中患者中出现发热时应及时寻找病因，首先排除感染性因素，其次考虑中枢性发热。降钙素原水平的检测可以帮助快速筛查血源性感染、菌血症的发生，明确感染存在时应及时使用抗生素治疗。无论何种情况，当体温大于 38℃时均应积极处理发热，在卒中后发热对症处理中常用的药物有对乙酰氨基酚、安乃近、布洛芬。如果上述药物治疗无效时可以加用小剂量哌替啶（12.5~25mg），但使用时需严格控制剂量，大剂量哌替啶使用（>150mg/d）有致癫痫副作用。当使用常用药物或物理降温措施仍不能很好控制体温情况时，可以使用低温降温机甚至血内降温等特殊物理降温措施，需要注意的是当患者出现明显寒战时应谨慎使用各种体表物理降温措施，需实施阻断寒战治疗，例如哌替啶及镁剂的使用，如果仍然不能控制寒战特别是在低温治疗中的患者，在机械通气条件下可以使用镇静以及肌松类药物。

7. DVT 的预防

《2015 NCS 幕上大面积脑梗死管理指南》——患者病情及预后评估推荐

（1）对于没有颅内压增高证据的稳定患者，推荐早日活动以预防深静脉血栓（强推荐，很低质量证据）。

（2）所有进入重症监护室和无法活动的大面积梗死患者均需预防深静脉血栓形成（强推荐，很低质量证据）。

（3）推荐间歇气压疗法预防深静脉血栓（强推荐，中等质量证据）。

（4）推荐低分子肝素预防深静脉血栓（强推荐，低质量证据）。

（5）不推荐弹力袜预防深静脉血栓（强推荐，中等质量证据）。

二、幕上大面积脑梗死及小脑半球梗死的 NICU 管理

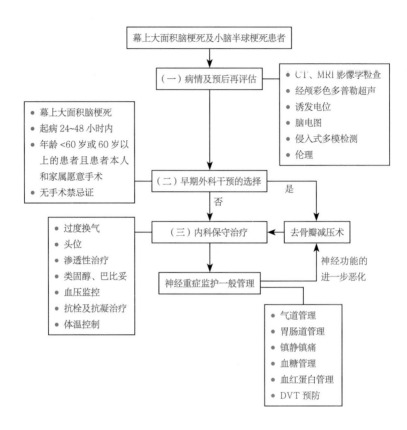

```
          ┌─────────────────────────────────────────┐
          │ 幕上大面积脑梗死及小脑半球梗死患者 │
          └─────────────────────────────────────────┘
                            ↓
          ┌──────────────────────┐      ┌──────────────────────┐
          │ （一）病情及预后再评估 ├──────┤ • CT、MRI 影像学检查 │
          └──────────────────────┘      │ • 经颅彩色多普勒超声 │
                            ↓            │ • 诱发电位           │
                                         │ • 脑电图             │
                                         │ • 侵入式多模检测     │
                                         │ • 伦理               │
                                         └──────────────────────┘
```

- 幕上大面积脑梗死
- 起病 24~48 小时内
- 年龄 <60 岁或 60 岁以上的患者且患者本人和家属愿意手术
- 无手术禁忌证

（二）早期外科干预的选择 —— 是 → 去骨瓣减压术

否
↓

- 过度换气
- 头位
- 渗透性治疗
- 类固醇、巴比妥
- 血压监控
- 抗栓及抗凝治疗
- 体温控制

（三）内科保守治疗 ← 去骨瓣减压术

神经功能的进一步恶化

神经重症监护一般管理

- 气道管理
- 胃肠道管理
- 镇静镇痛
- 血糖管理
- 血红蛋白管理
- DVT 预防

图 8-3-2　幕上大面积脑梗死及小脑半球梗死的 NICU 管理流程图

（一）病情及预后的评估

1.《2015 NCS 幕上大面积脑梗死管理指南》——患者病情及预后评估推荐

（1）CT、MRI 神经影像学检查：推荐早期行 CT 和 MRI 预测大面积脑梗死后恶性水肿的发生（强推荐，证据质量低）。

（2）超声：若患者状况不稳定，无法转移出 ICU 进行神经影像检查，推荐使用经颅彩色多普勒超声（TCCS）作为预测恶性病程的补充性试验或基础试验（弱推荐，证据质量低）。

（3）诱发电位：推荐脑干听觉诱发电位（BAEP）作为补救性检查，在梗死第一个 24 小时内预测恶性病程，尤其是患者状况不稳定、无法转移出 ICU 行神经影像学检查的情况下（弱推荐，证据质量很低）。

（4）脑电图

1）推荐在卒中后第一个 24 小时内进行脑电图检查，协助预测 LHI 临床进程（弱推荐，证据质量很低）。

2）推荐连续定量脑电图监测，其有望成为一种评估 LHI 预后的非侵入性检测技术（弱推荐，证据质量很低）。

（5）侵入性多模式监测

侵入性多模式监测未经充分研究，因此无法成为 LHI 常规管理的推荐措施（弱推荐，证据质量低）。

2.《2014AHA/ASA 卒中后脑水肿管理指南》——患者病情及预后评估推荐

（1）非对比头颅 CT 扫描检查是大脑半球梗死和小脑梗死患者监测脑水肿的首选。发病 2 天内的 CT 动态变化有助于识别症状性脑水肿的高危患者。（I；C）

（2）对于小脑卒中伴高恶化风险的患者，医师应密切监测患者的觉醒水平和脑干体征。（I；C）

3. 操作细则

头 CT 是评估脑水肿发生、发展的常用检查手段。发病 6小时内头 CT 显示低密度梗死灶 >1/3 大脑中动脉供血区与不良预后相关，梗死面积大于 50% 时可引起更为严重甚至致死性不良预后。大脑中动脉高密度征可以预测不良预后。发病 2 天内中线移位大于 5mm 与神经功能恶化相关。

头核磁也可以用来预测不良预后，且特异度和敏感度均高于头 CT。6 小时的 DWI 估测梗死体积大于 80ml 可以预测大脑半球大面积脑梗死，体积超过 145ml 更容易引起大面积脑水肿，并需要尽早行去骨瓣减压术。

对于不适宜转运的病人可以选择床边进行经颅多普勒、脑电图、诱发电位等操作以监测患者病情及预后情况。经颅多普勒超声或经颅彩色多普勒超声提示起病 12 小时内大脑中动脉闭塞及 24 小时内侧支代偿的缺失与不良预后相关。对于不适宜转运的病人可以选择床边进行此操作。24 小时内脑干诱发电位检测到双侧振幅差异大于 50% 可以预测恶性病程，而体感诱发电位的结果相对具有不确定性。早期脑电图显示弥漫性慢波、deta 波通常预示着恶性病程。连续定量脑电图监测显示波频在 5~10Hz，有可能提示良好预后的可能。

（二）早期外科干预的选择

1.《2015 NCS 幕上大面积脑梗死管理指南》——外科治疗及选择推荐

（1）无论患者年龄多大，均推荐将减压偏侧颅骨切除术

（DHC）作为潜在的治疗措施以提高LHI生存率（强推荐，证据质量高）。

（2）对于60岁以上患者，需考虑患者和家人的意愿，因为在该年龄段DHC虽可降低病死率，却有遗留严重残疾的可能。

（3）目前尚无足够证据反对优势半球大面积梗死患者行DHC治疗（强推荐，证据质量低）。

（4）为达到最佳神经系统功能预后，推荐在脑梗死发病24~48小时内和脑疝症状出现前行DHC（强推荐，证据质量中等）。

（5）DHC切口最小直径为12cm，直径14~16cm者预后更佳（强推荐，证据质量中等）。

（6）脑叶切除术和硬脑膜成形术仅在个体化治疗方案中考虑（弱推荐，证据质量低）；建议颞叶肌肉切除仅在个体化治疗方案中考虑（弱推荐，证据质量低）。

2.《2014AHA/ASA卒中后脑水肿管理指南推荐意见》——外科治疗及选择推荐

（1）小脑梗死伴脑水肿患者，若经充分药物治疗神经功能仍然恶化，应进行枕骨下去骨瓣减压术＋硬脑膜扩张治疗（Ⅰ；B）。

（2）小脑梗死出现梗阻性脑积水推荐脑室造口引流术，但应该与去骨瓣减压术伴随进行（Ⅰ；C）。

3. 操作细则

尽管我们应用各种药物和非药物的治疗方法来控制大面积脑梗死后的脑水肿，然而，脑水肿的发病率仍然很高。当内科治疗失败时，下一步可供选择的治疗就是去骨板减压术。外科减压术是基于去骨板减压术和硬膜成形术。去骨瓣至少12厘米，包括额、顶、颞、枕的骨瓣。去除的骨瓣应该足够大小，与缺血水肿的脑组织相当，以保证减压的效果。打开硬脑膜后，相应的骨膜、颞筋膜进行修补，不切除缺血的脑组织。可以放置颅内压监测进一步观察颅内压变化。6周到6个月后，将储存的骨瓣或者人造骨瓣复位。减压术的目的是移除骨瓣，使得肿胀的缺血脑组织向外移位，减轻挤压正常脑组织造成的中线移位和脑室受压。

在大量随机对照试验中，于脑梗死24~48小时给予行去骨板减压术作为预防性治疗手段，在大面积脑梗死达到水肿高峰前期、发生脑疝之前行手术治疗，无论患者年龄如何均可以提高患者的生存率。对于60岁以上的患者，尊重患者本人和家属的意愿是非常重要的。虽然不是所有患者均出现危及生命的脑水肿，但如果待临床症状恶化再行去骨板减压术，则会带来临床症状恶化，不良结局和高病死率。然而基于现有的临床证据，仍然不能清楚地比较早期手术及延迟手术的优劣，早期手术似乎是有益的。

对于小脑半球梗死，伴颅内压增高或脑积水引起的意识水平下降时，神经外科或介入治疗可能是救命的治疗手段。小脑大范围梗死往往会引起水肿。虽然早期仅表现为小脑功能受损，然而水肿会压迫脑干，快速引起脑干功能受损。快速后颅窝解压，移除部分坏死组织很可能是救命性治疗手段。对于压迫脑干的小脑大面积脑梗死患者可行外科减压治疗。小脑梗死患者经过枕骨下去骨瓣减压术后，通常预后改善。

（三）内科保守治疗

1.《2015 NCS 幕上大面积脑梗死管理指南》——内科保守治疗推荐

（1）过度换气

1）不推荐预防性给予过度换气（强推荐，证据质量很低）。

2）对有临床脑疝症状的，推荐可短期给予过度换气（弱推荐，证据质量很低）。

（2）头位

建议大部分 LHI 患者采取水平卧位。然而对于颅内压增高的患者，建议床头抬高 30°（弱推荐，证据质量很低）。

（3）渗透性治疗

1）临床存在脑水肿依据时，推荐使用甘露醇和高渗盐水治疗脑水肿和组织改变（强推荐，证据质量中等）。

2）建议使用渗透压间隙而非血浆渗透压来指导甘露醇应用剂量和治疗持续时间（弱推荐，证据质量低）。

3）高渗盐水剂量应当由血浆渗透压和血钠决定（强推荐，证据质量中等）。

4）急性肾损伤患者慎用甘露醇（强推荐，证据质量中等）。

5）对容量超负荷状态的 LHI 患者（如心衰、肝硬化等）慎用高渗盐水，因其可增加血管内容量（强推荐，证据质量高）。

（4）类固醇、巴比妥

1）不建议使用类固醇药物治疗 LHI 患者的脑水肿（强推荐，证据质量低）。

2）由于风险高于获益，不建议给予 LHI 患者巴比妥类药物（强推荐，证据质量低）。

（5）血压监控

1）推荐临床医师根据现行缺血性卒中血压管理规范诊治 LHI 患者，无出血转换者其平均动脉压水平应维持在 85mmHg 以上，收缩压维持在 220mmHg 以下（强推荐，证据质量低）。

2）避免血压大幅波动，尤其是在 LHI 治疗早期（弱推荐，证据质量低）。

（6）抗凝治疗

1）推荐高血栓栓塞风险患者，大面积脑梗死后 2~4 周继续口服抗凝药治疗（弱推荐，证据质量很低）。

2）早期口服抗凝治疗需要在临床风险评估的基础上进行，且需参考其他诊断结果，如人工瓣膜、急性深静脉血栓（DVT）、急性肺栓塞（PE）或经食管超声心动图（TEE）发现心内血栓（弱推荐，较低证据质量）。

3）如果无紧急手术指征，推荐未服用抗凝药物的 LHI 伴房颤或血栓栓塞风险患者可使用阿司匹林（弱推荐，证据质量很低）。

（7）体温控制

1）无法进行手术的患者，可行低温治疗（弱推荐，证据质量低）。

2）如果考虑给予低温治疗，建议体温维持在 33~36℃，时间控制在 24~72 小时内（弱推荐，证据质量低）。

3）建议保持正常的核心体温（弱推荐，证据质量很低）。

2. 操作细则

有占位效应的大面积脑梗死患者需要在重症监护室治疗，最好是神经重症监护室。通常需要在早期给予镇静、气管插管和机械通气，甚至一旦确定恶性进展的过程，可给予有创的外科治疗方案。大脑中动脉梗死常常导致严重的中线结构移位，继发小脑幕切记疝。渗透性的脱水药物包括甘露醇、甘油果糖、高渗盐水，上述药物均可减低颅内压，似乎可以改善预后，但它的有效性并没有得到随机对照试验的证实。包括苯巴比妥类药物、过度换气、抬高头位、吲哚美辛、类固醇和呋喃苯胺酸等方法都没有充分的证据证实治疗有效，甚至疗效存在争议。

所有缺血性脑梗死患者均存在某种程度的微出血，但是由于血脑屏障的破坏，大面积脑梗死患者出血转化的几率更高。因此，对于怀疑心源性栓塞或高凝状态所致梗死患者二级预防给予抗凝治疗的时机存在争议。早期抗凝治疗的原因是房颤或瓣膜病变患者可能会出现早期复发性栓塞事件。根据现有研究表明大面积脑梗死患者发病 48 小时后可以安全应用预防性肝素治疗，并可以降低 DVT 及肺栓塞风险。

三、重症蛛网膜下腔出血的 NICU 管理

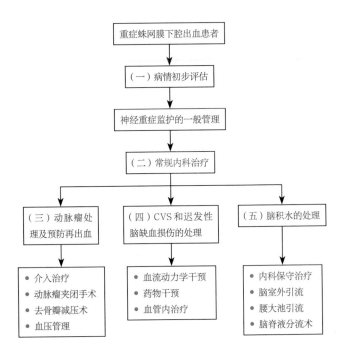

重症蛛网膜下腔出血患者

↓

（一）病情初步评估

↓

神经重症监护的一般管理

↓

（二）常规内科治疗

↓

| （三）动脉瘤处理及预防再出血 | （四）CVS 和迟发性脑缺血损伤的处理 | （五）脑积水的处理 |

↓

- 介入治疗
- 动脉瘤夹闭手术
- 去骨瓣减压术
- 血压管理

- 血流动力学干预
- 药物干预
- 血管内治疗

- 内科保守治疗
- 脑室外引流
- 腰大池引流
- 脑脊液分流术

图 8-3-3 重症蛛网膜下腔出血患者的 NICU 管理

（一）重症蛛网膜下腔出血（SaSAH）患者的病情初步评估

1.《重症蛛网膜下腔出血专家共识 2015》——病情初步评估

（1）蛛网膜下腔出血患者入院后，应采用 Hunt-Hess 分级或 WFNS 分级等方法，对病情严重程度予以分级（高质量证据，强推荐）。

（2）Hunt-Hess 分级≥Ⅲ级的患者宜收入 NICU 予以观察治疗（中等质量证据，强推荐）。

（3）回顾性分析预后，应以发病后持续时间较长的最高病情分级为标准（低质量证据，弱推荐）。

（4）自发性 SAH 确诊首选 CT 扫描（高质量证据，强推荐）。

（5）病情允许时，对自发性 SAH 均应进行病因学检查，首选 DSA 或 CTA（高质量证据，强推荐）。

（6）首次造影阴性患者推荐发病后 2~4 周内再次行 DSA 检查（中等质量证据，强推荐）。

2. 操作细则

（1）Hunt-Hess 分级 0 ~ Ⅱ级患者症状相对较轻，经积极救治，病死率低，属轻型 aSAH。而Ⅳ级以上的患者，由于意识障碍程度及脑损伤严重，治疗方法及预后与Ⅰ、Ⅱ级的患者有较大差别，虽经积极救治，其病死率仍高达30.5%~35.0%。对于 Hunt-Hess 分级≥Ⅲ级的重症患者宜收入 NICU 予以观察治疗。收入 NICU 的 SaSAH 均应接受常规重症监护治疗。

（2）SaSAH 的影像诊断，首选头部 CT 扫描。这是诊断 SaSAH 的基本检查，其敏感性近 100%。发病 5~7d 后，阴性率显著上升。由于脑疝风险很高，不推荐仅为确诊 aSAH 而对 SaSAH 患者行腰椎穿刺。头部 CT 扫描能显示 aSAH 出血的部位及程度，出血部位对病因诊断具有指导性意义。

（3）DSA 是诊断颅内动脉瘤的金标准，大约 85% 的

SaSAH 患者能通过 DSA 发现颅内动脉瘤。首次检查 DSA 阴性的患者，推荐发病后 2~4 周内再次行 DSA 检查。随着影像技术的进步，高成像质量的 CT 血管成像（CTangiography，CTA）对颅内动脉瘤的诊断价值在新的指南中已得到肯定，除对微小动脉瘤（<3mm）的检出率尚不及 3D-DSA 外，大多数情况下可替代 DSA。不推荐 MR 血管成像（MRA）作为 SaSAH 患者的常规检查。

（4）在急诊医师明确 SaSAH 的诊断后，需同时与神经外科、脑血管介入医师共同进行病情的评估，以确定病情的严重程度及预后，制定动脉瘤处理方案，并将手术干预情况与神经重症医师沟通，有条件的医疗单位可制定急诊、手术、NICU 规范的交接流程和内容，这对 SaSAH 的治疗决策至关重要。

（二）重症蛛网膜下腔出血患者的标准内科治疗

1.《重症蛛网膜下腔出血专家共识 2015》——标准内科治疗推荐

（1）有条件的医疗单位，推荐采用神经系统专科监测技术，对 SaSAH 患者进行监测，这些监测提高了对患者脑功能的评价效能，提高了临床处置措施的精确性。

（2）SaSAH 患者均存在 ICP 增高的病理改变。在血压不变的状态下，ICP 增高，会使脑灌注压（cerebral perfusion pressure，CPP）降低，加重脑组织代谢障碍。对脑室较小、弥漫性脑肿胀的患者可采用脑实质内 ICP 监测。

（3）容量管理的目的主要是预防和治疗迟发性脑缺血（DCI）（中等质量证据，强推荐）；推荐应用临床评估与容量监测参数相结合的方法，确定容量管理目标（中等质量证据，强推荐）。

（4）aSAH 患者避免低血容量，不推荐预防性高血容量治疗（中等质量证据，强推荐）；不推荐血液稀释疗法，建议将血红蛋白维持到 >80g/L，或红细胞比容 30%~35%（中等质量证据，强推荐）。

（5）建议定期监测体温，如果患者发热，需及时寻找病因和治疗感染。对 SaSAH 急性期患者，使用温度调节系统，将体温严格控制在正常范围是合理的（中等质量证据，强推荐）。

（6）在发生 CVS 和迟发性脑缺血的高危期，应采用药物和（或）体表降温的方法，严格控制体温。治疗强度可依据发生脑缺血的危险程度调整（中等质量证据，强推荐）。

（7）亚低温治疗目标温度选择和降温治疗的时程，均应根据 ICP 变化、CVS 的监测等予以调整。一般目标温度为核心温度 32~35℃，降温时程为 3~7 天（低质量证据，弱推荐）。

2. 操作细则

（1）ICP 监测适应证

①GCS 评分 <9 分；②Hunt-Hess Ⅳ ~ Ⅴ 级患者；③Ⅲ 级患者合并脑积水。如果未处理动脉瘤，需行控制性 EVD 引流，避免过度降低 ICP，引起动脉瘤再破裂。

（2）ICP 的控制目标

控制 ICP 的目的是：防止 ICP 增高后颅内压力梯度差造成脑疝；防止 ICP 增高导致的继发性 CPP 下降，发生脑缺血损害。对某些顽固性（难治性）ICP 增高，可通过药物诱导，升高血压以维持适当的 CPP，因此临床常以 ICP/CPP 为目标值。CPP 维持在 70~90mmHg 是理想的。处理动脉瘤前，ICP 应维持在 <20mmHg，但不必过低，以免脑脊液过度引流引起动脉瘤再破裂。处理动脉瘤后，可调整 ICP 目标值为 5~10mmHg。

（3）ICP 增高的治疗方法

按照对 ICP 干预的强度以及效能，根据患者病情及 ICP 增高的程度，采取依次递进的三级控制方法：

一级：床头抬高 20°~30°，头颈部中立位；导尿，防止尿潴留；保持气道通畅；镇痛，镇静；保持大便通畅；控制性脑室外引流。

二级：降颅压方法以药物治疗为主。可以应用甘露醇 0.5~1.0g/kg、呋噻米、白蛋白。若以上药物无效，可使用高渗盐水。

三级：轻度~中度的短时程过度换气，过度换气的目标值为 PCO_2 28~32mmHg；亚低温疗法（核心温度：32~35℃），去骨瓣减压手术。

（三）重症蛛网膜下腔出血患者的动脉瘤处理及预防再出血

《重症蛛网膜下腔出血专家共识 2015》——动脉瘤处理及预防再出血推荐

1. 动脉瘤的处理

（1）对技术上同时适合开颅夹闭和血管内介入治疗两种方法的患者，推荐进行血管内介入治疗（高质量证据，强推荐）。

（2）后循环动脉瘤，高龄（>70岁）、SaSAH（Hunt-Hess Ⅳ~Ⅴ级）以及处于 CVS 期患者，应优先考虑介入治疗（高质量证据，强推荐）。

（3）脑实质内血肿量较大（>30ml）、严重颅内压（ICP）增高及大脑中动脉瘤患者，优先考虑选择手术夹闭清除血肿，同时根据手术情况，判断是否进行去骨瓣减压手术（中等质量证据，强推荐）。

2. 抗纤溶治疗

在动脉瘤处理前可以进行早期、短程的抗纤维蛋白溶解药物治疗（诊断后即开始，持续至处理动脉瘤时），不超过发病后 72h（低质量证据，弱推荐）。

3. 血压控制

（1）目前尚不明确能够降低动脉瘤再出血风险的最佳血

压水平，动脉瘤处理前可将收缩压控制在 140~160mmHg（中等质量证据，强推荐）。

（2）处理动脉瘤后，应参考患者的基础血压，合理调整目标值，避免低血压造成的脑缺血（低质量证据，弱推荐）。

4. 抗癫痫与预防性抗癫痫

（1）SaSAH 后可以预防性使用抗癫痫药物，不推荐急性期后长期使用（低质量证据，弱推荐）。

（2）对于动脉瘤破裂后出现明确癫痫发作患者，应给予抗癫痫治疗。但若癫痫无复发，应在 3~6 个月后停用抗癫痫药物（中等质量证据，强推荐）。

（3）不推荐常规预防性使用苯妥英钠（极低质量证据，弱推荐）。

（四）重症蛛网膜下腔出血患者 CVS 和迟发性脑缺血损伤处理

1.《重症蛛网膜下腔出血专家共识 2015》——CVS 和迟发性脑缺血损伤处理推荐

（1）推荐保持等容和正常循环血量以预防 DCI，不推荐预防性使用高血容量（中等质量证据，强推荐）。

（2）推荐应用尼莫地平、法舒地尔等药物治疗 CVS（高质量证据，强推荐）。

（3）如果心脏功能允许，推荐对 DCI 患者进行诱导高血压治疗（低质量证据，弱推荐）。

（4）症状性 CVS 患者，特别是药物治疗未能起效的患者，可行 DSA 检查，确定是否行脑血管成形术和（或）选择性动脉内扩张治疗（低质量证据，弱推荐）。

2. 操作细则

（1）CVS 和 DCI 的监测和判定：确定 CVS 目前仍以 DSA 为金标准，但由于其有创性，难以重复和实时检查，限制了这一技术作为 CVS 的首选检查手段，高质量的 CTA 可用于 CVS 的筛查。其缺点是往往会高估血管狭窄程度。TCD 可以用于检测 CVS 的发生，与 DSA 相比，特异性较高而敏感性中等，其优点是无创性，可以反复、实时、连续检测。

（2）CVS 和 DCI 的治疗：DCI 的治疗包括三个方面：血流动力学、药物及血管内干预。改善血流动力学、增加脑灌注是 DCI 确诊后的初始治疗。这种治疗虽然尚缺乏随机对照研究，但其能迅速改善患者缺血症状；过早停止该治疗后，患者状况又迅速恶化的临床现象，证实了这种治疗的效果。这一疗效的确切机制尚不清楚，推测某些 SaSAH 患者脑血管自主调节功能紊乱，升高平均动脉压可以增加脑血流灌注。对一些患者还能通过一定程度的腔内压力效应促使动脉扩张。传统的血流动力学疗法包括血液稀释、高血容量和高血压疗法（3H 疗法）。目前治疗重点倾向从 3H 疗法转向保持正常血容量治疗，推荐保持等容和正常循环血量以预防 DCI，不推荐预防性使用高血容量。

抗 CVS 药物治疗，是 SaSAH 后临床常规采用的措施。目前常用的抗 CVS 药物钙离子拮抗剂——尼莫地平 Rho 激酶抑制剂——法舒地尔。随机对照试验研究证实尼莫地平可改善神经功能预后而不能改善 CVS，然而指南仍推荐所有 SaAH 患者均应口服尼莫地平，若 SaSAH 患者无法口服时，可考虑静脉用药。法舒地尔是选择性 Rho 激酶抑制剂，能够阻断 Rho 激酶介导的血管平滑肌收缩，从而缓解 CVS。由于其药理作用是阻断血管平滑肌非钙依赖调节通路，因此其抗 CVS 与尼莫地平作用是独立的，并且法舒地尔独特的改善 CBF 及抗炎性反应特点，对损伤脑组织还有保护作用，已有随机对照临床试验证实其疗效，并成为临床抗 CVS 的常规疗法。罂粟碱会产生神经毒性，故已较少应用。

血管内治疗：对表现为局灶性神经功能障碍，同时血管成像显示的病灶与症状相符者，若血流动力学疗法和药物治疗不能改善临床症状，可以进行血管内介入治疗，包括对狭窄血管进行球囊扩张成形术和对远端血管进行血管扩张药物的灌注。对 CVS 进行血管内治疗的时机和触发点尚不清楚，但当药物治疗无效时，通常应考虑对缺血症状进行血管内治疗。治疗时机是一项复杂的临床决策，应综合考虑是否已经对患者进行了积极的血流动力学干预、患者危重程度对血管内治疗的耐受性以及实施血管内治疗相对风险／效益比，同时很大程度上也取决于血管内治疗团队的专业技术。

（五）重症蛛网膜下腔出血患者脑积水的处理

《重症蛛网膜下腔出血专家共识2015》——脑积水的处理推荐

脑积水是aSAH患者常见并发症之一。急性或亚急性脑积水引起ICP增高时，除常规处理外，通常在未出现脑疝的情况下，处理动脉瘤后，可选择控制性EVD。EVD的主要风险在于动脉瘤再出血和感染等并发症。腰大池引流存在诱发脑疝的风险，不推荐作为合并脑积水患者的首选治疗方法。如果采用腰大池引流，推荐在监测ICP下进行，引流前常规行头部CT检查，明确颅内无占位性病灶、环池显示清晰者方可采用，同时强调行控制性引流（5~10ml/h），并给予严密的临床监测和观察。5.7%~15.0%的患者在EVD后发生颅内感染。一旦发现EVD感染，要更换感染的导管，并按照颅内感染治疗指南积极治疗感染。脑室外引流管被血块堵塞时可应用溶栓药物维持导管通畅，但处理动脉瘤前不可使用。破裂动脉瘤确切处理后有相应临床表现的慢性脑积水患者，可根据患者具体状况，选择分流术（脑室-腹腔分流术、腰大池-腹腔分流术等）。

aSAH后脑积水是由于血凝块阻塞脑脊液循环通路所致，根据发生时间不同，分为急性（3d内）、亚急性（3~14d）和慢性（14d后）脑积水。急性、亚急性脑积水常表现为发病早期出现意识障碍加深，伴有头痛、呕吐。慢性脑积水，即分流依赖性脑积水，其发病机制并不十分明确，可能是由于血液分解后产生的血红蛋白及含铁血黄沉积在蛛网膜颗粒，影响脑积水的吸收而形成的交通性脑积水。其临床表现为典型的交通性脑积水表现（即认知功能障碍、尿失禁及步态异常）。

脑室外引流（external ventricular drainage，EVD）适用于急性或亚急性脑积水引起颅内压增高者。EVD 的主要风险是动脉瘤再出血和感染。对于 EVD 是否会增加动脉瘤再出血风险，不同回顾性队列研究得到了不同结果。对存在急性脑室扩大及大量蛛网膜下腔出血、脑室出血者，行 EVD 的同时还可监测颅内压（ICP）。脑室外引流时间一般不应超过7d，如夹闭引流管时患者耐受性差，可改行腰大池引流。对于合并脑实质血肿、严重脑水肿或梗阻性脑积水的高颅压患者，腰大池引流存在诱发脑疝的风险。腰大池引流推荐在监测 ICP 下进行，并控制引流速度在 5~10ml/h。若引流量过大，容易造成蛛网膜下腔塌陷、反疝等严重后果，且引流过多过快颅内压偏低时引起脑脊液分泌增多、吸收减少，可能诱发脑积水、脑水肿及低颅压综合征等并发症。部分分流依赖性脑积水由 aSAH 相关性急性脑积水发展而来。对 5 项非随机研究的一项荟萃分析显示，手术夹闭组发生分流依赖性慢性脑积水的风险低于血管内栓塞组。aSAH 相关性慢性脑积水若出现相应临床表现，通常选择行脑室 - 腹腔分流术或腰大池 - 腹腔分流术。

四、大面积脑出血的 NICU 管理

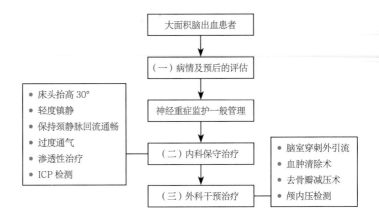

图 8-3-4 大面积脑
出血患者的 NICU
管理流程图

（一）病情及预后评估

1.《2015 AHA/ASA 自发性脑出血管理指南》——病情及预后评估推荐

（1）基线严重程度评估应该作为 ICH 患者初次评估的一部分（Ⅰ类推荐，B 级证据）。

（2）采取快速影像学检查（CT 或 MRI）来鉴别缺血性卒中和 ICH（Ⅰ类推荐，A 级证据）。

（3）行 CT 血管造影和增强 CT 以筛选具有血肿扩大风险的患者（Ⅱ b 类推荐，B 级证据）。

（4）如果临床表现和影像学检查可疑，CT 血管造影、静脉造影、增强 CT、增强 MRI、MR 血管造影、静脉造影对发现潜在器质性病变（包括血管畸形、肿瘤）具有一定价值

（Ⅱa 类推荐，B 级证据）。

（5）早期积极治疗，并推迟不抢救措施，至少等到患者入院第二天才可能放弃抢救（Ⅱa 类推荐，B 级证据）。

2. 操作细则

影像学检查是诊断 ICH 的重要方法，主要包括：脑 CT、MRI 和脑血管造影等。CT 及 MRI 能够反映出血的部位、出血量、波及范围及血肿周围脑组织情况，帮助病情的判断。

CT 是诊断脑卒中首选的影像学检查方法。可根据多田公式粗略计算血肿体积。多模式 CT 扫描：包括 CT 脑灌注成像（CTP）和增强 CT。CTP 能够反映 ICH 后脑组织的血供变化，可了解血肿周边血流灌注情况。增强 CT 扫描发现造影剂外溢是提示患者血肿扩大风险高的重要证据。MRI 在发现慢性出血及脑血管畸形方面优于 CT。但 MRI 耗时较长、费用较高、一般不作为 ICH 的首选影像学检查。

ICH 患者在发病的最初数天内病情往往不稳定，应密切观察病情及血肿变化，定时复查头部 CT，尤其是发病 3 小时内行首次头部 CT 患者，应于发病后 8 小时、最迟 24 小时内再次复查头部 CT。

目前关于 ICH 早期预后的预测可能存在偏倚，因为没有考虑到早期放弃技术支持和抢救的影响。即使对于放弃抢救的患者，也应给予恰当的内科和外科治疗，除非有明确的禁忌证。

（二）内科保守治疗

1.《2015 AHA/ASA 自发性脑出血管理指南》——内科保守治疗推荐

血压管理

（1）对于收缩压 150~220mmHg 的住院患者，在没有急性降压禁忌证的情况下，快速降压至 140mmHg 可能是安全的（I类推荐，A 级证据），并可改善患者的功能预后（Ⅱa类推荐，B 级证据）；

（2）对于收缩压 >220mmHg 的 ICH 患者，在持续性静脉输注和密切监测血压的情况下，进行积极降压治疗是合理的（Ⅱb 类推荐，C 级证据）。

降低颅内压，控制脑水肿

ICP 升高的 ICH 患者不应该给予类固醇激素治疗（Ⅲ类推荐，B 级证据；新增推荐内容）。

2.《2014 中国脑出血诊疗指导规范》——内科保守治疗推荐

降低颅内压，控制脑水肿

颅内压升高者，应卧床、适度抬高床头、严密观察生命体征（I级推荐，C 级证据）。

需要脱水除颅压时，应给予甘露醇静脉滴注，而用量及疗程依个体化而定（I级推荐，C 级证据）。

同时，注意监测心、肾及电解质情况。必要时，也可用呋塞米、甘油果糖和（或）白蛋白（Ⅱ级推荐，B 级证据）。

（三）外科治疗

1.《2015 AHA/ASA 自发性脑出血管理指南》——外科治疗推荐

外科治疗

（1）小脑出血伴神经功能恶化、脑干受压和／或脑室梗阻致脑积水者应尽快手术清除血肿（Ⅰ类推荐，B级证据）；不推荐以脑室引流作为这些患者的初始治疗（Ⅲ类推荐，C级证据；同上一版指南）。

（2）对于大多数幕上ICH患者而言，手术的有效性尚不明确（Ⅱb类推荐，A级证据；较上一版指南有修订），以下3~6条列出了例外以及可能可以考虑手术的亚组患者；

（3）当患者恶化时早期进行血肿清除术并没有显著的优势（Ⅱb类推荐，A级证据；新增推荐内容）。

（4）进行性恶化的患者可考虑幕上血肿清除术，以挽救生命（Ⅱb类推荐，C级证据；新增推荐内容）。

（5）对于伴有以下情况的幕上ICH患者可采用去骨瓣减压术（DC）联合或不联合血肿清除术治疗以减少死亡率：昏迷、显著中线移位的大面积血肿、ICP升高且药物治疗无效（Ⅱb类推荐，C级证据；新增推荐内容）。

（6）使用立体定向设备进行微创血肿清除术，单用内镜或与溶栓药物联用，这些方式的疗效尚不明确（Ⅱb类推荐，B级证据；较上一版指南有修订）。

ICP监测和治疗

（1）对脑积水患者进行脑室引流是合理的，尤其是伴意识水平下降的患者（Ⅱa 类推荐，B 级证据；较上一版指南有修订）。

（2）出现以下情况应考虑 ICP 监测和给予相应处理：ICH 患者 GCS 评分≤8 分、出现小脑幕疝的临床表现、严重脑室内出血、脑积水。根据脑血流自动调节的情况保持脑灌注压在 50~70mmHg 之间（Ⅱb 类推荐，C 级证据；同上一版指南）。

2. 操作细则

目前外科治疗的主要目标在于及时清除血肿、解除脑压迫、缓解严重颅内高压及脑疝、挽救患者生命，并尽可能降低由血肿压迫导致的继发性脑损伤和残疾。是挽救患者生命、减轻后遗症的关键因素。外科手术既可以迅速有效地清除血肿，减轻压迫症状，还可把毒性物质快速清除，能够有效地改善预后。因此尽管 ICH 的外科干预治疗缺乏足够的循证医学证据，但外科手术在高血压脑出血的治疗中仍具有不可以替代的作用。

微创颅内血肿清除术有传统开颅手术和神经内窥镜手术不可比拟的优势。在病死率、致残率及预后的改善方面，CT 引导下血肿抽吸术优于传统的开颅血肿清除术。此外，有研究证实将血肿抽吸引流与溶栓药物血肿腔内注射相结合可有效减少血肿体积。

微创颅内血肿清除术手术时机选择应个体化，根据患者的病情严重程度及出血量的大小来决定。研究表明一般情况较好的患者手术时间可选在 12~72 小时；超早期手术仅适用于出血量较大，有脑疝形成先兆或已经形成脑疝的患者，能预防脑疝形成或快速纠正脑疝避免病情迅速恶化导致死亡。

下面介绍微创颅内血肿清除术软通道（经颞）手术方法。

术前准备

①常规备皮，确定穿刺点：根据 CT 血肿最大层面确定穿刺点，注意尽量避开侧裂动脉及颞浅动脉、语言中枢、运动中枢等重要部位，选择距离血肿最近点能够减少对脑组织的损伤。②咪达唑仑或丙泊酚泵入镇静。③血压高可予静脉降压药物泵入，目标血压低于 160/90mmHg。④摆体位：床面放平，完全侧卧位，血肿侧朝上，垫起头部，保持头面部端正，勿左右扭转。健侧肢体予以约束。

手术过程

穿刺点局部皮肤消毒，铺无菌治疗巾，2% 利多卡因局部麻醉，术者取钻头（无菌），助手取电钻（污染）固定。电钻手术者，助手戴无菌手套固定头部，术者持电钻以垂直床面方向于定位点钻颅，突破感后立即松开电钻按钮，拔出电钻，助手以无菌纱布覆盖伤口，术者更换无菌手套，取引流管垂直置入到设定深度，拔出管芯，以 20ml 注射器缓慢抽取总量 30%~50% 后接引流袋，缝合固定引流管，无菌敷料覆盖。术后向血肿腔内注入 2 万单位尿激酶并夹闭引流管 1 小时，每日注射 2~4 次。2~3 天后复查头部 CT 血肿吸收 80% 以上可拔除引流管。

微创颅内血肿清除术后的主要并发症包括术后再出血及颅内感染。当术后出现意识及体征的改变、颅内压的变化时应高度怀疑术后再出血，需及时复查 CT。

微创颅内血肿抽吸引流术后再出血是患者致死的重要原因之一。如术中有新鲜血液从穿刺针流出，或术后复查CT血肿体积较前明显增大都说明有颅内再出血。再出血的常见原因如下：①手术治疗时机过早，颅内血肿尚未达到稳定状态；②首次血肿抽吸量过多；③术中抽吸时负压过大，血肿腔内压力在短时间内过快下降；④术后的血压未有效控制，术后血压管理对防止术后再出血至关重要，手术后血压一般需要保持在SBP160mmHg（或MAP110mmHg）以下，避免过度波动。

　　术后患者出现的颅内感染也会导致死亡率急剧增高。因而术中预防感染十分重要，应做到以下几个方面：单独房间操作，避免反复向血肿腔内注入盐水进行冲洗，术中严格无菌操作。尽量不使用激素控制水肿，积极预防和治疗全身感染。每日更换引流袋。尽早拔管，长期置管可大大增加颅内感染风险。拔管后应严格缝合穿刺点避免形成脑脊液漏等。如一旦怀疑患者出现颅内感染应立即进行抗生素治疗，并明确感染病原体以调整用药。

　　微创颅内血肿抽吸引流术治疗大容积脑出血患者具有血肿清除率高、临床疗效好、能提高患者的生存质量、改善病残程度、降低病死率等优势。同时手术操作简单、无须开颅、局部麻醉、手术时间短，对患者损伤较轻，手术适应证广，特别是不需要准备复杂设备和环境，费用低廉，是治疗高血压脑出血的较为有效的手术方法，在NICU中广泛开展。然而外科治疗ICH尚未被确切的临床试验验证，未来需要进一步证实其安全性及有效性。

五、急性缺血性卒中血管内治疗的术后 NICU 管理

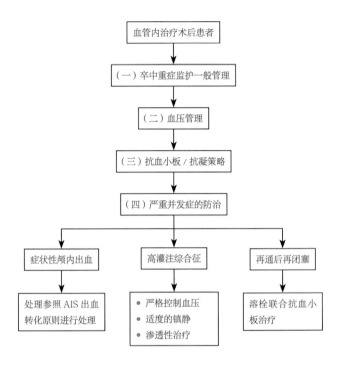

血管内治疗术后患者

（一）卒中重症监护一般管理

（二）血压管理

（三）抗血小板/抗凝策略

（四）严重并发症的防治

症状性颅内出血

高灌注综合征

再通后再闭塞

处理参照 AIS 出血转化原则进行处理

- 严格控制血压
- 适度的镇静
- 渗透性治疗

溶栓联合抗血小板治疗

图 8-3-5 急性缺血性卒中血管内治疗的术后 NICU 的管理流程图

（一）急性缺血性卒中血管内治疗的神经重症监护一般管理

1.《急性缺血性卒中血管内治疗中国指南 2015》——NICU 一般管理推荐

（1）推荐血管内治疗患者术后置于神经监护病房，24h 内复查头 CT 和脑血管检查及全面体格检查。

（2）推荐血糖超过 11.1mmol/L 时给予胰岛素治疗，血糖

低于 2.8mmol/L 时给予 10%~20% 葡萄糖口服或注射治疗。

（3）一般急性缺血性卒中，不推荐扩容、扩血管治疗（Ⅲ类推荐，B级证据），术后脑灌注不足者，建议在密切监测下进行扩容治疗（Ⅱb类推荐，B级证据）。

（4）起病前已服用他汀的患者，可继续使用他汀（Ⅱa类推荐，B级证据）；对于非心源性缺血性卒中患者，无论是否伴有其他动脉粥样硬化证据，推荐高强度他汀类药物长期治疗以减少卒中和心血管事件的风险（Ⅰ类推荐，A级证据）。

2. 操作细则

术后置于神经监护病房（NICU），至少24h心电、血压监护治疗直至患者生命体征及专科病情平稳，并应于术后其全面完善患者的气道管理、心肺肾等多脏器功能的监测及管理。参照急性缺血性卒中患者的诊疗指南进行一般管理。

约40%的患者存在高血糖，对预后不利，应对高血糖进行控制；卒中后低血糖发生率较低，但低血糖可导致脑缺血损伤和水肿加重，要尽快纠正低血糖。推荐血糖超过11.1mmol/L时给予胰岛素治疗，血糖低于2.8mmol/L时给予10%~20%葡萄糖口服或注射治疗。

对一般缺血性脑卒中患者，围手术期不推荐扩容、扩血管治疗，对于术后脑灌注不足的患者，建议扩容治疗，但应注意可能加重脑水肿、心功能衰竭等并发症。

24h内复查头CT和脑血管检查（TCD、MRA、CTA或DSA），同时神经系统全面体格检查（NIHSS）。术后24h常规复查肾功、血常规、凝血。

（二）急性缺血性卒中血管内治疗的术后血压管理

1.《急性缺血性卒中血管内治疗中国指南2015》——术后血压管理推荐

推荐血管内开通治疗前控制血压，血管内开通治疗后血压降至合理水平，可于起病数天后恢复发病前降压药物或启动降压治疗（Ⅱb类推荐，C级证据）。

2. 操作细则

严格控制血压，如不合并其他血管狭窄，收缩压一般控制于120mmHg；如合并有其他未处理的血管狭窄，过度控压有发生相应动脉供血范围低灌注可能时，控制收缩压于120~140mmHg。

（三）急性缺血性卒中血管内治疗的术后抗血小板／抗凝策略

1.《急性缺血性卒中血管内治疗中国指南2015》——术后抗血小板／抗凝策略推荐

（1）血小板糖蛋白Ⅱb/Ⅲa受体抑制剂可减少和治疗血管闭塞机械开通后的再闭塞，但最佳剂量和灌注速率尚不确定，安全性和有效性需进一步临床试验证实。

（2）抗血小板治疗前应复查头颅CT排除出血，抗血小板药物应在溶栓24h后开始使用（Ⅱb类推荐，B级证据）。血管闭塞机械取栓后，可于术后开始常规给予持续抗血小板治疗。对阿司匹林不耐受者，可以考虑选用氯吡格雷等抗血小板药物治疗（Ⅱb类推荐，C级证据）。

（3）溶栓后及血管内治疗术中的抗凝尚无定论，不推荐无选择地早期进行抗凝治疗，少数特殊患者，在谨慎评估风险、效益比后慎重选择。

2. 操作细则

（1）血管闭塞机械开通后，可于术后开始给予持续抗血小板治疗。

（2）当术前有慢性狭窄，术中内膜损伤，或原位血栓形成血管有再闭塞时，术中可给予血小板糖蛋白Ⅱb/Ⅲa受体抑制剂，最佳剂量尚不确定，其安全性和有效性需进一步临床试验证实。

（3）需行血管成形术时，可于术前或植入支架后即刻给予阿司匹林300mg及氯吡格雷300mg的负荷剂量口服或鼻饲，术后持续给予阿司匹林100~300mg/d及氯吡格雷75mg/d 1~3个月。急诊血管内治疗术中肝素的使用剂量尚有争论，推荐参考剂量：50~70U/kg体质量，静脉团注，维持激活凝血时间。

（四）急性缺血性卒中血管内治疗的并发症处理

1.《急性缺血性卒中血管内治疗中国指南2015》——并发症处理推荐

血管内治疗后颅内出血可参考AIS脑出血转化处理原则。

建议参考神经外科及神经介入诊疗常规处理术后并发症。

2. 操作细则

尽管有充足循证医学支持急性缺血性卒中血管内治疗的有效性及安全性，但并非使所有患者均能从中获益，术后并发症的出现往往是导致预后不良的主要因素，常见并发症包括症状性颅内出血（sICH）、高灌注综合征（CHS）、栓塞事件、血管再狭窄和再闭塞、操作并发症、全身多器官并发症等，其中症状性颅内出血（sICH）、高灌注综合征（CHS）、血管再狭窄和再闭塞是最为常见。大部分并发症的防止可以参照急性缺血性卒中的处理原则。

（1）症状性颅内出血：出血转化是急性缺血性卒中溶栓或血管内治疗的主要并发症之一。原因可能与血管壁损伤、再灌注损伤、溶栓药物使用以及联合抗血小板、抗凝治疗有关，出血多发生在溶栓后36h内。一般认为超时间窗、术前血压偏高（收缩压 >180mmHg，舒张压 >100mmHg）、脑CT已显示低密度改变的卒中患者接受溶栓或血管内治疗易发生出血转化并发症。处理可参考急性缺血性卒中脑出血转化处理原则。

（2）高灌注综合征：高灌注综合征（脑过度灌注）是指闭塞脑动脉再通后，缺血脑组织重新获得血液灌注，同侧脑血流量显著增加，从而导致脑水肿甚至颅内出血发生。通常表现为同侧头痛，高血压，癫痫，局灶性神经系统损伤，认知障碍等。为主要临床表现的综合征，同时不伴有脑缺血。由研究提示患者需要收住 NCU 进行密切的监护，给予适当的镇静，强化的控制血压，适当的脱水治疗及其他相关并发症的预防，仅有脑水肿的患者不应停止抗血小板药物的使用，对合并有颅内血肿伴有占位征象者必要时需要神经外科处理实施去骨瓣减压等。建议根据患者情况酌情处理。

（3）血管再闭塞：闭塞脑动脉再通后再闭塞是急性缺血性卒中血管内治疗常见并发症，再闭塞和临床症状恶化相关，早期再阻塞预示长期预后不良，原因可能与血栓分解或血管内皮损伤后脂质核心的暴露血小板被激活聚集、围手术期抗血小板药物使用不充分或抗血小板药物抵抗有关。溶栓联合抗血小板治疗可能会减少再闭塞的发生。有报道联合应用血小板糖蛋白Ⅱb/Ⅲa受体抑制剂可减少再闭塞发生和治疗再闭塞，但尚缺乏相关随机对照研究证据，需审慎使用。

参考文献

1. 宿英英，黄旭升，潘速跃，et al. 神经重症监护病房建设中国专家共识 . In：江西省第七次中西医结合神经科学术交流会 . 中国江西南昌，2015：5.

2. 魏俊吉，康德智，赵元立，et al. 神经外科重症管理专家共识（2013版）. 中国脑血管病杂志 . 2013：436-448.

3. 于凯江，马晓春，方强，et al. 中国重症加强治疗病房建设与管理指南（2006）. 中华外科杂志 . 2006：1156-1157.

4. 高峰，徐安定 . 急性缺血性卒中血管内治疗中国指南 2015. 中国卒中杂志 . 2015：590-606.

5. 徐跃峤，王宁，胡锦，et al. 重症动脉瘤性蛛网膜下腔出血管理专家共识（2015）. 中国脑血管病杂志 . 2015：215-224.

6. Hemphill JC, 3rd, Greenberg SM, Anderson CS, et al. Guidelines for the Management of Spontaneous Intracerebral Hemorrhage: A Guideline for Healthcare Professionals From the American Heart Association/ American Stroke Association. Stroke. 2015; 46: 2032-2060.

7. Schulz-Stubner S. Intensive care unit management of patients with stroke. Curr Treat Options Neurol. 2007; 9: 427-441.

8. Cholley BP, Payen D. Noninvasive techniques for measurements of cardiac output. Curr Opin Crit Care. 2005; 11: 424-429.

9. Schummer W, Schummer C, Schelenz C, et al. [Modified ECG-guidance for optimal central venous catheter tip positioning. A transesophageal echocardiography controlled study]. Anaesthesist. 2005; 54: 983-990.

10. Torbey MT, Bosel J, Rhoney DH, et al. Evidence-based guidelines for the management of large hemispheric infarction: a statement for health care professionals from the Neurocritical Care Society and the German Society for Neuro-intensive Care and Emergency Medicine. Neurocrit Care. 2015; 22: 146-164.

11. Klijn CJ, Hankey GJ, American Stroke A, et al. Management of acute ischaemic stroke: new guidelines from the American Stroke Association and European Stroke Initiative. Lancet Neurol. 2003; 2: 698-701.

12. Craven DE. Preventing ventilator-associated pneumonia in adults: sowing seeds of change. Chest. 2006; 130: 251-260.

13. Petrucci N, Iacovelli W. Ventilation with smaller tidal volumes: a quantitative systematic review of randomized controlled trials. AnesthAnalg. 2004; 99: 193-200.

14. Diedler J, Sykora M, Juttler E, et al. Intensive care management of acute stroke: general management. Int J Stroke. 2009; 4: 365-378.

15. Silvester W, Goldsmith D, Uchino S, et al. Percutaneous versus

surgical tracheostomy: A randomized controlled study with long-term follow-up. Crit Care Med. 2006; 34: 2145-2152.

16. Manning LS, Rothwell PM, Potter JF, et al. Prognostic Significance of Short-Term Blood Pressure Variability in Acute Stroke: Systematic Review. Stroke. 2015; 46: 2482-2490.

17. Jauch EC, Saver JL, Adams HP, Jr., et al. Guidelines for the early management of patients with acute ischemic stroke: a guideline for healthcare professionals from the American Heart Association/American Stroke Association. Stroke. 2013; 44: 870-947.

18. Connolly ES, Jr., Rabinstein AA, Carhuapoma JR, et al. Guidelines for the management of aneurysmal subarachnoid hemorrhage: a guideline for healthcare professionals from the American Heart Association/american Stroke Association. Stroke. 2012; 43: 1711-1737.

19. Diringer MN, Bleck TP, Claude Hemphill J, 3rd, et al. Critical care management of patients following aneurysmal subarachnoid hemorrhage: recommendations from the Neurocritical Care Society's Multidisciplinary Consensus Conference. Neurocrit Care. 2011; 15: 211-240.

20. Green DM, Burns JD, DeFusco CM. ICU management of aneurysmal subarachnoid hemorrhage. J Intensive Care Med. 2013; 28: 341-354.

21. Wilkinson HA. Hyperosmolar agents in neurosurgical practice: the evolving role of hypertonic saline. Neurosurgery. 2006; 58: E1003; author reply E1003.

22. Roberts DJ, Hall RI, Kramer AH, et al. Sedation for critically ill adults with severe traumatic brain injury: a systematic review of randomized controlled trials. Crit Care Med. 2011; 39: 2743-2751.

23. Barr J, Fraser GL, Puntillo K, et al. Clinical practice guidelines for the management of pain, agitation, and delirium in adult patients in the

intensive care unit. Crit Care Med. 2013; 41: 263-306.

24. Brain Trauma F, American Association of Neurological S, Congress of Neurological S, et al. Guidelines for the management of severe traumatic brain injury. XI. Anesthetics, analgesics, and sedatives. J Neurotrauma. 2007; 24 Suppl 1: S71-76.

25. Kramer AH, Roberts DJ, Zygun DA. Optimal glycemic control in neurocritical care patients: a systematic review and meta-analysis. Crit Care. 2012; 16: R203.

26. Singer P, Berger MM, Van den Berghe G, et al. ESPEN Guidelines on Parenteral Nutrition: intensive care. Clin Nutr. 2009; 28: 387-400.

27. Hill K, Acute Stroke Management Expert Working G. Australian Clinical Guidelines for Acute Stroke Management 2007. Int J Stroke. 2008; 3: 120-129.

28. Kochanek PM, Carney N, Adelson PD, et al. Guidelines for the acute medical management of severe traumatic brain injury in infants, children, and adolescents--second edition. Pediatr Crit Care Med. 2012; 13 Suppl 1: S1-82.

29. Blissitt PA. Controversies in the management of adults with severe traumatic brain injury. AACN Adv Crit Care. 2012; 23: 188-203.

30. Lindsay P, Bayley M, McDonald A, et al. Toward a more effective approach to stroke: Canadian Best Practice Recommendations for Stroke Care. CMAJ. 2008; 178: 1418-1425.

31. Bistrian BR, McCowen KC. Nutritional and metabolic support in the adult intensive care unit: key controversies. Crit Care Med. 2006; 34: 1525-1531.

32. Wijdicks EF, Sheth KN, Carter BS, et al. Recommendations for the management of cerebral and cerebellar infarction with swelling: a statement for healthcare professionals from the American Heart

Association/American Stroke Association. Stroke. 2014；45：1222-1238.

33. Manno EM，Nichols DA，Fulgham JR，et al. Computed tomographic determinants of neurologic deterioration in patients with large middle cerebral artery infarctions. Mayo Clin Proc. 2003；78：156-160.

34. Thomalla GJ，Kucinski T，Schoder V，et al. Prediction of malignant middle cerebral artery infarction by early perfusion- and diffusion-weighted magnetic resonance imaging. Stroke. 2003；34：1892-1899.

35. Carandang RA，Krieger DW. Decompressive hemicraniectomy and durotomy for malignant middle cerebral artery infarction. Neurocrit Care. 2008；8：286-289.

36. 国家卫生计生委脑卒中防治工程委员会. 中国脑出血诊疗指导规范. 2015.

（聂曦明　刘丽萍　董强）

第四节　急性卒中并发症的管理

急性卒中并发症管理的流程图见[图8-4-1]。

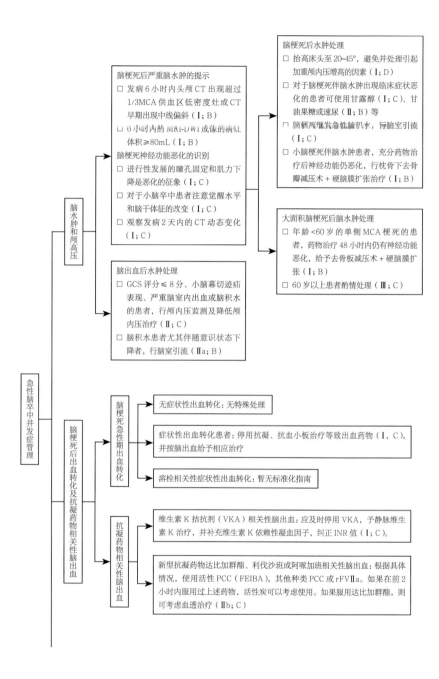

脑梗死后严重脑水肿的提示
□ 发病6小时内头颅CT出现超过1/3MCA供血区低密度灶或CT早期出现中线偏斜（I；B）
□ 6小时内的MRI-DWI成像的病灶体积≥80mL（I；B）

脑梗死神经功能恶化的识别
□ 进行性发展的瞳孔固定和肌力下降是恶化的征象（I；C）
□ 对于小脑卒中患者注意觉醒水平和脑干体征的改变（I；C）
□ 观察发病2天内的CT动态变化（I；C）

脑出血后水肿处理
□ GCS评分≤8分、小脑幕切迹疝表现、严重脑室内出血或脑积水的患者，行颅内压监测及降低颅内压治疗（II；C）
□ 脑积水患者尤其伴随意识状态下降者，行脑室引流（IIa；B）

脑梗死后水肿处理
□ 抬高床头至20~45°，避免并处理引起加重颅内压增高的因素（I；D）
□ 对于脑梗死伴脑水肿出现临床症状恶化的患者可使用甘露醇（I；C）、甘油果糖或速尿（II；B）等
□ 脑梗死继发急性脑积水者，行脑室引流（I；C）
□ 小脑梗死伴脑水肿患者，充分药物治疗后神经功能仍恶化，行枕骨下去骨瓣减压术+硬脑膜扩张治疗（I；B）

大面积脑梗死后脑水肿处理
□ 年龄<60岁的单侧MCA梗死的患者，药物治疗48小时内仍有神经功能恶化，给予去骨板减压术+硬脑膜扩张（I；B）
□ 60岁以上患者酌情处理（III；C）

脑水肿和颅高压

急性脑卒中并发症管理

脑梗死后出血转化及抗凝药物相关性脑出血

脑梗死急性期出血转化
无症状性出血转化：无特殊处理
症状性出血转化患者：停用抗凝、抗血小板治疗等致出血药物（I，C），并按脑出血给予相应治疗
溶栓相关性症状性出血转化：暂无标准化指南

抗凝药物相关性脑出血
维生素K拮抗剂（VKA）相关性脑出血：应及时停用VKA，予静脉维生素K治疗，并补充维生素K依赖性凝血因子，纠正INR值（I；C）。
新型抗凝药物达比加群酯、利伐沙班或阿哌加班相关性脑出血：根据具体情况，使用活性PCC（FEIBA），其他种类PCC或rFVIIa。如果在前2小时内服用过上述药物，活性炭可以考虑使用。如果服用达比加群酯，则可考虑血透治疗（IIb；C）

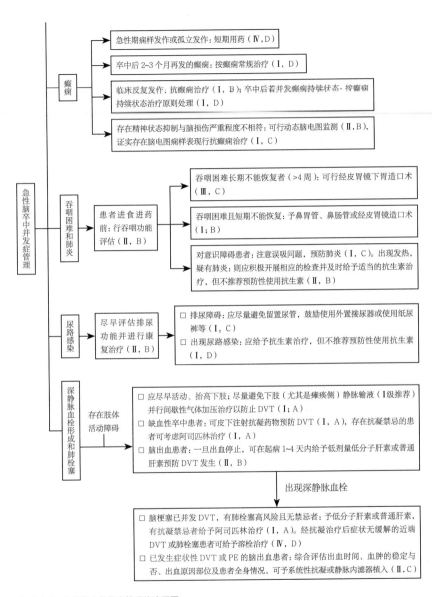

图 8-4-1　急性卒中并发症管理的流程图

一、急性脑梗死后水肿的处理：指南推荐

《美国急性缺血性脑卒中患者早期处理指南 2013》、《中国急性缺血性脑卒中诊治指南 2014》和《基于循证医学证据的大面积半球梗死指南 2015》

（一）脑梗死后提示脑水肿发生的表现

1. 发病 6 小时内头颅 CT 检查出现超过 1/3 大脑中动脉供血区域低密度灶或早期出现中线偏移可以作为临床预测后续严重脑水肿的依据。

2. 6 小时内的 MRI-DWI 成像的病灶体积≥80mL 对预测突然的暴发性的脑水肿也有重要的参考价值。

（二）脑梗死后临床症状恶化和水肿加重的识别

1. 早期监测脑梗死神经功能的恶化并进行减轻脑水肿的干预是需要的。

2. 对于幕上脑梗死伴高恶化风险的患者，应密切监测患者的觉醒水平和瞳孔的变化，出现意识下降和病灶同侧瞳孔扩大提示病情发展。进行性的瞳孔固定和肌力下降也是恶化的表现。

3. 对于小脑梗死伴高恶化风险的患者，不仅应监测患者的觉醒水平，同时需要严密观察脑干体征。

4. 头颅 CT 常规平扫检查是大脑半球梗死和小脑梗死患者监测脑水肿的首选。发病 2 天内的 CT 动态变化有助于识

别症状性脑水肿的高危患者。

（三）脑梗死后水肿的处理

1. 对于脑梗死合并颅内压力增高的患者，建议床头可抬高至 20~45°，避免并处理引起加重颅内压增高的因素，如头颈部过度扭曲、躁动、发热、癫痫、气道不通畅、咳嗽、便秘等。

2. 对于脑梗死伴脑水肿出现临床症状恶化的患者可使用甘露醇静脉滴注，也可以选择使用甘油果糖或速尿等。

3. 不推荐在出现明显脑水肿之前预防性使用渗透性利尿剂。对于脑水肿患者不建议使用低张或低渗液。

4. 不推荐使用低温疗法、巴比妥类和糖皮质激素治疗半球或小脑缺血梗死伴脑水肿患者。

（四）脑梗死手术介入处理

1. 对于使用了药物治疗但神经功能仍然持续恶化且年龄<60 岁的单侧 MCA 梗死的患者，若处于发病 48 小时内，给予去骨板减压术 + 硬脑膜扩张是有效的。去骨瓣减压术的最佳手术时机尚不确定，推荐采用脑水肿引起的意识水平下降作为选择标准。

2. 对于经药物治疗临床症状仍出现加重但超过 48 小时时间窗的患者给予上述手术治疗的有效性尚不确定，但强烈推荐考虑该手术治疗方法。

3. 超过 60 岁的患者采用去骨瓣减压术治疗的效果和最佳手术时机尚不确定。可根据患者年龄、患者或家属对可能结局的价值观来选择是否手术。

4. 小脑梗死伴脑水肿患者，若经充分药物治疗神经功能仍然恶化，应进行枕骨下去骨瓣减压术 + 硬脑膜扩张治疗。

5. 对于出现脑梗死后继发急性脑积水，脑室引流对患者是有效的。

6. 如果患者所在的医疗机构不能提供全面医护和及时的神经外科干预，向更高水平的医疗中心转诊是合理的。

二、脑出血后颅内高压的治疗：指南推荐

《中国脑出血诊治指南（2014）》和《美国自发性脑出血诊治指南 2015》

脑出血后颅高压治疗

1. 患者格拉斯哥昏迷量表评分 ≤8 分、有小脑幕切迹疝表现、严重脑室内出血或存在脑积水的患者可考虑进行颅内压监测及降低颅内压治疗。

2. 如患者存在颅内压增高，除抬高头位、轻度镇静等一般措施外，可予 20% 甘露醇治疗。必要时可使用呋塞米、甘油果糖、高渗盐水、白蛋白、利尿剂等治疗。

3. 证实脑积水的患者尤其伴随意识状态下降者，应进行脑室引流。

三、脑梗死后出血转化及抗凝相关性脑出血处理：指南推荐

《美国急性缺血性脑卒中患者早期处理指南2013》、《中国急性缺血性脑卒中诊治指南2014》和《美国自发性脑出血指南2015》

1. 脑梗死后出血转化处理指南

（1）无症状性出血转化的预后与无出血转化无差异，目前缺乏循证医学研究证据，因此对此类患者无特殊处理。

（2）对于症状性出血转化患者，建议停用抗凝、抗血小板治疗等致出血药物并按脑出血给予相应治疗。

（3）对于溶栓治疗出现的症状性脑出血目前尚无标准化的指南。

2. 操作细则

（1）对于急性脑梗死合并症状性出血转化的患者，如需抗栓治疗，则根据患者具体情况，于症状性出血转化病情稳定后10天~数周后开始抗栓治疗。对于再发血栓风险相对较低或全身情况较差者，可用抗血小板药物代替华法林。

（2）对于急性脑梗死患者，应严格掌握溶栓适应证，控制血压血糖等以减少出血转化的发生。若患者在治疗过程中出现头痛、症状体征的加重、意识下降等，应马上行头颅CT、血常规及凝血谱检查，若证实出血转化，立即停止溶栓药物输注。可考虑纠正低纤维蛋白原血症。手术与否取决于血肿大小位置、患者用药和神经系统症状体征。

3. 抗凝药物相关性出血

（1）对于维生素 K 拮抗剂（VKA）相关性脑出血患者应及时停用 VKA，予静脉维生素 K 治疗，并补充维生素 K 依赖性凝血因子，纠正 INR 值。

（2）相较于新鲜冰冻血浆，使用凝血酶原复合物（PCC）的并发症可能更少，矫正 INR 速度更快。rFVⅡa 不能用做于 VKA 相关 ICH 的治疗。

（3）对于非瓣膜性房颤合并华法林相关性自发性脑叶出血患者，应考虑避免长期使用华法林。当存在强适应证时，对非脑叶出血患者进行抗凝治疗和任何类型脑出血患者进行单一抗血小板治疗是可行的。

（4）抗凝相关性脑出血患者重启口服抗凝治疗的时机未明确。普遍认为，对于无机械瓣膜植入的患者，4 周后重启抗凝治疗可以降低脑出血的再发生率。尽管不确定，但如果存在适应证，可以在出血后数天开始阿司匹林单一抗血小板治疗。

（5）新型抗凝药物在房颤合并既往脑出血患者中是否降低脑出血发生暂不明确。

（6）对于使用新型抗凝药物达比加群酯、利伐沙班或阿哌加班的人群出现脑出血，根据具体情况，可以考虑使用活性 PCC（FEIBA）、其他种类 PCC 或 rFVⅡa。如果患者在前 2 小时内服用过上述药物，可以考虑给予活性炭。如果服用达比加群酯，则可考虑血透治疗。

四、继发性癫痫处理：指南推荐

《美国急性缺血性脑卒中患者早期处理指南 2013》、《中国
急性缺血性脑卒中诊治指南 2014》、《美国自发性脑出血诊
治指南 2015》和《中国脑出血诊治指南（2014）》

1. 对于有临床反复发作的患者应给予抗癫痫治疗，药物
选择根据患者发作形式决定。

2. 急性期痫样发作或孤立发作建议短期用药，而卒中
后 2~3 个月再发的癫痫，需按癫痫常规治疗进行长期药物
治疗。

3. 卒中后若并发癫痫持续状态，应按癫痫持续状态治疗
原则处理。

4. 对于患者存在精神状态抑制与脑损伤严重程度不相符
的情况，可考虑进行动态脑电图监测，如证实存在脑电图痫
样表现的患者可行抗癫痫治疗。

5. 不推荐预防性应用抗癫痫药物。

五、吞咽困难和肺炎治疗：指南推荐

《美国急性缺血性脑卒中患者早期处理指南 2013》、《中国
急性缺血性脑卒中诊治指南 2014》、《美国自发性脑出血诊
治指南 2015》和《中国脑出血诊治指南（2014）》

1. 推荐建议

（1）在患者进食、饮水及给予口服药物治疗前进行吞咽

功能评估。

（2）如明确患者不能经口进食固体或液体食物，且吞咽困难短期内不能恢复，在吞咽功能恢复治疗过程中，应给予鼻胃管、鼻肠管或经皮胃镜造口术，以维持患者的营养支持。

（3）卒中后前2~3周内可选择鼻胃管进食。

（4）如吞咽困难长期不能恢复者（>4周）可行经皮胃镜下胃造口术。

（5）对意识障碍患者更应注意误吸问题，预防肺炎。

2. 操作细则

（1）床边饮水实验在一项多中心前瞻性研究中被证实能显著降低肺炎发生率，为一种有效的筛查吞咽功能的工具。荧光造影或纤维内镜技术也可进一步检测吞咽功能。

（2）良好的肺部管理包括鼓励症状稳定的患者早期活动，正确处理恶心呕吐、对鼻饲进食患者给予适当的胃肠动力药物减少隐性返流等也有助于预防肺部感染。

（3）一旦患者出现发热，疑有肺炎，则应积极开展相应的检查并及时给予适当的抗生素治疗，但不推荐预防性使用抗生素。

六、尿路感染处理：指南推荐

《美国急性缺血性脑卒中患者早期处理指南 2013》、《中国急性缺血性脑卒中诊治指南 2014》、《美国自发性脑出血诊治指南 2015》和《中国脑出血诊治指南（2014）》

1. 对排尿障碍应尽早评估并进行康复治疗。

2. 对于有排尿障碍的患者，应尽量避免留置尿管，鼓励使用外置接尿器或使用纸尿裤等，必要时可间歇性导尿或留置导尿，一旦患者症状稳定，应尽早拔除。

3. 出现尿路感染者应给予抗生素治疗，但不推荐预防性使用抗生素。

七、深静脉血栓形成（DVT）和肺栓塞（PE）：指南推荐

《美国急性缺血性脑卒中患者早期处理指南 2013》、《中国急性缺血性脑卒中诊治指南 2014》、《美国自发性脑出血诊治指南 2015》和《中国脑出血诊治指南（2014）》

1. 指南推荐

（1）对于卒中患者，应鼓励患者尽早活动、抬高下肢，尽量避免下肢（尤其是瘫痪侧）静脉输液。

（2）脑出血患者存在活动障碍，建议自入院即开始进行间歇性气压治疗以防止 DVT。

（3）在出血稳定的情况下，可以考虑在起病 1~4 天内给予活动障碍患者低剂量低分子肝素或普通肝素预防

DVT 发生。

（4）对于缺血性卒中患者，可皮下注射抗凝药物预防活动不能患者发生 DVT，存在抗凝禁忌的患者可考虑阿司匹林治疗。

（5）对于有抗栓禁忌的缺血性脑卒中患者，应考虑间歇性加压治疗预防 DVT。弹力袜对减少 DVT 及改善预后无效。

（6）对于发生 DVT 及肺栓塞高风险且无禁忌者，可给予低分子肝素或普通肝素，有抗凝禁忌者给予阿司匹林治疗。

（7）对于无抗凝和溶栓禁忌的 DVT 或肺栓塞患者，经抗凝治疗后症状无缓解的近端 DVT 或肺栓塞患者可给予溶栓治疗。

（8）对于已经出现症状性 DVT 或 PE 的脑出血患者，则可予系统性抗凝或静脉内滤器植入，但需综合评估距出血发生的时间、血肿的稳定与否、出血原因部位及患者全身情况是否耐受以确定选择何种治疗方案。

2. 操作细则

下肢深静脉血栓形成（deep vein thrombosis，DVT）多出现在卒中前 3 个月，好发于不能活动卧床及老年重症患者。临床表现为患肢的突然肿胀、疼痛、软组织张力增高。活动后症状加重，抬高患肢可减轻，静脉血栓部位常有压痛。当血栓位于小腿肌肉静脉丛时，突然的足背屈引起小腿深部肌肉疼痛。严重 DVT 者可出现整个下肢明显肿胀、剧痛，伴体温升高，如不及时处理，可发生休克和静脉性坏疽。通过

D-二聚体检测、多普勒超声、CT 或 MRI 静脉成像或静脉造影可进一步明确诊断。DVT 的严重并发症为肺栓塞，占 10%的卒中死因。临床可参考 Caprini 下肢深静脉血栓风险评估来进行危险分层。(表8-4-1) 同时可参考 HEMORR2AGES 评分估测抗凝药物相关出血风险(表8-4-2)。

表 8-4-1 Caprini 下肢深静脉血栓风险评分

以下每项风险因素计 1 分		以下每项风险因素计 2 分	
➤ 年龄为 41~60 岁	➤ 急性心肌梗死	➤ 年龄为 61~74 岁	➤ 中心静脉置管
➤ 下肢水肿（现患）	➤ 充血性心力衰竭（<1 个月）	➤ 关节镜手术	➤ 大手术（>45 分钟）
➤ 静脉曲张		➤ 恶性肿瘤（既往或现患）	
➤ 肥胖（BMI≥25	➤ 卧床的内科患者	➤ 腹腔镜手术（>45 分钟）	
➤ 计划小手术	➤ 炎症性肠病史	➤ 患者需要卧床（>72 小时）	
➤ 败血症	➤ 大手术史（<1 个月）	➤ 石膏固定（<1 个月）	
	➤ 肺功能异常（COPD）	小计：	
小计：			
➤ 严重的肺部疾病，含肺炎（<1 个月）		以下每项风险因素计 3 分	
➤ 口服避孕药或激素替代治疗		➤ 年龄≥75 岁	➤ 血栓家庭病史 *
➤ 妊娠期或产后（<1 个月）		➤ DVT/PE 患者史	➤ 凝血酶原 G20210A 阳性△
➤ 不明原因死产，习惯性流产（≥3 次），早产伴有新生儿毒血症或发育受限		➤ 因子 VLeiden 阳性△	➤ 狼疮抗凝物阳性
➤ 其他风险因素：		➤ 血清同型半胱氨酸升高	
小计：		➤ 肝素引起的血小板减少（HIT）	
以下每项风险因素计 5 分		➤ 不可使用肝素或任何低分子肝素	
		➤ 抗心磷脂抗体升高	
➤ 脑卒中（<1 个月）	➤ 多发性创伤（<1 个月）	➤ 其他先天或后天血栓形成	
➤ 选择性下肢关节置换术		类型：	
➤ 髋关节、骨盆或下肢骨折		*最易漏诊的风险因素 △为欧美人群遗传相关的指标。	
➤ 急性脊髓损伤（瘫痪）（<1 个月）		小计：	
小计：			

根据 Caprini 评分评估的危险分层

风险因素总分	风险等级	DVT 发生率	推荐预防方案
0~1	低危	<10%	早期活动
2	中危	10%~20%	药物预防或物理预防
3~4	高危	20%~40%	药物预防和 / 或物理预防
≥5	极高危	DVT 发生率 40%~80%，死亡率 1%~5%	药物预防和物理预防

表 8-4-2　抗凝药相关的出血风险评估——HEMORR2HAGES 评分

危险因素或疾病	分数	危险因素或疾病	分数
肝或肾脏病变	1	易摔跤	1
酗酒	1	脑卒中	1
恶性肿瘤	1	血小板计数下降	1
年龄大于 75 岁	1	既往出血病史	2
未控制的高血压	1	总分	11
贫血	1		

根据 -HEMORR2HAGES 评分评估的危险分层

总分	出血风险
0	大出血风险 1.9/1000 例 / 年
1	大出血风险 2.5/1000 例 / 年
2	大出血风险 5.3/1000 例 / 年
3	大出血风险 8.4/1000 例 / 年
4	大出血风险 10.4/1000 例 / 年
>5	大出血风险 12.3/1000 例 / 年

参考文献

1. Torbey MT, Bösel J, Rhoney DH, et al. Evidence-Based Guidelines for the Management of LargeHemispheric Infarction: A Statement for Health Care Professionals from the Neurocritical Care Society and theGerman Society for Neuro-Intensive Care and Emergency. NeurocritCare, 2015, 22 (1): 146-164.

2. HemphillJC 3rd, Greenberg SM, Anderson CS, et al. Guidelines for the Management of SpontaneousIntracerebral Hemorrhage: A Guideline for Healthcare Professionals From the American Heart Association/American Stroke Association. Stroke, 2015, 46: 2032-2060.

3. Jauch EC, Saver JL, Adams HP, et al. Guidelines for the Early Management of PatientsWith Acute Ischemic Stroke: A Guideline for Healthcare Professionals From the American HeartAssociation/American Stroke Association. Stroke, 2013, 44: 870-947.

4. 中华医学会神经病学分会等. 中国急性缺血性脑卒中诊治指南2014. 中华神经科杂志, 2015, 48 (4): 246-257.

5. 中华医学会神经病学分会等. 中国脑出血诊治指南 (2014). 中华神经科杂志, 2015, 48 (6): 435-444.

（吴继敏　楼敏　徐安定）

第五节　卒中二级预防的管理

脑卒中的复发相当普遍，卒中复发导致患者已有的神经功能障碍加重，并使死亡率明显增加。二级预防的主要目的是为了预防或降低再次发生卒中的危险，但大多数患者对卒中的认识相当有限，即使了解卒中二级预防的一些知识，在脱离医院或专业医务工作者指导后，对危险因素的判断变差，药物依从性也随时间的延长而逐渐下降，这不利于降低脑卒中复发风险、改善临床预后，因此，有效管理病人是减少卒中复发和死亡的重要手段。具体工作流程急性缺血性卒中或短暂性脑缺血发作（transient ischemic attack，TIA）部分见图8-5-1，脑出血部分见图8-5-2。

—

一、急性缺血性卒中或 TIA 二级预防管理

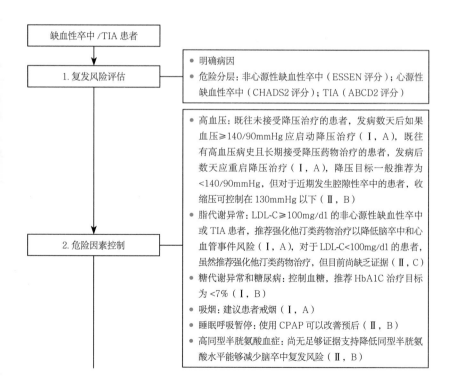

缺血性卒中 /TIA 患者

1. 复发风险评估
- 明确病因
- 危险分层：非心源性缺血性卒中（ESSEN 评分）；心源性缺血性卒中（CHADS2 评分）；TIA（ABCD2 评分）

2. 危险因素控制
- 高血压：既往未接受降压治疗的患者，发病数天后如果血压≥140/90mmHg 应启动降压治疗（Ⅰ，A），既往有高血压病史且长期接受降压药物治疗的患者，发病后数天应重启降压治疗（Ⅰ，A），降压目标一般推荐为<140/90mmHg，但对于近期发生腔隙性卒中的患者，收缩压可控制在 130mmHg 以下（Ⅱ，B）
- 脂代谢异常：LDL-C≥100mg/dl 的非心源性缺血性卒中或 TIA 患者，推荐强化他汀类药物治疗以降低脑卒中和心血管事件风险（Ⅰ，A），对于 LDL-C<100mg/dl 的患者，虽然推荐强化他汀类药物治疗，但目前尚缺乏证据（Ⅱ，C）
- 糖代谢异常和糖尿病：控制血糖，推荐 HbA1C 治疗目标为 <7%（Ⅰ，B）
- 吸烟：建议患者戒烟（Ⅰ，A）
- 睡眠呼吸暂停：使用 CPAP 可以改善预后（Ⅱ，B）
- 高同型半胱氨酸血症：尚无足够证据支持降低同型半胱氨酸水平能够减少脑卒中复发风险（Ⅱ，B）

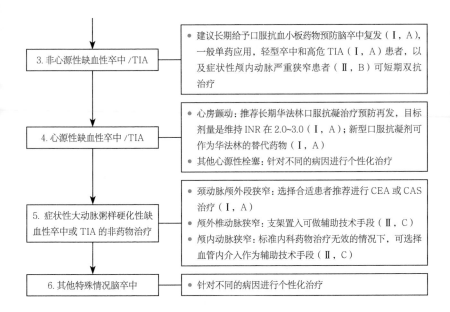

3. 非心源性缺血性卒中 /TIA	• 建议长期给予口服抗血小板药物预防脑卒中复发（Ⅰ，A），一般单药应用，轻型卒中和高危 TIA（Ⅰ，A）患者，以及症状性颅内动脉严重狭窄患者（Ⅱ，B）可短期双抗治疗
4. 心源性缺血性卒中 /TIA	• 心房颤动：推荐长期华法林口服抗凝治疗预防再发，目标剂量是维持 INR 在 2.0~3.0（Ⅰ，A）；新型口服抗凝剂可作为华法林的替代药物（Ⅰ，A） • 其他心源性栓塞：针对不同的病因进行个性化治疗
5. 症状性大动脉粥样硬化性缺血性卒中或 TIA 的非药物治疗	• 颈动脉颅外段狭窄：选择合适患者推荐进行 CEA 或 CAS 治疗（Ⅰ，A） • 颅外椎动脉狭窄：支架置入可做辅助技术手段（Ⅱ，C） • 颅内动脉狭窄：标准内科药物治疗无效的情况下，可选择血管内介入作为辅助技术手段（Ⅱ，C）
6. 其他特殊情况脑卒中	• 针对不同的病因进行个性化治疗

图 8-5-1 急性缺血性卒中或 TIA 二级预防管理工作流程

（一）急性缺血性卒中或 TIA 复发风险评估

1. 明确病因

心源型卒中和动脉粥样硬化型卒中均是卒中复发的高危病因类型。在非房颤性缺血性卒中人群中，动脉粥样硬化型卒中作为卒中复发的高危病因，其年卒中复发风险在 19% 以上；而小动脉病变卒中年复发率低于 4%，与动脉粥样硬化型卒中相比复发率明显偏低。因此，动脉粥样硬化型卒中和小动脉病变型卒中能够反映卒中复发风险的高低，也是人群卒中复发风险的决定性因素之一。因此，对于已经发生脑卒中的患者，应尽可能完善检查明确病因，明确患者的卒中类型及相关危险因素，以便针对病因采用合理的治疗措施。

2. 卒中复发风险分层

（1）非心源性缺血性卒中：艾森卒中评分量表（ESSEN 评分）是一个简便易于临床操作的 9 分量表来评估患者的复发风险，包括年龄、高血压病史、糖尿病病史、既往心肌梗死病史、其他心血管疾病（除外心肌梗死和房颤）、周围动脉粥样硬化、吸烟及既往 TIA 或缺血性卒中等项目，其中 0~2 分为低危，3~6 分为中危，7~9 分为高危。

（2）心源性缺血性卒中：卒中风险评估（$CHADS_2$）是目前应用最为广泛的预测非风湿性房颤患者发生缺血性卒中风险的评估方法，该评分项目包括充血性心力衰竭、高血压、年龄 >75 岁、糖尿病、既往卒中或 TIA 等项目。0~1 分为低危，2~3 分为中危，4~6 分为高危，结果可作为抗凝或抗血小板治疗的参考。

（3）TIA：最为常用的 TIA 后卒中风险评估工具为由年龄、首次就诊时的血压、临床特征、症状持续时间以及是否患有糖尿病组成的简单评分（$ABCD^2$）系统，可推测 TIA 后 7 天卒中再发的风险，评分 0~3 分判定为低危人群，4~5 分为中危人群，6~7 分为高危人群。

（二）急性缺血性卒中或 TIA 二级预防管理危险因素控制

《中国缺血性卒中和短暂性脑缺血发作二级预防指南 2014》——危险因素控制推荐

1. 高血压

（1）既往未接受降压治疗的缺血性卒中或 TIA 患者，

发病数天后如果收缩压≥140mmHg或舒张压>90mmHg，应启动降压治疗（Ⅰ级推荐，A级证据）；对于血压<140/90mmHg的患者，其降压获益并不明确（Ⅱ级推荐，B级证据）。

（2）既往有高血压病史且长期接受降压药物治疗的缺血性卒中或TIA患者，如果没有绝对禁忌，发病后数天应重新启动降压治疗（Ⅰ级推荐，A级证据）。

（3）由于颅内大动脉粥样硬化性狭窄（狭窄率70%~99%）导致的缺血性卒中或TIA患者，推荐收缩压降至140mmHg以下，舒张压降至90mmHg以下（Ⅱ级推荐，B级证据）。

（4）由于低血流动力学原因导致的脑卒中或TIA患者，应权衡降压速度与幅度对患者耐受性及血液动力学影响（Ⅳ级推荐，D级证据）。单纯高龄的大血管闭塞患者可以选择血管内治疗（Ⅰ类推荐，A级证据）。

（5）降压药物种类和剂量的选择以及降压目标值应个体化，应全面考虑药物、脑卒中的特点和患者3方面因素（Ⅱ级推荐，B级证据）。

（6）降压治疗减少脑卒中复发风险的获益主要来自降压本身，常用的各类降压药物都可以作为控制脑卒中患者血压的治疗选择，应结合脑卒中领域的随机对照研究证据、不同降压药物的药理特征以及患者的个体情况恰当地选择降压药物。

（7）卒中或TIA患者的降压目标值尚不明确，应根据患者具体情况确定。一般认为应将血压控制在140/90mmHg

以下，但对于近期发生腔隙性卒中的患者，收缩压控制在130mmHg 以下可能是合理的。

（8）能获得推荐的血压下降水平的最佳药物配方尚不确定，现有的数据提示利尿剂以及利尿剂与血管紧张素转化酶抑制剂合用是有用的。

（9）除药物治疗以外，一些生活方式改变也是全方面降压治疗的合理组成部分，包括限盐、减重、摄取富含水果、蔬菜和低脂肪产品的饮食、规律的有氧运动以及限制酒精摄入。

2. 脂代谢异常

（1）对于非心源性缺血性卒中或 TIA 患者，无论是否伴有其他动脉粥样硬化证据，推荐予高强度他汀类药物长期治疗以减少脑卒中和心血管事件的风险（I 级推荐，A 级证据）。有证据表明，当低密度脂蛋白胆固醇（LDL-C）下降≥50%或 LDL≤1.8mmoL/L（70mg/d1）时，二级预防更为有效（Ⅱ级推荐，B 级证据）。

（2）对于 LDL-C≥2.6mmol/L（100mg/d1）的非心源性缺血性卒中或 TIA 患者，推荐强化他汀类药物治疗以降低脑卒中和心血管事件风险（I 级推荐，A 级证据）；对于 LDL-C<2.6mmol/L（100mg/d1）的缺血性卒中 /TIA 患者，目前尚缺乏证据，推荐强化他汀类药物治疗（Ⅱ级推荐，C 级证据）。

（3）由颅内大动脉粥样硬化性狭窄（狭窄率 70%~99%）导致的缺血性卒中或 TIA 患者，推荐高强度他汀类药物长期治疗以减少脑卒中和心血管事件风险，推荐目标值为 LDL-C≤1.8mmol/L（70mg/dl；Ⅰ级推荐，B 级证据）。颅外大动脉狭窄导致的缺血性卒中或 TIA 患者，推荐高强度他汀类药物长期治疗以减少脑卒中和心血管事件（Ⅰ级推荐，B 级证据）。

（4）长期使用他汀类药物治疗总体上是安全的。有脑出血病史的非心源性缺血性卒中或 TIA 患者应权衡风险和获益合理使用（Ⅱ级推荐，B 级证据）。

（5）他汀类药物治疗期间，如果监测指标持续异常并排除其他影响因素，或出现指标异常相应的临床表现，应及时减药或停药观察（参考：肝酶超过 3 倍正常值上限，肌酶超过 5 倍正常值上限，应停药观察）；老年人或合并严重脏器功能不全的患者，初始剂量不宜过大（Ⅱ级推荐，B 级证据）。

（6）他汀类药物降胆固醇治疗的目标被进一步提升为降低动脉粥样硬化性心血管疾病（atherosclerotic cardiovascular disease，ASCVD）风险（ASCVD 包括：动脉粥样硬化相关的缺血性卒中或 TIA、急性冠状动脉综合征、心肌梗死病史、稳定或不稳定心绞痛、冠状动脉或其他动脉血运重建或动脉粥样硬化性外周动脉疾病），他汀类药物也成为了 ASCVD 二级预防的基础治疗方案之一。

（7）缺血性卒中或 TIA 伴有其他 ASCVD 患者，需根据 2013 年 ACC/AHA 血脂指南，采用其他方式干预，包括生活方式改变、饮食和用药建议，在药物治疗前，应该和患者讨论治疗目标和可减少的 ASCVD 风险及潜在的副作用、药物相互作用和患者意愿。

（8）一线抗动脉粥样硬化胆固醇药物包括中等强度（LDL-C 降低 30%~50%）和高强度（LDL-C 降低≥50%）他汀。如果有他汀治疗禁忌时，使用替代药物：胆酸螯合剂、胆固醇吸收抑制剂、贝特类、烟酸。

（9）药物治疗应使非高密度脂蛋白胆固醇（non-HDL-C）和 LDL-C 低于目标值。如果患者基线胆固醇水平非常高，降脂难以达到目标值，则可将 non-HDL-C 和 LDL-C 水平下降至少 50% 作为替代目标，当 LDL-C<40mg/dl，如果能够耐受，应继续他汀治疗。

（10）如果不能达到目标值时，他汀联合二线降脂药物可以考虑，特别在高危和极高危人群中。在联合治疗前，一般应达到他汀最大耐受剂量。

（11）他汀不耐受，可以考虑减量或换用其他的他汀或替代疗法如隔天使用他汀，如果患者经上述治疗后仍不能耐受他汀，可考虑更换降脂药物种类或联合治疗。

（12）所有他汀类药物都可能引发肝酶增高，具体机制目前仍不清楚，但在肝酶增高后继续使用他汀类，没有引起肝衰竭的报道，也没有证据表明他汀与明显的肝损伤及肝衰竭有关，他汀治疗中肝衰竭发生率并不高于普通对照人群。但也要注意到，对于活动性肝病、不明原因的转氨酶持续升高以及任何原因所致血清转氨酶升高超过正常上限 3 倍、失代偿性肝硬化及急性肝功能衰竭患者，要非常慎重地加以确认。

（13）他汀类偶可引起肌病，严重时可致命，但此种不良反应很少见。肌病包括肌痛、肌炎、横纹肌溶解。他汀相关肌病的确切机制目前还不清楚，易患因素有：①高龄患者；

②体型瘦小、虚弱者；③多系统疾病；④多种药物合用；⑤特殊状态如感染、创伤、围手术期、强体力劳动；⑥合用药物或饮食；⑦他汀的用量；⑧特殊人群：甲状腺功能减退者、曾有肌酸激酶升高等；⑨遗传因素。对这类患者应用时尽量选择药物相互作用较小的他汀类药物，可降低肌病发生风险。

3. 糖代谢异常和糖尿病

（1）缺血性卒中或 TIA 患者糖代谢异常的患病率高，糖尿病和糖尿病前期是缺血性卒中患者脑卒中复发或死亡的独立危险因素，临床医师应提高对缺血性卒中或 TIA 患者血糖管理的重视（Ⅱ级推荐，B级证据）。

（2）缺血性卒中或 TIA 患者发病后均应接受空腹血糖、糖化血红蛋白（glycosylated hemoglobin，HbA1C）监测，无明确糖尿病病史的患者在急性期后应常规接受口服葡萄糖耐量试验来筛查糖代谢异常和糖尿病（Ⅱ级推荐，B级证据）。

（3）对糖尿病或糖尿病前期患者进行生活方式和（或）药物干预能减少缺血性卒中或 TIA 事件，推荐 HbA1C 治疗目标为 <7%（Ⅰ级推荐，B级证据）。降糖方案应充分考虑患者的临床特点和药物的安全性，制订个体化的血糖控制目标，要警惕低血糖事件带来的危害（Ⅱ级推荐，B级证据）。

（4）缺血性卒中或 TIA 患者在控制血糖水平的同时，还应对患者的其他危险因素进行综合全面管理（Ⅱ级推荐，B级证据）。

（5）临床医师采用以患者为中心的个体化治疗原则，基于 HbA1C 预期值、药物不良反应和毒性、潜在的非血糖性获益和花费等因素，为患者提供个体化的合理降糖方案。对于伴有糖尿病的缺血性卒中患者，严格的生活方式干预、合理的营养、脂代谢异常和高血压的治疗以及抗血小板药物的长期治疗同等重要。

（6）对于急性脑卒中或 TIA 患者，应尽快测量并监测血糖；当血糖高于 10.0mmol/L 时应该给予降糖治疗，急性期首选胰岛素，并注意防止低血糖发生，对于血糖低于 3.3mmol/L 的患者应该尽快给予补糖治疗，纠正血糖的目标为正常血糖即可、避免血糖过高。

（7）在脑卒中或 TIA 患者的长期血糖管理中，建议将 HbA1C 控制在小于 7.0%（平均血浆葡萄糖为 8.6mmol/L）水平，在保证不发生低血糖或其他严重不良反应的情况下，一些患者可选择更加严格的目标 HbA1C 水平（6.5%）（平均血浆葡萄糖为 7.8mmol/L），这些患者可能包括糖尿病病史短，预期寿命长及无严重心血管疾病的患者；对于有严重低血糖事件发生史，预期寿命短，存在严重的微血管或大血管并发症，存在其他严重并发症，以及糖尿病病史长且应用包括胰岛素在内的多种药物都难以控制血糖的患者，可考虑将目标 HbA1C 水平提高为 8.0%（平均血浆葡萄糖为 10.2mmol/L）。

（8）对于任何类型的重症脑卒中患者，推荐当血糖持续大于 10.0mmol/L 时应该给予持续静脉泵入胰岛素治疗，推荐目标血糖浓度为 7.8~10.0mmol/L。目标血糖越接近以上范围低值可能获益越大，对于部分患者，只要不发生严重低血糖，6.1~7.8mmol/L 的血糖可能是合理的。

4. 吸烟

（1）建议有吸烟史的缺血性卒中或 TIA 患者戒烟（Ⅰ级推荐，A 级证据）。

（2）建议缺血性卒中或 TIA 患者避免被动吸烟，远离吸烟场所（Ⅱ级推荐，B 级证据）。

（3）可能有效的戒烟手段包括劝告、尼古丁替代产品或口服戒烟药物（Ⅱ级推荐，B 级证据）。

5. 睡眠呼吸暂停

（1）鼓励有条件的医疗单位对缺血性卒中或 TIA 患者进行睡眠呼吸监测（Ⅱ级推荐，B 级证据）。

（2）使用持续正压通气（continuous positive airways pressure，CPAP）可以改善合并睡眠呼吸暂停的脑卒中患者的预后，可考虑对这些患者进行 CPAP 治疗（Ⅱ级推荐，B 级证据）。

6. 高同型半胱氨酸血症

对近期发生缺血性卒中或 TIA 且血同型半胱氨酸轻度到中度增高的患者，补充叶酸、维生素 B6 以及维生素 B12 可降低同型半胱氨酸水平。尚无足够证据支持降低同型半胱氨酸水平能够减少脑卒中复发风险（Ⅱ级推荐，B 级证据）。

（三）非心源性缺血性卒中或 TIA 二级预防管理

《中国缺血性卒中和短暂性脑缺血发作二级预防指南2014》——口服抗血小板药物在非心源性缺血性卒中或 TIA 二级预防中的应用推荐

（1）对非心源性栓塞性缺血性卒中或 TIA 患者，建议给予口服抗血小板药物而非抗凝药物预防脑卒中复发及其他心血管事件的发生（Ⅰ级推荐，A 级证据）。

（2）阿司匹林（50~325mg/d）或氯吡格雷（75mg/d）单药治疗均可以作为首选抗血小板药物（Ⅰ级推荐，A 级证据）。阿司匹林单药抗血小板治疗的最佳剂量为 75~150mg/d。阿司匹林（25mg）+ 缓释型双嘧达莫（200mg）2 次/d 或西洛他唑（100mg）2 次/d，均可作为阿司匹林和氯吡格雷的替代治疗药物（Ⅱ级推荐，B 级证据）。抗血小板药应在患者危险因素、费用、耐受性和其他临床特性基础上进行个体化选择（Ⅰ级推荐，C 级证据）。

（3）发病在 24h 内，具有脑卒中高复发风险（ABCD2评分≥4 分）的急性非心源性 TIA 或轻型缺血性卒中患者（NIHSS 评分≤3 分），应尽早给予阿司匹林联合氯吡格雷治疗 21d（Ⅰ级推荐，A 级证据），但应严密观察出血风险。此后可单用阿司匹林或氯吡格雷作为缺血性卒中长期二级预防一线用药（Ⅰ级推荐，A 级证据）。

（4）发病 30d 内伴有症状性颅内动脉严重狭窄（狭窄率70%~99%）的缺血性卒中或 TIA 患者，应尽早给予阿司匹林联合氯吡格雷治疗 90d（Ⅱ级推荐，B 级证据）。此后阿司匹林或氯吡格雷单用均可作为长期二级预防一线用药（Ⅰ级推荐，A 级证据）。

（5）伴有主动脉弓动脉粥样硬化斑块证据的缺血性卒中或 TIA 患者，推荐抗血小板及他汀类药物治疗（Ⅱ级推荐，B 级证据）。口服抗凝药物与阿司匹林联合氯吡格雷治疗效果的比较尚无肯定结论（Ⅱ级推荐，B 级证据）。

（6）非心源性栓塞性缺血性卒中或 TIA 患者，不推荐常规长期应用阿司匹林联合氯吡格雷抗血小板治疗（Ⅰ级推荐，A 级证据）。

（7）不同抗血小板药物的选择应基于对卒中患者的卒中复发风险进行准确分层，对于 ESSEN 评分为低危的非心源性缺血性卒中患者，可以单独应用阿司匹林，也可使用小剂量阿司匹林（25mg）加潘生丁缓释剂（200mg）的复合制剂。对于 ESSEN 评分≥3 分的患者，由于该类患者每年卒中复发的风险 >4%，因此，对该类患者在应用抗血小板药物预防脑卒中复发时，氯吡格雷优于阿司匹林。

（8）抗血小板药物的联合应用目前仍应谨慎，长期应用氯吡格雷联合阿司匹林抗血小板治疗在脑卒中二级预防中增加出血风险而不减少脑卒中复发风险，除上述两种情况外，因此一般不推荐长期应用。

（9）对阿司匹林过敏的患者，应用氯吡格雷是合理的。

（10）对于在服用阿司匹林期间仍发生缺血性卒中的患者，增大阿司匹林剂量能提供额外临床益处的证据不足，一般常常会考虑替代性抗血小板药。

（四）心源性缺血性卒中或 TIA 二级预防管理

《中国缺血性卒中和短暂性脑缺血发作二级预防指南2014》——心源性栓塞的抗栓治疗推荐

1. 心房颤动

（1）对伴有心房颤动（包括阵发性）的缺血性卒中或TIA 患者，推荐使用适当剂量的华法林口服抗凝治疗，预防再发的血栓栓塞事件。华法林的目标剂量是维持国际标准化比值（international normalized ratio，INR）在 2.0~3.0（Ⅰ级推荐，A 级证据）。

（2）新型口服抗凝剂可作为华法林的替代药物，新型口服抗凝剂包括达比加群、利伐沙班、阿哌沙班以及依度沙班（Ⅰ级推荐，A 级证据），选择何种药物应考虑个体化因素。

（3）伴有心房颤动的缺血性卒中或 TIA 患者，若不能接受口服抗凝药物治疗，推荐应用阿司匹林单药治疗（Ⅰ级推荐，A 级证据）。也可以选择阿司匹林联合氯吡格雷抗血小板治疗（Ⅱ级推荐，B 级证据）。

（4）伴有心房颤动的缺血性卒中或 TIA 患者，应根据缺血的严重程度和出血转化的风险，选择抗凝时机。建议出现神经功能症状 14d 内给予抗凝治疗预防脑卒中复发，对于出血风险高的患者，应适当延长抗凝时机（Ⅱ级推荐，B 级证据）。

（5）缺血性卒中或 TIA 患者，尽可能接受 24h 的动态心电图检查。对于原因不明的患者，建议延长心电监测时间，以确定有无抗凝治疗指征（Ⅱ级推荐，B级证据）。

（6）根据2012年《华法林抗凝治疗的中国专家共识》建议，应用华法林治疗时初始剂量为1~3mg（国内华法林主要的剂型为2.5mg和3mg），可在2~4周达到目标范围。某些患者如老年、肝功能受损、充血性心力衰竭和出血高风险患者，初始剂量可适当降低。初始剂量治疗INR不达标时，可按照1.0~1.5mg/d的幅度逐渐递增并连续检测INR，直至其达到目标值2.0~3.0之间。

（7）如果需要快速抗凝，例如静脉血栓栓塞急性期治疗，给予普通肝素或低分子肝素与华法林重叠应用5天以上，即在给予肝素的第一天或第二天即给予华法林，并调整剂量，当INR达到目标范围并持续2天以上时，停用普通肝素或低分子肝素。

（8）INR的监测频度应视患者具体情况而定。住院患者口服华法林2~3天后开始每日或隔日监测INR，直到INR达到治疗目标并维持至少两天。此后，根据INR结果的稳定性数天至1周监测1次，根据情况可延长，出院后可每4周监测1次。门诊患者剂量稳定前应数天至每周监测一次，当INR稳定后，可以每4周监测一次。如果需调整剂量，应重复前面所述的监测频率直到剂量再次稳定。由于老年患者华法林清除减少，合并其他疾病或合并用药较多，应加强监测。长期服用华法林患者INR的监测频率受患者依从性、合并疾病、合并用药药物、饮食调整等因素影响。服用华法林INR稳定的患者最长可以3个月监测一次INR。

（9）心房颤动抗凝治疗出血风险评分系统（HAS-BLED）

被推荐用于房颤患者抗凝治疗的出血风险，该评分项目包括高血压、肾和肝功能异常、卒中、出血、INRs易变、高龄和药物/酒精应用，评分为0~2分者属于出血低风险患者，评分≥3分时提示患者出血风险增高。需要指出的是，出血风险增高者发生血栓栓塞事件的风险往往也增高，这些患者接受抗凝治疗的净获益可能更大。因此，只要患者具备抗凝治疗适应证仍应进行抗凝药物治疗，而不应将HAS-BLED评分增高视为抗凝治疗禁忌证。

（10）服用华法林出现轻微出血而INR在目标范围内时，不必立即停药或减量，应寻找原因并加强监测。患者若出现与华法林相关的严重出血，首先应该立即停药，输凝血酶原复合物迅速逆转抗凝，维生素K1静脉注射5~10mg。

（11）新型口服抗凝药服用方便且无须调整剂量和频繁监测INR值，且非瓣膜心房颤动患者获益明确、出血风险低，而得到近年各国指南的推荐。多项研究验证了达比加群、利伐沙班、阿哌沙班以及依度沙班在心房颤动患者中预防脑卒中及栓塞事件的有效性及安全性，但由于在我国应用的时间和临床经验有限，广泛使用仍有困难，华法林仍然是首选的口服的抗凝药物。

2. 其他心源性栓塞

（1）伴有急性心肌梗死的缺血性卒中或TIA患者，影像学检查发现左室附壁血栓形成，推荐给予至少3个月的华法林口服抗凝治疗（目标INR值为2.5；范围2.0~3.0；Ⅱ级推荐，B级证据）。如无左室附壁血栓形成，但发现前壁无运动或异常运动，也应考虑给予 3 个月的华法林口服抗凝治疗（目标 INR 值为 2.5；范围 2.0~3.0；Ⅱ级推荐，B 级证据）。

（2）对于有风湿性二尖瓣病变但无心房颤动及其他危险因素（如颈动脉狭窄）的缺血性卒中或 TIA 患者，推荐给予华法林口服抗凝治疗（目标 INR 值为 2.5；范围 2.0~3.0；Ⅱ级推荐，B 级证据）。

（3）对于已使用华法林抗凝治疗的风湿性二尖瓣疾病患者，发生缺血性卒中或 TIA 后，不应常规联用抗血小板治疗（Ⅲ级推荐，C 级证据）。但在使用足量的华法林治疗过程中仍出现缺血性卒中或 TIA 时，可加用阿司匹林抗血小板治疗（Ⅱ级推荐，B 级证据）。

（4）不伴有心房颤动的非风湿性二尖瓣病变或其他瓣膜病变（局部主动脉弓、二尖瓣环钙化、二尖瓣脱垂等）的缺血性卒中或 TIA 患者，可以考虑抗血小板聚集治疗（Ⅱ级推荐，B 级证据）。

（5）对于植入人工心脏瓣膜的缺血性卒中或 TIA 患者，推荐给予长期华法林口服抗凝治疗（Ⅱ级推荐，B 级证据）。

（6）对于已经植入人工心脏瓣膜的既往有缺血性卒中或 TIA 病史的患者，若出血风险低，可在华法林抗凝的基础上加用阿司匹林（Ⅱ级推荐，B 级证据）。

（五）症状性大动脉粥样硬化性缺血性卒中或 TIA 的非药物治疗

《中国缺血性卒中和短暂性脑缺血发作二级预防指南2014》——症状性大动脉粥样硬化性缺血性卒中或 TIA 的非药物治疗

1. 颈动脉颅外段狭窄

（1）对于近期发生 TIA 或 6 个月内发生缺血性卒中合并同侧颈动脉颅外段严重狭窄（70%~99%）的患者，如果预计围手术期死亡和卒中复发 <6%，推荐进行颈动脉内膜剥脱术（carotid endarterectomy，CEA）或颈动脉支架置入术（carotid artery stenting，CAS）治疗（Ⅰ类，A级证据）。CEA 或 CAS 的选择应依据患者个体化情况（Ⅱ级推荐，B 级证据）。

（2）对于近期发生 TIA 或 6 个月内发生缺血性卒中合并同侧颈动脉颅外段中度狭窄（50%~69%）的患者，如果预计围手术期死亡和卒中复发 <6%，推荐进行 CEA 或 CAS 治疗（Ⅰ类，A级证据）。CEA 或 CAS 的选择应依据患者个体化情况（Ⅱ级推荐，B 级证据）。

（3）颈动脉颅外段狭窄程度 <50% 时，不推荐行 CEA 或 CAS 治疗（Ⅰ级推荐，A 级证据）。

（4）当缺血性卒中或 TIA 患者有行 CEA 或 CAS 的治疗指征时，如果无早期再通禁忌证，应在 2 周内进行手术（Ⅱ级推荐，B 级证据）。

（5）CAS适应证和禁忌证包括：①适应证：年龄>18岁，症状性狭窄>50%，非症状性狭窄>70%，知情同意；②相对禁忌证：3个月内有颅内出血；血管迂曲或变异，导管或支架等输送系统难以通过；血管病变广泛或狭窄范围过大；血管炎性狭窄，广泛血管结构异常；血管损伤部位血栓或严重钙化；昏迷或神经功能受损严重；③禁忌证：伴有颅内动脉瘤，且不能提前或同时处理者；2周内曾发生心肌梗死或较大范围脑梗死；胃肠道疾病伴有活动性出血；不能控制的高血压；对肝素、阿司匹林或其他抗血小板药物有禁忌者；对所用的造影剂、材料或器材过敏；有严重心、肝、肾及肺疾病；穿刺部位或全身有未能控制的感染。

（6）CEA适应证和禁忌证包括：①适应证：无症状血管管径狭窄程度大于80%，有症状（TIA或中风发作）血管管径狭窄程度大于50%；血管管径狭窄程度小于50%，但有溃疡性斑块形成；某些肌纤维发育不良者，大动脉炎稳定期有局限性狭窄；放疗术后或内膜剥脱术后、支架术后再狭窄；由于颈部肿瘤压迫等受压而导致的狭窄；急性动脉溶栓后残余狭窄；②禁忌证：3个月内有颅内出血，2周内有新鲜梗死；不能控制的高血压；对肝素、阿司匹林或其他抗血小板类药物有禁忌者；对造影剂过敏者；颈内动脉完全闭塞；伴有颅内动脉瘤；在30天以后预计有其他部位外科手术；2周内曾发生心肌梗死。

（7）在对CAS和CEA进行治疗选择时，考虑患者年龄是合理的。对于高龄患者（如70岁或以上），与CAS相比，CEA与较好的预后相关，尤其当动脉解剖不利于开展血管内介入治疗时。对于较年轻患者，在围操作期并发症风险（如卒中、心梗或死亡）和同侧发生卒中的长期风险上，CAS与CEA是相当的。对于症状性严重狭窄（>70%）患者，当狭窄超出手术所能及、内科情况大大增加手术风险或存在其他特殊情况，例如放射诱导的血管狭窄或CEA后再狭窄，可以考虑行CAS。

（8）根据2015年《中国缺血性脑血管病血管内介入诊疗指南2015》，在进行CAS前患者应全面的神经系统检查，包括心脏和颈动脉杂音的听诊、眼底镜视网膜血栓的检测均非常重要。美国国立卫生研究院神经功能评分用于测评神经系统功能缺失，根据分值可大致判断卒中患者的预后。患者的临床表现和阳性体征必须要与神经血管影像学资料联系，以明确其产生的原因是否源于同侧的颈动脉病变，此为定义症状性颈动脉狭窄或闭塞的关键。

（9）影像学评估包括颈动脉超声、磁共振血管造影（magnetic resonance angiography，MRA）和CT血管造影（computed tomography angiography，CTA）常常用于绝大部分颈动脉病变患者初级评估，包括病变性质和狭窄的程度。北美症状性颈动脉切除试验（north american symptomatic carotid endarterectomy trial，NASCET）、欧洲颈动脉外科手术试验（european carotid surgery trial，ECST）一般均采用有创的血管造影检查评估颈动脉狭窄程度。在有些情况下，血管超声和CTA等无创方法可用于评估颈动脉病变，并帮助血管内重建手术的制定，但目前在我国尚不能代替数字减影血管造影（digital subtraction angiography，DSA）的作用。颈动脉狭窄的计算方法一般参考 NASCET 法。

（10）术前应予抗血小板，术中给予抗凝。患者至少在手术前 24h 服用阿司匹林（100~300mg）和氯吡格雷（75~300mg），但最好是在 CAS 术前 4d 即开始服用。CAS 术前和术后需进行系统的神经功能评估。在手术过程中，可根据患者情况给予镇静药物。另外，需常规监测患者的生命体征和血氧饱和度。一般通过股动脉置鞘。整个手术过程应进行全身肝素化。

（11）术后根据患者的情况进行生命体征监护，观察穿刺部位和神经功能状态，在能够耐受的情况下，术后阿司匹林需终身服用，联用氯吡格雷最少 3 个月。

（12）CEA 操作应按照神经外科相关指南进行。

2. 颅外椎动脉狭窄

（1）症状性颅外椎动脉粥样硬化狭窄患者，内科药物治疗无效时，可选择支架置入术作为内科药物治疗辅助技术手段（Ⅱ级推荐，C 级证据）。

（2）适应证和禁忌证同 CEA。

（3）颅内外血管病变检查有助于了解卒中的发病机制、病因和治疗方案的选择。常用检查包括颈部血管超声、经颅多普勒、MRA、CTA 和 DSA 等。DSA 的准确性最高，是诊断血管病变的金标准。但存在有创性和具备一定风险性是其主要缺点。诊断性造影检查有助于明确病变血管部位、直径、病变长度、偏心率、病变血管及其邻近血管发出的分支或穿支动脉、后交通动脉和颈外动脉 - 椎动脉侧支血管是否存在。

应从多个角度全面评价椎 - 基底动脉颅内外段的情况。必要时对后循环血流储备情况进行评估。

（4）椎动脉狭窄患者实施血管内介入治疗术前 3~5d 应开始口服阿司匹林（100~300mg/d）和氯吡格雷（75mg/d）。如患者需行急诊介入，则应口服负荷剂量抗血小板药物（阿司匹林 300mg 和氯吡格雷 300mg）。术后应口服氯吡格雷至少 3 个月，终身服用阿司匹林。

3. 颅内动脉狭窄

（1）对于症状性颅内动脉粥样硬化性狭窄 >70% 的缺血性卒中或 TIA 患者，在标准内科药物治疗无效的情况下，可选择血管内介入治疗作为内科药物治疗的辅助技术手段，但患者的选择应严格和慎重（Ⅲ级推荐，C 级证据）。

（2）术前已接受长期阿司匹林治疗的患者应在介入治疗前每天给予 100~300mg；以往未服用阿司匹林的患者应在介入术前至少 2 小时，最好 24 小时前给予 300mg 口服。术后对于无不良反应的患者，应长期服用阿司匹林。术后氯吡格雷（75mg/d）与阿司匹林联用应不少于 3 个月。

（3）颅内动脉介入操作两种最严重且最常见的并发症是颅内出血和缺血事件。前者是最主要的致死原因，颅内出血最常见的临床表现有突然剧烈头痛、恶心、呕吐及意识水平快速下降。怀疑颅内出血且病情许可，应行头颅 CT 扫描。内科治疗重点应放在控制高颅压和减少或控制继续出血。必要时使用鱼精蛋白、新鲜冷冻血浆或输注血小板等治疗方法。如果出血量较大，应请神经外科干预。血管内治疗后如果出现短暂性或持续性新发神经系统体征时，需要对治疗血管和其他血管进行评估，支架内急性血栓形成或血管痉挛都可导致缺血事件。如有急性血栓形成，除了使用抗栓药物外，必要时可行急诊溶栓或取栓等多模式治疗。

（六）其他特殊情况脑卒中二级预防管理

《中国缺血性卒中和短暂性脑缺血发作二级预防指南2014》——其他特殊情况下脑卒中患者的治疗

1. 动脉夹层

（1）颅外颈动脉或椎动脉夹层的缺血性卒中或 TIA 患者，至少进行 3~6 个月的抗凝或抗血小板治疗（Ⅱ级推荐，B级证据）。

（2）有颅外颈动脉或椎动脉夹层的缺血性卒中或 TIA 患者，使用最佳药物治疗但仍出现明确的复发脑缺血事件，可以考虑支架置入术（Ⅱ级推荐，C 级证据）。

（3）颅外颈动脉或椎动脉夹层的缺血性卒中或 TIA 患者，如果不具有血管内治疗指征或血管内治疗失败，可考虑外科手术治疗（Ⅱ级推荐，C 级证据）。

2. 卵圆孔未闭（patent foramen ovale，PFO）

（1）伴有 PFO 的缺血性卒中或 TIA 患者，如无法接受抗凝治疗，可予抗血小板治疗（Ⅰ级推荐，B 级证据）。

（2）PFO 伴有静脉源性栓塞的缺血性卒中或 TIA 患者，推荐抗凝治疗（Ⅰ级推荐，A 级证据）；当存在抗凝禁忌时，可考虑放置下腔静脉过滤器（Ⅱ级推荐，B 级证据）。

（3）PFO 不伴深静脉血栓的缺血性卒中或 TIA 患者，不建议行 PFO 封堵术（Ⅰ级推荐，A 级证据）。PFO 伴有深静脉血栓的缺血性卒中或 TIA 患者，可考虑 PFO 封堵术（Ⅱ级推荐，B 级证据）。

3. 未破裂动脉瘤

伴有小的未破裂动脉瘤（直径 <10mm）的缺血性卒中或 TIA 患者，抗血小板治疗可能是安全的（Ⅱ级推荐，C 级证据）。

4. 烟雾病

烟雾病患者发生缺血性卒中或 TIA 时，应首先考虑颅内外血管重建手术治疗。不能接受手术治疗者，建议口服抗血小板治疗。长期服用抗血小板药物或服用两种及以上抗血小板药物会增加出血风险（Ⅱ级推荐，C 级证据）。

5. 颅内出血后抗栓药物的使用

（1）抗栓治疗相关颅内出血发生后，应评估患者的抗栓风险及效益，选择是否继续抗栓治疗（Ⅱ级推荐，B 级证据）。

（2）在急性脑出血、蛛网膜下腔出血或硬膜下血肿后，患者如需恢复或启动抗栓治疗，建议在发病 1 周后开始（Ⅱ级推荐，B 级证据）。

（3）对于出血性脑梗死患者，根据具体临床情况和潜在的抗凝治疗指征，可以考虑继续进行抗栓治疗（Ⅱ级推荐，C级证据）。

二、脑出血二级预防管理

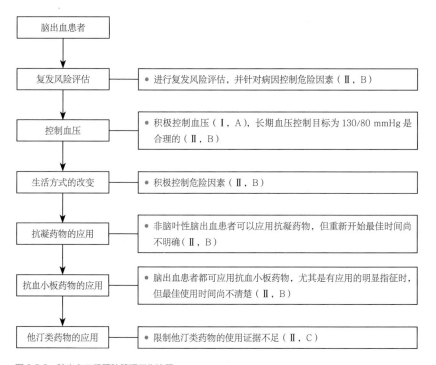

图 8-5-2　脑出血二级预防管理工作流程

脑出血二级预防管理

《2015AHA/ASA 自发性脑出血最新诊疗指南》和《中国脑出血诊治指南（2014）》——脑出血复发的预防推荐

1. 指南推荐

（1）对患者脑出血复发风险分层评估将影响治疗策略，脑出血复发风险应考虑以下因素：①初发脑出血的出血部位；②高龄；③ MRIGRE 序列显示微出血病灶及其数量；④正在口服抗凝药物；⑤载脂蛋白 E ε2 或 ε4 等位基因的携带者（Ⅱa 类推荐，B 级证据）；应对脑出血患者进行复发风险评估，并针对病因控制危险因素（Ⅱ级推荐，B 级证据）。

（2）所有脑出血患者均应控制血压（Ⅰ类推荐，A 级证据）；积极治疗高血压病是预防脑出血复发的有效手段（Ⅰ级推荐，B 级证据），推荐血压控制目标为 <140/90mmHg（Ⅱ级推荐，B 级证据）。脑出血发生后应立即给予控制血压的措施（Ⅰ类推荐，A 级证据）。

（3）生活方式的改变，包括避免每天超过 2 次的饮酒，避免吸烟和药物滥用，以及治疗阻塞性睡眠呼吸暂停等可能对预防脑出血复发是有益的（Ⅱb 类推荐，B 级证据）。

（4）非瓣膜性房颤患者建议避免长期服用抗凝药物以防增加自发性脑叶脑出血患者复发风险（Ⅱa 类推荐，B 级证据）。

（5）非脑叶性脑出血患者可以应用抗凝药物，所有脑出血患者都可应用抗血小板药物，尤其是有应用这些药物的明显指征时（Ⅱb 类推荐，B 级证据）。

（6）抗凝药物相关性脑出血患者重新开始口服抗凝药物的最佳时间尚不明确。在非机械性瓣膜患者中，至少在 4 周内避免口服抗凝药物（Ⅱb 类推荐，B 级证据）。如果有使用指征，脑出血发生后数天可开始阿匹匹林单药治疗，尽管其最佳使用时间尚不清楚（Ⅱa 类推荐，B 级证据）。

（7）在伴有房颤的脑出血患者中使用达比加群、利伐沙班或阿哌沙班减少复发风险的有效性尚不清楚（Ⅱb 类推荐，C 级证据）；

（8）没有足够证据表明脑出血患者中应限制他汀类药物的使用（Ⅱb 类推荐，C 级证据）。

2. 临床应用

（1）临床医生对首次发生的脑出血要明确病因学机制，根据病因脑出血可分为原发性脑出血和继发性脑出血。原发性脑出血主要是指高血压性脑出血（占 80% 以上），少数为脑淀粉样变性及不明原因的脑出血。继发性脑出血是指继发于以下原因的脑出血，如血管畸形、动脉瘤、凝血功能障碍、抗凝或抗血小板药物治疗后、溶栓治疗后、梗死后出血转化、血液病、烟雾病、原发性或转移性肿瘤、静脉窦血栓形成、血管炎、妊娠及其他明确的病因。脑出血的病因构成及病因相关因素研究对治疗措施的选择非常重要。

（2）脑出血病因诊断在急性期 CT 平扫可迅速、准确地显示脑出血的部位、出血量、占位效应、是否破入脑室或蛛网膜下腔及周围脑组织受损的情况，是首选的影像学检查方法。标准 MRI 包括 T1、T2 及质子密度加权序列在慢性出血及发现血管畸形方面优于 CT，在急性期脑出血诊断应用上有其局限性，但磁敏感加权成像对少或微量脑出血十分敏感。脑血管包括颅内静脉系统检查有助于了解导致脑出血病变的血管及病因，指导选择治疗方案。

（3）原发性脑出血多存在易发生脑出血的危险因素，不同部位出血的危险因素可不相同。如脑叶出血通常认为与非高血压因素关系密切，而深部脑出血被认为与高血压密切相关。这些危险因素也对继发性脑出血患者有促发出血作用，因此了解可控制的危险因素对脑出血再发的预防非常重要，脑出血可控制的危险因素主要包括高血压、吸烟、饮酒、糖尿病、血脂水平、其他（如药物使用史）等，高血压仍是目前预防脑出血发生和复发最重要的可干预因素。

（4）脑出血再发出血风险因素主要包括原发性淀粉样血管病、高血压控制不佳、华法林相关脑出血，以及抗栓溶栓后脑出血。对于那些反复发生于脑实质的出血，需要高度怀疑存在隐性血管瘤或血管淀粉样变，这种情况依靠单纯的降压治疗往往无效，必须在降压的基础上结合其他干预措施去除病灶。

参考文献

1. 中华医学会神经病学分会，中华医学会神经病学分会脑血管病学组. 中国缺血性卒中和短暂性脑缺血发作二级预防指南 2014. 中华神经科杂志，2015，48（4）: 258-273.

2. Kernan WN，Ovbiagele B，Black HR，et al . Guidelines for the prevention of stroke in patients with stroke and transient ischemic

attack: a guideline for healthcare professionals from the American Heart Association/American Stroke Association. Stroke, 2014, 45（7）: 2160-2236.

3. Stone NJ, Robinson JG, Lichtenstein AH, et al. 2013 ACC/AHA guideline on the treatment of blood cholesterol to reduce atherosclerotic cardiovascular risk in adults: a report of the American College of Cardiology/American Heart Association Task Force on Practice Guidelines. Circulation, 2014, 129（25 Suppl 2）: S1-45.

4. 中华医学会心血管病学分会. 华法林抗凝治疗的中国专家共识. 中华内科杂志, 2013, 52（1）: 76-82.

5. 中华医学会神经病学分会, 中华医学会神经病学分会脑血管病学组, 中华医学会神经病学分会神经血管介入协助组. 中国缺血性脑血管病血管内介入诊疗指南 2015. 中华神经科杂志, 2015, 48（10）: 830-837.

6. 中华医学会神经病学分会, 中华医学会神经病学分会脑血管病学组. 中国脑出血诊治指南（2014）. 中华神经科杂志, 2015, 48（6）: 435-444.

7. Hemphill JC 3rd, Greenberg SM, Anderson CS, et al. Guidelines for the Management of Spontaneous Intracerebral Hemorrhage: A Guideline for Healthcare Professionals From the American Heart Association/American Stroke Association. Stroke, 2015, 46（7）: 2032-2060.

（高峰　楼敏　徐安定）

第六节 卒中后康复

一、总论

（一）卒中康复单元

卒中康复单元是正规组织的，有明确的空间位置界定，由足够的多专业人员组成小组，包括医生（康复医生、神经科医生或其他有卒中康复技能的医生）、护士、物理治疗师、作业治疗师、言语治疗师、社会工作者、营养师、娱乐治疗师和心理医生组成。

卒中康复单元可更好地减少脑卒中患者死亡率，缩短住院时间，提高患者的独立性和生活质量。

（二）脑卒中三级康复

脑卒中三级康复是指从急性期到稳定期到恢复期的三个阶段的康复。

一级康复即急性期康复：是指脑卒中患者发病早期在综合医院急诊、神经内科所进行的早期康复，也包括在康复医学科的早期康复治疗。

二级康复即稳定期康复：是指患者病情稳定，从综合医院康复医学科转到康复医院、康复中心或下一级医院康复医学科的康复。

三级康复即恢复期康复：在患者较长期的恢复过程中，在社区资源和家庭环境中的持续康复治疗。

1. 级康复

在急性期最重要的是预防再发脑卒中和并发症，鼓励患者重新开始自理活动，并给予患者及其家属精神支持。康复小组应该在患者住院 48 小时内评估患者。初期评定应包括对患者病情严重程度的评价，对并发症的评价，以及对功能障碍的评价。

患者病情的基础评价包括卒中危险因素评价、并发症评价、意识和认知功能评价、吞咽功能评价、深静脉血栓危险性评价和情绪评价等。对并发症的评价和预防包括是否存在吞咽呼吸障碍、营养不良和脱水、皮肤破溃、深静脉血栓、尿便障碍，是否有疼痛、骨质疏松、癫痫发作，以及预防摔倒。

此阶段多为卧床期，主要进行良肢位摆放，关节被动活动，早期床边坐位保持和坐位平衡训练。

2. 二级康复

二级康复一般在康复中心、康复医院或下一级综合医院中的康复医学科进行。患者转入后，首先由康复医生采集病史，对患者进行全身查体和功能评价，在运动、感觉、交流、认知、ADL 及社会支持度等方面进行筛查。

康复计划应包括出院前对患者需求的评估以确保到社区的平稳过渡。出院计划包括家庭参访，最好在出院前进行，主要是考虑到功能和认知能力的变化可能影响到患者在家里的安全性，因此要对患者家庭环境的安全性和家具和房屋调整的需要进行评估。与社区康复者取得合作，尤其对于偏远或农村患者，以平稳过渡到社区。

教育和训练照护者以更好地帮助患者进行日常生活活动、提高独立水平。应向患者及家属介绍其能够获得自我管理和健康服务体系的资源。

3. 三级康复

患者经过一段时间专业康复后，如果可以进行社区生活，就可以考虑让患者出院。康复医生应当准备一份患者诊治经过的总结报告，并明确出院后的康复治疗计划。社区康复医生在二级康复的基础上，根据患者居住环境制定康复计划并负责实施训练。

二、脑卒中后运动功能康复

脑卒中后运动功能的康复流程如图 8-6-1。

（一）脑卒中后运动功能训练

1. 脑卒中后早期

患者卧床，此时康复训练重点是保持良肢位，防止出现异常运动模式，诱发主动运动出现。随着病情好转，患者肌

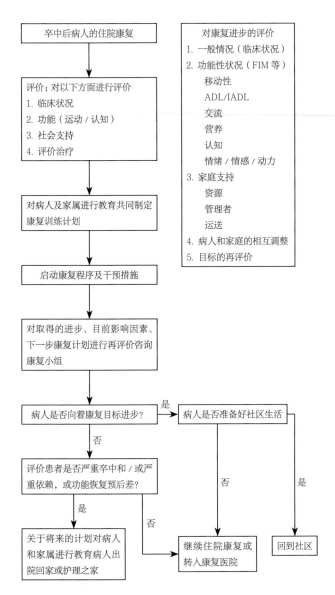

图 8-6-1　脑卒中后运动功能的康复流程

张力已增高，出现共同运动，并可初步做到某些关节的独立运动。此时，康复目的是降低肌张力，破坏像共同运动那样的全身性运动模式，提高日常生活能力，减少卒中后并发症。

2. 卒中后运动功能训练

（1）正确的床上卧位与变换：卒中后早期应使患者肢体处于良肢位，预防压疮和肢体挛缩。

1）正确的床上卧位：①仰卧位；②健侧卧；③患侧卧位。

2）正确的床上体位变换：床上体位变换包括翻身、起坐、床上移动。

（2）抑制肌紧张的训练

①降低躯干肌紧张，抑制痉挛的训练；②抑制上肢屈肌，下肢伸肌痉挛的训练；③手指与腕关节痉挛的抑制；④分指板。

（3）促进随意运动及分离运动的训练：①上肢内收外展及旋转训练；②上肢控制能力训练；③滚筒训练；④髋关节伸展的控制训练：即搭桥运动；⑤下肢屈曲、伸展的控制训练；⑥下肢负重的准备训练。

（4）提高肢体自主运动的训练：①促进肩关节自主运动训练；②促进肘关节自主运动训练；③前臂随意性运动训练；④起立动作训练。

（5）作业活动：治疗师可因地制宜地选择有效的、适合不同患者的活动。①利用倾斜台的活动；②木钉盘活动；③桌上作业活动，如指导患者摆木块拼图等；④训练手指抓握和移动物体的训练；⑤在对上肢不予支撑的较低的肢位下进行的活动；⑥选择性练习肩关节某个方向的训练。

（6）步行训练：①双杠内的步行训练；②拄拐步行训练：拐杖步行通常采用三动作步行和两动作步行两种方式；③上下楼梯训练：上楼梯的顺序是：拐杖（或健手）→健侧下肢→患侧下肢，下楼梯时的顺序是：拐杖→患侧下肢→健侧下肢；④纠正偏瘫步态的训练。

（7）提高运动灵活性的训练：①提高站立稳定性的训练；②站立同时使用上肢的活动；③缓解运动中肌肉痉挛的方法。

3. 日常生活活动训练

（1）进食：患者可取坐位进食，应对餐具进行改造。若患者处于卧床期，应从患侧将食物送入口腔后部。如患者存在吞咽障碍，应进行针对性训练。

（2）梳洗：包括洗脸、洗手、刷牙及剪指甲等。

（3）更衣：包括套头衫、前开衫、裤子及鞋袜的穿脱。

（4）转移和移乘：包括床和椅子之间的转移及轮椅驱动。

（5）如厕：可指导轮椅患者独立完成如厕或制作蹲式木架等。

（二）卒中后继发障碍的康复

卒中后偏瘫患者常有肩关节半脱位、肩—手综合征、肩痛、体位性低血压、关节挛缩等继发障碍。因此，发病早期即应采取康复措施，预防继发障碍的发生，对已发生的继发障碍应积极治疗。

1. 肩关节半脱位

卒中后，当处于弛缓性瘫期肩关节周围的固定机构强度降低，加上患肢本身的重力作用，使肱骨头脱出关节囊，形成肩关节半脱位。较轻的脱位可随着患肢肌张力的增高而有所恢复。

（1）诊断：视诊可见肩胛带下降，肩胛骨下角较健侧低，可呈翼状肩胛；肩关节向下倾斜；在肩峰与肱骨头之间可摸到凹陷。严格诊断需拍 X 光片确定，病侧肩正位片，肩峰与肱骨头之间的间隙 >14mm；两侧肩正位片相比，病侧上述间隙比健侧 >10mm 或以上。

（2）治疗：①正肩胛骨；②训练肩关节周围的固定肌群；③肩关节的被动活动。

2. 肩—手综合征

脑卒中后患肢长时间处于不良体位，尤其是过度掌屈位，加之患者活动少，患肢输液诱发手浮肿，过度背屈等诱因可诱发患手水肿和疼痛。此外颈交感神经受刺激导致功能异常。这些原因可导致患者发生肩—手综合征。发展至中期可致手部肌肉明显萎缩，晚期则有手部的特征畸形。

（1）诊断与分期

肩—手综合征的诊断为：患者有神经系统疾病；患侧肩手痛，皮肤潮红，皮温上升；手指屈曲受限；局部无外伤、感染证据，也无周围血管病的证据。其分期见 表8-6-1 。

表 8-6-1　肩—手综合征的分期

Ⅰ期　肩痛，活动受限，同侧手腕、指肿痛，出现发红，皮温上升等血管运动性反应。X线下可见手与肩部骨骼有脱钙表现。手指多呈伸直位，屈曲时受限，被动屈曲可引起剧痛。此期可持续 3~6 个月，以后或治愈或进入Ⅱ期。

Ⅱ期　肩手肿胀和自发痛消失，皮肤和手的小肌肉有日益显著的萎缩。有时可引起 Dupuytren 挛缩样掌腱膜肥厚。手指关节活动度日益受限。此期可持续 3~6 个月，如治疗不当进入Ⅲ期。

Ⅲ期　手部皮肤肌肉萎缩明显，手指完全挛缩，X线上有广泛的骨腐蚀，已无恢复希望。

（2）治疗

1）伸展患手掌指关节。

2）向心性缠线压迫法：用直径 1~2mm 的线绳从远端向近端缠绕患手每一手指及手掌，缠到腕关节为止，再一一解开绳。每天反复进行。

3）冰水浸泡法：治疗师手持患手浸泡在 1∶2 的冰水中，以治疗师能耐受的时间为准。

4）冷—温水交替浸泡法：以 10℃ 左右自来水和 40℃ 左右的温水交替浸泡。冷水浸泡 5~10 分钟，温水浸泡 10~15 分钟。在偏瘫早期此法效果较好。

5）主动运动法：鼓励患者做患手主动运动，也可用健手辅助。但在有疼痛和水肿时不宜进行肘伸展位负重练习。

6）被动运动

7）其他治疗方法：可口服肾上腺皮质激素，可用强的松 10mg，每日 3 次，或 30mg，每日 1 次，连用 2~3 周。或颈星状神经节阻滞等。

3. 肩痛

（1）早期症状：突然产生疼痛后，应尽早治疗。活动上肢之前，要活动肩胛骨及做躯干旋转运动，指导患者按正确方法做健侧上肢带动患侧上肢的运动，保持良好的肢位并按正确的方法做转移、穿衣动作及辅助步行等。

（2）较重症状：可采取：①床上体位：为使肩胛骨能自由活动，应取侧卧位。先从仰卧位转至1/4患侧或健侧卧位，持续约15分钟再恢复原卧位，逐步延长侧卧位时间，用几天时间达到完全侧卧位；②活动训练：从患侧上肢近端部分开始活动肩及肩胛骨。

（3）几种肩部活动训练方法

1）肩胛骨的被动活动及患侧负重训练。

2）患者取坐位，平举双手，身体前倾摸自己的脚，治疗师于患者前方，双手放在患者肩胛骨上带动这一动作。

3）患者取坐位，双手叉握，放在前方的大球上，身体前倾推动大球离开双膝，然后使球返回。该动作既有屈髋运动，也有肩关节屈曲运动。

4）患者坐于桌前，双手叉握放于一块毛巾上，尽量向前推，由躯干运动带动肩关节运动。

5）体位变换，从仰卧位转至患侧卧位，以抑制躯干及患侧上肢痉挛。治疗师要保护患肩。

除运动疗法外，对肩痛还可使用口服镇痛药、局部止痛药、局部封闭等药物治疗，也可采用红外照射、微波治疗等物理疗法。

（三）新型康复技术的应用

1. 主动式音乐治疗

音乐治疗是运用医学心理学、物理学、美学及康复学等多学科交叉的理论和方法，通过患者本人参与演唱、演奏或选择欣赏音乐来达到治病、保健效果的一种治疗方法。主要分为主动式音乐治疗，被动式音乐治疗及综合性音乐治疗。

2. 虚拟现实康复技术

虚拟现实（virtual reality，VR）是一组技术的总称。中文译为"虚拟现实、灵境、幻境、幻真"等。虚拟现实是由计算机硬件和软件合成人工环境，使沉浸其中的用户产生视、听、触等感觉，并在三维视觉空间中获得人机交互体验，力求给用户造成与现实世界的真实环境一样的印象。VR系统有三个非常显著的特征：即交互性（interactivity）、沉浸感（illusion of immersion）和构想（imagination）。VR技术主要针对上肢及下肢运动障碍，康复训练时期主要是亚急性期、慢性期为主。

3. 运动想象治疗

运动想象（motor imagery，MI）是指运动活动在内心反复地模拟、排练，而不伴有明显的身体运动，即在暗示的指导下，在头脑中反复想象某种运动动作或运动情境，从而提高运动技能。是排演或模仿一个给定动作的心理过程，根据运动记忆在大脑中激活某一运动的特定区域，从而达到提高运动功能的目的。

运动想象作为一个较为抽象的概念，是否具备运动想象能力，运动想象的感受强度如何，直接影响研究的结果。所以选择运动想象任务时以提高肢体运动功能的单纯活动为主。

三、卒中后吞咽障碍的管理

是指针对脑卒中患者自入院到出院，以及出院后的社区内治疗和康复过程中的所有与吞咽功能相关的措施。包括：①多学科吞咽管理小组；②吞咽障碍的筛选；③专业人员对吞咽功能进行详细评估；④治疗以及再评估；⑤出院后社区管理，包括患者在家中进行管饲饮食的管理和护理。

（一）吞咽障碍管理小组

多学科小队的组成人员包括来自数个领域内的专业人员。与吞咽障碍患者接触的所有人员，均需要接受关于吞咽方面的培训。包括：

1. 医生：负责患者所存在疾病的诊断以及所需治疗，包括药物治疗等。

2. 语言治疗师（speech-language pathologist，SLP）：患者吞咽功能的临床床旁评估；在小队其他成员的帮助下制定吞咽障碍管理的计划；完成放射学和柔软光学内镜的吞咽评估并对结果进行分析和解释。

3. 作业治疗师（occupational therapist，OT）：评估手到口的模式，评估是否需要辅助器具来提高自己进食的能力；制定计划来促进患者的坐位平衡和耐受能力，保证患者能坐在椅子上足够时间完成进餐。

4. 物理治疗师（physical therapist，PT）：促进患者保持进食及吞咽时需要的最佳姿势和体位；评估患者是否需要特制的椅子和垫子，以保证患者能更好地维持进食和吞咽时需要的姿势。

5. 护士：执行和护理由语言治疗师以及多学科小队作出的吞咽计划；监测并记录肺部的情况并每日监测体温；记录每日患者进食的量。

6. 营养师：保证患者的食物能达到语言治疗师所制定的食物和液体的黏度，保证充分的营养及水分的摄入；与语言治疗师保持密切联系，时刻对患者的饮食做必要的调整，无论是内容上还是食物的形态上。

7. 社会工作者：作为患者与多学科小队之间的联络者，并与患者的家庭保持联系；同患者及家庭成员商议，促进为患者作出的方便患者行动的家居设计方面的改造。

8. 放射科医生：操作电视透视吞咽功能评估；与言语治疗师一起对电视透视检查结果进行解释；根据检查结果同语言治疗师一起为医生提出治疗建议。

（二）吞咽障碍的管理流程

在院期间的吞咽障碍的管理包括五个步骤^{（图8-6-2）}：

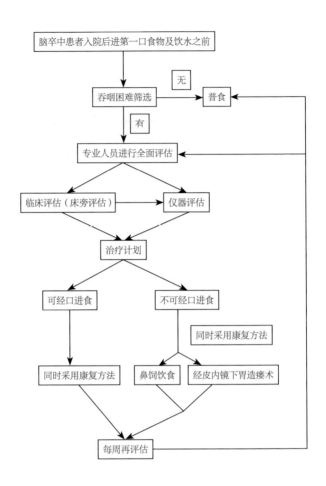

```
     ┌─────────────────────────────────┐
     │    脑卒中患者入院后进第一口食物及饮水之前    │
     └─────────────────────────────────┘
                    │
                    ▼
          ┌──────────┐      无      ┌──────┐
          │  吞咽困难筛选  │─────────────▶│  普食  │◀────────────┐
          └──────────┘              └──────┘            │
                 │ 有                                   │
                 ▼                                      │
          ┌──────────────┐                             │
          │  专业人员进行全面评估  │◀───────────────────────────┤
          └──────────────┘                             │
              ╱         ╲                               │
             ▼           ▼                              │
  ┌──────────────┐   ┌──────────┐                      │
  │  临床评估(床旁评估)  │──▶│  仪器评估  │                      │
  └──────────────┘   └──────────┘                      │
              ╲         ╱                               │
               ▼       ▼                                │
            ┌──────────┐                                │
            │   治疗计划   │                               │
            └──────────┘                                │
              ╱       ╲                                 │
             ▼         ▼                                │
     ┌──────────┐   ┌────────────┐                     │
     │  可经口进食  │   │  不可经口进食   │                     │
     └──────────┘   └────────────┘                     │
                         │    ┌──────────────┐          │
                         │    │  同时采用康复方法    │          │
                         │    └──────────────┘          │
          ▼              ▼          ▼                   │
  ┌──────────────┐  ┌────────┐  ┌──────────────────┐   │
  │  同时采用康复方法    │  │  鼻饲饮食  │  │  经皮内镜下胃造瘘术      │   │
  └──────────────┘  └────────┘  └──────────────────┘   │
           ╲            │           ╱                  │
            ▼           ▼          ▼                   │
              ┌──────────────┐                         │
              │    每周再评估      │─────────────────────────┘
              └──────────────┘
```

图 8-6-2　吞咽障碍患者的管理流程

第一步：筛查

　　在脑卒中患者入院后，进食第一口食物或水前必须进行吞咽障碍的筛选，一般在 24 小时内完成。筛查的目的是发现那些可能存在吞咽困难的患者，并请专业人员进行详细评估，如果没有存在吞咽障碍，则可以进普食。对于那些不能进行评估的患者，应该每日进行筛选。筛选的路径应当清晰明确，各种可能结果有具体执行路径。

第二步：评估

在患者入院后 48 小时之内，由专业人员完成对吞咽困难患者的全面详细评估，包括临床床旁评估和仪器评估，明确吞咽障碍发生的机制，并制定进食方法和治疗计划；由于吞咽障碍容易导致营养不良，因此在做吞咽评估的同时，还需要营养师等做营养状态的评估，同时制定营养干预计划。

1. 临床床旁评估

是指由专业人员或语言治疗师在床旁，根据卒中病人有关吞咽的症状和体征判断吞咽困难是否存在及其程度的方法。包括四个方面：

（1）患者的一般状况、智能、姿势控制等情况。

（2）吞咽困难的相关主诉。

（3）吞咽器官的感觉、运动、反射、结构的体格检查。

（4）试验性吞咽：令患者吞咽不同量及黏度的食物，通常包括水、稠糊状、固体这三种黏度的食物，观察吞咽过程中的异常。

临床床旁评估的路径：本路径摘自 Maria H Provencio-Arambula 等所著《成人吞咽困难的评估》，可供参考。

详细临床吞咽检查路径

我将检查一下您的咽水情况：

（1）在我们检查之前，您必须记住：坐直；当您吞咽时保持头部像往常一样的位置。

（2）吞咽时不要讲话；在评价过程中遵循治疗师的指导。

（3）当您吞咽时我会把手指放在喉部。

（4）这将给我提供您吞咽过程中肌肉运动的信息。

普通液体详细临床吞咽检查（表8-6-2）

表8-6-2　普通液体

首先，我将要求您喝一些水。 按照平时习惯喝一口杯里的水并咽下去。	是	否
闭唇		
舌抬高		
舌的前后运动		
口腔通过时间		
舌后部控制		
多次吞咽		
每口食团的吞咽次数		
吞咽的启动 　正常范围内 　延迟		
发音品质 　清晰 　潮湿的／汩汩声 　嘶哑的		
咳嗽 　在吞咽之前 　在吞咽过程中 　在吞咽之后		

清嗓		
在吞咽之前		
在吞咽过程中		
在吞咽之后		
喉的评价		
呼吸改变		
血氧饱和度水平		
较差的头部 / 颈部控制		
疲劳		

按照同样的评定内容，观察：

（1）喝一口杯中的水，含住，头转向左侧 / 右侧，然后吞咽。

（2）喝一口杯中的水，含住，下巴贴着胸前，然后吞咽。

（3）喝一口杯中的水，含住，头转向左侧 / 右侧，并将下巴尽量贴在胸前，然后吞咽。

（4）用吸管吸一口水，吞咽。

（5）用吸管吸一大口水，吞咽。

（6）用吸管吸一口水，含住，头转向左侧 / 右侧，然后吞咽。

（7）用吸管吸一口水，含住，头转向左侧 / 右侧，并将下巴尽量贴在胸前，然后吞咽。

（8）用勺子饮一口水，含住，头转向左侧 / 右侧，然后吞咽。

（9）用勺子饮一口水，含住，下巴贴着胸前，然后吞咽。

（10）用勺子饮一口水，含住，头转向左侧／右侧，并将下巴尽量贴在胸前，然后吞咽。

以上吞咽中仍然观察上表中的内容。并对其他类型黏度的液体进行测试。

2. 仪器评估

电视透视检查是目前吞咽功能评估的金标准。柔软光学内镜吞咽功能评估可以在一定程度上替代前者。仪器评估可让语言治疗师更好的理解病理生理的改变。

第三步：治疗

由专业人员对吞咽生理进行分析之后，才能给出食物改进和代偿性方法的建议。而且最好在柔软光学内镜吞咽功能评估（FEES）或电视透视检查吞咽功能评估（VFSS）对吞咽功能进行评估后，再给出治疗建议。应对食物和液体的摄入量及情况进行监测，必要时请营养师会诊，指导营养摄入。

第四步：再评估

专业人员要保证对患者进行定期再次评估，以便及时调整进食方法和治疗计划。

第五步：人员培训和健康教育

培训包括四个方面：

（1）参与筛选工作的培训。

（2）参与吞咽障碍评估的培训。

（3）吞咽障碍护理人员的培训。

（4）照看者和患者所接受的培训。

患者出院后需要对社区医生进行适当培训，完成在社区内的后续治疗，并再评估，调整治疗方案。对管饲饮食的状况进行评估，护理人员需要定期对鼻饲管或其他喂养管进行护理和更换。

四、卒中后言语功能障碍的康复

（一）失语症

1. 失语症的诊断流程

（1）按照西部失语症成套测验量表的诊断流程 ^{图 8-6-3}：

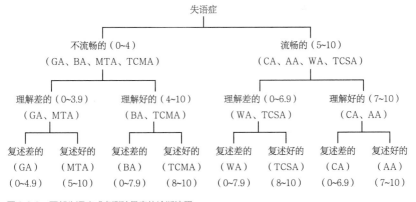

图 8-6-3　西部失语症成套测验量表的诊断流程

（2）依据我国汉语的成套测验（ABC检查法）诊断流程为 ^{（图8-6-4）}：

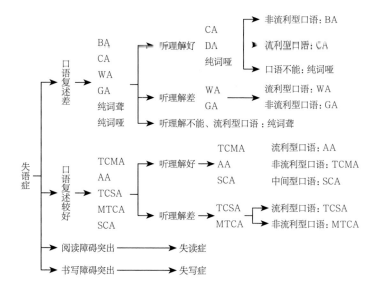

BA：Broca失语（brocaaphasia，BA）

WA：Wernicke失语（Wernicke aphasia，WA）

CA：传导性失语（conduction aphasia，CA）

TCMA：经皮质性运动性失语（transcortical motor aphasia，TCMA）

TCSA：经皮质性感觉性失语（transcortical sensory aphasia，TCSA）

MTA：经皮质混合性失语（Mixed transcorticalaphasia，MTA）

GA：完全性失语（global aphasia，GA）

AA：命名性失语（anomic aphasia，AA）

SCA：皮质下失语综合征（subcortical aphasia）

图 8-6-4　我国汉语的成套测验（ABC检查法）诊断流程

2. 失语症的类型、病灶及表现特征^(表8-6-3)。

表 8-6-3　常见失语症类型、病灶及表现特征

失语症类型	病灶部位	图示	流利性	复述	语言、文字理解	朗读	书写	命名
Broca 失语（BA）	左额下回后部		×（电报式言语）	×	△	×	×	×
Wernicke 失语（WA）	左颞上回后部		○（错语、杂乱语）	×	×	×	×	×
传导性失语（CA）	左弓状束及缘上回		○（找词困难、错语）	×	△	×	×	×
完全性失语（GA）	左额顶颞叶大灶		×（刻板语言）	×	×	×	×	×
经皮质运动性失语（TCMA）	左 Broca 区上部		×	○	○	△	×	△
经皮质感觉性失语（TCSA）	左颞顶分水岭区		○（错语、模仿语言）	○	×	△	△	△
经皮质混合性失语（MTCA）	左分水岭区大灶		×（模仿语言）	△	×	×	×	×

失语症类型	病灶部位	图示	流利性	复述	语言、文字理解	朗读	书写	命名
命名性失语（AA）	左颞顶枕结合区/左颞中回后部		（词语健忘）	○	○	△	△	△
皮质下失语（SCA）	丘脑或基底节、内囊		△（缄默少语）	△	△	△	×	×

注：正常：○；部分障碍：△；障碍：×

3. 失语症的康复

失语症的基础治疗方法按治疗目标可分为两大类：一类以改善语言功能为目的，包括：Schuell 刺激法、阻断去除法、旋律治疗；另一类以改善日常生活交流能力为目的，包括交流促进法（PACE）、代偿手段训练。

失语症治疗的训练方式包括：个人训练、自主训练、小组训练、家庭训练。

（1）Schuell 的失语症刺激治疗法

1）刺激疗法的主要原则(表8-6-4)：

2）治疗课题的选择

① 按语言模式及失语症程度选择课题(表8-6-5)

② 按失语症类型选择课题(表8-6-6)：

表 8-6-4 Schuell 刺激法的主要原则

刺激原则	说明
利用强的听觉刺激	是刺激方法的基础，因为听觉模式在语言过程中居于首位，且听觉模式的障碍在失语症中很突出。
适当的语言刺激	采用的刺激必须能输入大脑，使患者感到有一些难度但尚能完成为宜。
多途径的语言刺激	多途径输入，可以相互促进效果。
反复利用感觉刺激	一次刺激得不到正确反应时，反复刺激可能会提高其反应性。
刺激应引出反应	一个刺激应引出一个反应，它能提供重要的反馈使治疗师调整下一步的刺激。
正确刺激应强化及矫正刺激	当患者对刺激反应正确时，要鼓励和肯定；得不到正确反应的原因，多是刺激方式不当或刺激不充分，要修正刺激。

表 8-6-5 不同语言障碍模式和严重程度的训练课题

言语症状	障碍程度	训练课题
听理解	重度	词音、图画、词匹配。是、非反应
	中度	听短句做是或非回答，正误判断，执行口头命令
	轻度	在中度的基础上，选用的句子和文章更长，内容更复杂
言语表达	重度	复述（音节、单词、系列语），称呼（日常用词、动词命名、读单音节词）
	中度	复述（短文）、读短文、称呼、动作描述（情景画、漫画说明）
	轻度	事物的描述，日常交流
阅读理解	重度	字、图或词、图匹配（日常物品），简单动作
	中度	情景画、动作、句子、文章配合，执行简单的文字指令，读短文回答问题
	轻度	执行复杂的文字指令，读文章后回答问题
书写	重度	临摹、抄写、听写（日常生活用品单词）
	中度	听写（单词、短文），书写说明
	轻度	听写（长文章），描述性书写、日记、信件
计算	重度	简单的加减计算及乘除计算（一位数）
	中度	进位加法、退位减法、简单的乘除

表 8-6-6　不同类型失语症的训练重点

失语症类型	训练内容
Broca 失语	口语表达、朗读、复述、命名
Wernicke 失语	听理解、会话、复述
传导性失语	看图说话、复述、听写
命名性失语	口语命名、文字称呼
经皮质性感觉性失语	以 Wernicke 失语课题为基础
经皮质性运动性失语	以 Broca 失语课题为基础
完全性失语	听理解、口语表达、实用交流
经皮质混合性失语	以完全性失语课题为基础

（2）阻断去除法：失语症患者保留了语言能力，运用语言的能力存在障碍，通过训练可使患者重新获得语言运用能力。去阻滞是在刺激受损严重的功能区之前，先刺激受损相对较轻的功能区，这种促进性"引导"可在长期记忆区激起兴奋的自动扩散，使受损相对较重的部分易于发生反应。

（3）旋律语调治疗（melodic intonation therapy，MIT）：适用于右脑韵律功能完好的患者，目的在于促进患者自主流利地说话。

（4）实用交流能力训练：实用交流能力的训练，可以使患者最大限度地利用残存交流能力，有效地与他人发生或建立有效的联系。

交流促进法（promoting aphasics'communicativeeffectiveness，PACE）原则详见^{表 8-6-7}，方法包括：①手势语的训练；②画图训练；③交流板／交流册的训练和利用。

表 8-6-7　交流促进法的原则

原则	解释
交换新的未知信息	表达者将对方不知道的信息传递给对方
自由选择交往手段	可利用不限于口头表达的残存能力进行交往，治疗师在传达信息时可向患者示范与患者能力相适应的表达手段
平等分担会话责任	表达者与接受者在交流时处于同等地位，会话任务来回交替进行
依据信息传递的成功度进行反馈	当患者作为表达者时，治疗师依据患者表达内容的理解程度给予适当的反馈，以促进其表达方法的修正和发展

（5）失语的计算机治疗：失语的计算机治疗可以提高语言能力同时也可能会改善功能性交流，目前可应用的计算机治疗方法包括：远程康复和语言治疗、远程评估、远程干预。

（6）音乐疗法：最突出的是旋律音调疗法。这个疗法包括音乐治疗的两个主要组件：旋律音调（唱）和有节奏地敲字，最后到短语，复述。其他这种类型的音乐治疗方法包括其他音乐元素如旋律、节奏、动感、节奏、韵律。

（7）失语症的强制诱导治疗：强制诱导用于失语症的治疗是基于三个原则：①短期内使用强化练习疗效优于长期时间的较低频率的练习（强化练习）；②可迫使病人去使用通常避免的行为（强制感应）；③治疗关注于日常生活中的相关行为（行为相关性）。

（8）重复经颅磁刺激（Repetitive transcranial magnetic stimulation，rTMS）：经颅磁刺激是一种非侵入性的方法，可以调节皮层兴奋性外，影响多种神经递质的传递以及基因表达水平等机制干预皮层功能网络重建。

（9）经颅直流电刺激（Transcranial direct current stimulation，tDCS）：与经颅磁刺激相似，经颅直流电刺激（tDCS）也是用来使大脑的兴奋性发生变化。电流的极性决定兴奋性增加（阳极的tDCS）或减少（阴极的tDCS）。阳极电极置于左侧额叶皮质，可以提高卒中后失语患者的命名能力。

（10）药物治疗：药物治疗失语症的证据尚不充分。主要药物有：吡拉西坦、安非他命、美金刚烷、加兰他敏、多奈哌齐、右旋糖酐-40。

（二）构音障碍

1. 构音障碍的分类

依据神经系统损害部位和言语受损严重程度的不同，可分为以下类型：痉挛型构音障碍、迟缓型构音障碍、失调性构音障碍、运动过少型构音障碍、运动过多型构音障碍，混合型构音障碍。

各型构音障碍的鉴别详见表（表8-6-8）。

2. 构音障碍的康复治疗

（1）轻度至中度构音障碍的治疗

1）呼吸训练：呼吸是构音的动力，必须在声门下形成一定的压力才能产生理想的发声和构音。应调整坐姿，如果患者可以坐稳，应做到躯干要直，双肩水平，头保持正中位。如果患者呼气时间短且弱，可采取卧位，由治疗师帮助进行，

表 8-6-8 构音障碍的类型和言语特征

类型	常见原因	神经肌肉病变	言语特征
迟缓型	球麻痹、低位脑干卒中、脑干型小儿麻痹症、延髓空洞症、重症肌无力、面神经麻痹	迟缓型瘫痪无力、肌张力低下、肌肉萎缩、舌肌震颤	伴有呼吸音、鼻音过重、辅音不准确、单音调、音量降低、空气右鼻孔逸出而语句短促
痉挛型	脑性瘫痪、脑卒中、假性球麻痹（脑炎、外伤、肿瘤）	痉挛型瘫痪无力、活动范围受限、运动缓慢	辅音不准确、单音调、刺耳音、紧张窒息样声音、鼻音过重、偶尔音词中断、言语缓慢无力、音调低、语句短
共济失调型	脑卒中、肿瘤或外伤性共济失调、脑性瘫痪、感染中毒致 Friedrich 共济失调	不协调运动、运动缓慢、肌张力低下	言语、音调、辅音不规则，发元音不准确，发元音不准确刺耳音，所有音节发同样的重音，音节与字之间的间隔延长
运动减少型	帕金森病、药物中毒	运动缓慢、活动受限、活动贫乏、强直、丧失自主运动	单音调、重音减弱、辅音不准确、不恰当的沉默
运动过多型	舞蹈症、手足徐动症	迅速地不自主运动，肌张力异常；扭转或扭转运动，运动缓慢，不自主运动，肌张力亢进	语音不准确，异常拖长，说话时快时慢，刺耳音；辅音不准确，元音延长，变调，刺耳音，语音不规则中断，音量变化过度或声音终止
混合型	肌萎缩性侧索硬化，脑外伤，多发性硬化	运动缓慢、活动范围受限、多样化（肌无力、张力高），反射亢进，假性球麻痹	速度缓慢，低音调，紧张窒息音，鼻音过重，鼻漏（空气从鼻孔逸出），音量控制障碍，刺耳音，鼻音过重，不适当的音调和呼吸音、重音改变

这种训练也可以结合发声、发音一起训练。

2）构音改善的训练

① 下颌、舌、唇的训练：当口不能闭合时，可用手拍打下颌中央部位和颞颌关节附近的皮肤，促进口的闭合，防止卜颌的前伸。可利用下颌反射的方法帮助下颌的上抬，逐步使双唇闭合；要训练唇的展开、闭合、前突、后缩运动；训练舌的前伸、后缩、上举和侧方运动等，轻症者可主动完成，重症者可利用压舌板和手法帮助完成以上动作；用冰块摩擦面部、口唇和舌可促进口唇的闭合和舌的运动，1~2 分 / 次，3~4 次 / 天。

② 发音的训练

a. 发音启动训练：呼气时嘴张圆发"h"音的口型，然后发"a"；按同样方法做发元音口型如（"s"，"u"）；当喉紧张沙哑时，可做局部按摩和放松动作，也可让患者做打哈欠动作，可使声门完全打开，停止声带的内收；深吸一口气，在呼吸时咳嗽，然后逐渐把咳嗽变为发元音。

b. 持续发音：让患者一口气尽可能长时间发元音，并由一口气发单元音逐渐过渡到发两个或三个元音。

c. 音量控制：指导患者持续发"m"音；"m"音与"a"、"I"、"u"等元音一起发，逐渐缩短"m"音，延长元音；朗读声母为"m"的字、词、词组、造句；保持松弛体位，深吸气后数数 1~20，音量尽量大。

d. 音高控制：可扩大音高范围，指导患者唱音阶；进行"滑移"训练，方法为发元音由低 - 中 - 高；高 - 中 - 低等滑动。

e. 鼻音控制：深吸气，鼓腮，维持数秒，然后呼出；使用直径不同的麦秆，放在嘴中吹气；练习发双唇音、舌后音等，如"ba"、"da"、"ga"；练习发磨擦音，如"fa"、"sa"等；唇、鼻音交替练习，如"ba"、"ma"、"mi"、"pai"等。

3）减慢言语速度：轻至中度构音障碍的患者可能表现为绝大多数音可发，但发成歪曲音或韵律失常，这可利用节拍器控制速度，由慢开始逐渐变快，患者随节拍器发音可明显增加言语清晰度，节拍的速度根据患者的具体情况决定。

4）音辨训练：患者对音的分辨能力对准确发音非常重要，要训练患者对音的分辨，首先要能分辨出错音，可通过口述或放录音，也可采取小组训练形式，由患者说一段话，让其他患者评议，最后由治疗师纠正，效果很好。

5）克服气息音的训练：可用"推撑"方法可以促进声门闭合，避免气息音的产生；或用一个元音或双元音结合辅音和另一个元音发音，诱导产生词、词组和句子。

6）韵律训练：由于运动障碍，很多患者的言语缺乏抑扬顿错和重音变化，可用电子琴等乐器让患者随音的变化训练音调和音量。也可以用"可视语音训练器"来训练。对节律的训练，可以用节拍器，设定不同的节律和速度，患者随节奏发音，纠正节律。

（2）重度构音障碍的治疗：重度构音障碍是无法进行自主运动或自主运动很差的患者。通过手法介入可促进患者逐步自主完成构音运动。

1）呼吸：训练时可采用仰卧位，双下肢屈曲，腹部放松，平静地呼吸，治疗师的手平放在患者的上腹部，在吸气末时，随着患者的呼气动作平稳地施加压力，通过横膈的上升运动使呼气相延长，并让患者结合发音进行。也可采取坐位，鼓励患者放松，治疗师站在患者的前方或侧前方，双手放在患者胸廓的下部，在呼气末轻轻挤压使呼气延长。

2）舌训练：重度患者舌的运动严重受限，无法完成前伸、后缩、上举等运动。治疗师可戴上指套或用压舌板协助患者做以下运动：

a. 舌尽量向外伸出，然后缩回，向上向后卷起，重复几次后休息，逐渐增加运动次数。

b. 舌尖外伸尽量上抬，重复几次后休息，逐渐增加练习次数。

c. 舌面抬高至硬腭。

d. 舌尖伸向一侧口角向另一侧口角运动，可用压舌板协助和抵抗舌的一侧运动或增加两侧运动速度。

e. 舌尖沿上、下齿龈做环形"清扫"动作。

3）唇的训练：通过手法介入可帮助患者做双唇展开、缩拢、前突运动并进行吹吸及爆破音的训练。下颌麻痹的患者可能会出现下颌的下垂或偏移使唇不能闭合，治疗师可把左手放在颌下，右手放在患者的头部，帮助下颌上举和下拉的运动，逐步使双唇闭合。

4）非言语交流方法的训练：重度构音障碍患者言语功能严重损害，言语治疗师可依据每个患者的具体情况和未来交流的实际需要，选择设计替代言语交流的一些方法予以训练。目前国内常用且简单易行的有图画板、词板、句子板等。

五、卒中后认知功能障碍

脑卒中后认知功能障碍是指急性脑血管病导致的各种类型和程度的认知功能障碍，可以出现为单个或者多个认知领域受损表现，是自轻度认知障碍到痴呆的一大类综合征。

卒中后认知功能障碍诊疗流程见 [图8-6-5]，卒中后认知功能障碍常见表现见 [表8-6-9]。

（一）诊断

1. 目前《2011 年中国脑卒中康复治疗指南》在脑卒中后认知功能障碍诊断方面推荐：

（1）康复小组进行早期认知功能筛查是十分必要的。详细的评价有助于确定损害的类型，并且指导康复小组为患者提供合适的针对性的认知康复方法（Ⅰ级推荐）。

（2）建议应用简易精神状态检查（MMSE）、蒙特利尔认知评估量表（MoCA）、长谷川痴呆量表（HDS）和韦氏成人智力量表（WAIS）进行认知功能评定（Ⅱ级推荐，B级证据）。

2. 目前《2011 年血管性认知障碍诊治指南》针对血管性认知障碍诊断方面推荐：

（1）临床评估：应详细了解认知障碍的起病、发展过程，及其与脑血管病或血管危险因素之间的关系。应对患者进行一般体检和神经系统检查，寻找脑血管病的证据，同时排除

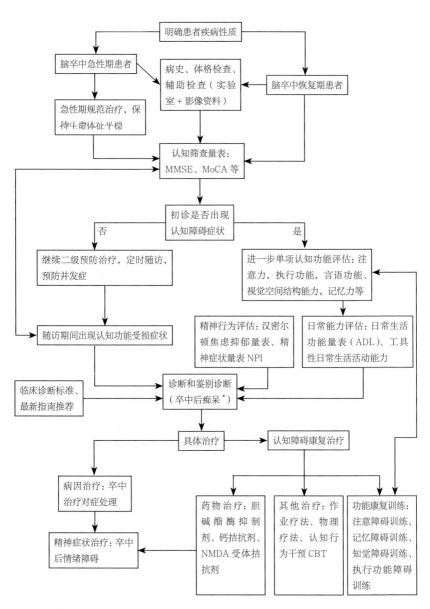

图 8-6-5　卒中后认知功能障碍诊疗流程图

表8-6-9　脑卒中后认知功能障碍常见表现

1. 记忆障碍

2. 执行功能障碍

3. 失认症
(1) 视觉失认症：物体失认症、空间失认症、人面失认症、颜色失认症、同时性失
认症、知觉恒常性失认症、文字失认症、范畴失认症。
(2) 听觉失认症。
(3) 触觉失认症

4. 失用症
(1) 肢体失用症：运动性失用症、观念运动性失用症、观念新失用症。
(2) 结构性失用症

5. 体象障碍
(1) 左右失认。
(2) 自体部位失认和手指失认。
(3) 病感失认

6. 忽视症：单侧空间忽视症

其他可导致认知障碍的疾病。

（2）神经心理学评估：应当采用适合国人的测验对 VCI
患者进行多个认知领域的评估，包括记忆力（如词语学习测
验）、注意执行功能（如语义分类流畅性测验和数字符号测
验）、视空间结构功能（如积木测验）等。

（3）辅助检查：①神经影像学检查：该对所有首次就诊的
患者进行脑结构影像检查，首选头 MRI 检查，包括 T_1WI、
T_2WI、FLAIR，在没有条件的医院，亦可行 CT 检查；②实
验室检查：对所有首次就诊的患者应进行血液学检测以协助

VCI 的病因诊断和鉴别诊断，包括血糖、血脂、血电解质、肝肾功能，在有些患者常需要进行更多的检测如：$VitB_{12}$、甲状腺素水平、梅毒血清学检测、HIV、伯氏疏螺旋体等。怀疑变性疾病或需要鉴别诊断时可行脑脊液检查，总 tau 蛋白、异常磷酸化 tau 蛋白和 $A\beta_{12}$ 检查对于 AD 诊断有较高价值；

（二）治疗

包括病因治疗和对症处理两方面。

脑卒中后认知障碍康复治疗主要包括认知功能康复训练、药物治疗、运动疗法、作业疗法、物理疗法等。

1. 认知功能康复训练总体上可以分为直接功能恢复和代偿两种方法。

（1）注意障碍的康复训练

基本技能训练：

1）注意稳定性训练：划消作业、听数字训练

2）注意选择训练：阅读选择训练、听注意选择训练

3）注意分配训练：

① 辅助训练：调动患者自身因素，学会自己控制注意障碍的一些方法，提高患者的主动性，教会患者主动观察周围环境。

② 适应性调整：

a. 作业适应性调整：最大限度地降低对注意的要求。训练应由易到难，多种任务交替进行，随着患者注意力改善时，逐渐增加治疗时间和任务复杂程度。

b. 环境适应性调整：限制环境中杂乱和分散注意力的各种因素。注意训练环境，先在一个安静环境下进行训练，随着注意力改善逐渐移到接近正常的环境中执行。

（2）记忆障碍的康复训练

1）内辅助训练：

① 复述；

② 视觉想象：患者将要记住的信息在脑中形成的一幅图画以巩固记忆；

③ 语义细加工：患者通过编一个简单的故事或者句子来帮助要巩固记住的信息；

④ 首词记忆术：患者将要记住的每一个词或短语的第一个字组编成熟悉或好记的成语或句子；

⑤ PQRST 法：

P（preview）：浏览阅读材料的大概内容；

Q（question）：就有关内容向患者进行提问；

R（read）：患者再仔细阅读；

S（state）：患者复述阅读内容；

T（test）：通过回答问题检查患者是否理解并记住了有关信息。

2）外辅助代偿训练：强调利用患者周边接触的外部条件来进行干预。

① 笔记本记录所需要记忆的内容，东西放置的地方贴上便签条，出门买东西前可以列出清单。时间上使用手表、闹钟提醒，列出活动日程表，可以使用色彩鲜艳的字迹贴在经常活动且醒目位置等；②使用计算机记忆训练软件；③室内环

境设置尽量简化，物品固定放置，减少记忆负荷。

（3）知觉障碍的康复治疗：一般包括失认症和失用症的康复治疗。

1）适应性疗法：直接训练损伤的功能活动的方法对患者进行康复。即应用功能法：通过重复练习有现实功能意义的作业活动，使患者学习实际的技能行为。

2）矫正性疗法：针对患者的障碍缺陷，通过再训练行为的特定知觉成分以改善功能活动状况。

3）训练转移法：通过重复进行某种认知作业活动训练，并把训练效果泛化到其他认知课题及到日常生活中去。

4）感觉整合法：以神经生理学和发育规律为基础，通过控制特定的感觉输入引出机体适应性反应。

5）神经发育法：抑制异常反射和促进正常运动，通过运用手法和运动提供触觉及运动刺激，让患者学会在所有的功能活动中采用正常的运动模式，最终使其能够随意控制自己的运动；通过鼓励患者采取双侧运动，恢复正常姿势。

6）认识自身的障碍：让患者对自身现存障碍有一定的认识，了解与病前相比功能水平有哪些下降，以使其在进行活动前能够对障碍可能引起的问题进行预测，自我寻找克服障碍的手段，在日常生活中使用代偿行为。

（4）执行功能障碍的康复训练

1）基本技能训练：设计和选择开放性作业是执行功能障碍的康复训练手段。

2）比较两个词或两件物品的相似与不同。

3）将图片进行分类。

4）将几张有关系的图画进行排序。

5）推理训练。

6）功能训练。

7）治疗师可以写出作业活动步骤或口头提示帮助患者系统的启动、计划到执行一项作业活动，然后逐渐减少提示，最终达到由患者自己独立地列出一项新作业活动的清单或操作指南。

8）教患者自我提问来提示自己，如我要完成什么，患者将答案写下，治疗师和患者一起评价他的计划。多练习功能性活动、结构性的活动和思考。

除了上述的康复治疗，药物治疗、运动疗法、作业疗法、物理疗法等也可以显著改善卒中后人群的认知障碍。

2. 临床上常用胆碱酯酶抑制剂、钙离子拮抗剂、脑细胞代谢激活剂、兴奋性氨基酸受体拮抗剂。

3. 运动疗法可以进行有氧运动，根据患者个人情况决定运动时间及强度，可以进行慢跑、做广播体操、骑单车等活动。

4. 作业疗法的核心是活动，包括日常生活活动、工作或生产性活动、休闲活动三方面。

5. 物理疗法包括：高压氧疗法、重复经颅磁刺激（rTMS）、针刺治疗。

需要注意的是，卒中后认知障碍精神行为症状（behavioral and psychological symptoms ofdementia，BPSD）的处理和治疗，CIND 一般较少出现明显的精神行为症状，即使出现，症状也多轻微，应首选非药物治疗，如音乐治疗、行为治疗和周围环境调整等，均被证实有较好的作用。

参考文献

1. 张通.中国脑卒中康复治疗指南.中国康复理论与实践，2012，18
   （4）：301-318.

2. 单春雷，余滨宾，励建安.建立规范化的卒中三级康复治疗体系.
   中国脑血管病杂志，2012，9（6）：281-283.

3. 朱镛连主编.神经康复学.北京：人民军医出版社，2001.

4. 于兑生，恽小平主编.运动疗法与作业疗法.北京：华夏出版社，2002.

5. 王拥军主编.卒中单元.北京：科学技术文献出版社，2004.

6. 黄晓莹，黄涛.音乐治疗在康复医学中的应用.中国临床康
   复.2004，22：4578-4579

7. Altenmuller E，Marco-Pallares J，Munte TF，et al. Neural reorganization
   underlies improvement in stroke-induced motor dysfunction by music-
   supported therapy. Ann N Y Acad Sci，2009，1169：395-405.

8. Rojo N，Amengual J，Juncadella M，et al. Music-supported therapy
   induces plasticity in the sensorimotor cortex in chronic stroke：a single-
   case study using multimodal imaging（fMRI-TMS）. Brain Inj，2011，
   25（7-8）：787-793.

9. 项爱斋，张云亭.音乐刺激激活人脑情感系统的 fMRI 表现.中国
   临床心理学杂志，2006，14（2）：215-217.

10. Subramanian SK，Lourenço CB，Chilingaryan G，et al. Arm motor
    recovery using a virtual reality intervention in chronic stroke randomized
    control trial. Neurorehabil Neural Repair，2013，27（1）：13-23.

11. Norouzi-Gheidari N，Levin MF，Fung J，et al. Interactive virtual
    reality game-based rehabilitation for stroke patients. Virtual Rehabilitation
    （ICVR），Int Conf，Philadelphia，PA，2013：220-221.

12. 丁千，高宏宇，宋梅思等.虚拟现实技术改善脑卒中患者上肢功
    能障碍的研究现状.中国康复，2013，28（3）：201-204.

13. Turolla A，Dam M，Ventura L，et al. Virtual reality for the
    rehabilitation of the upper limb motor function after stroke：a

prospective controlled trial. J NeuroengRehabil, 2013, 10: 85.

14. Cho KH, Lee KJ, Song CH. Virtual-reality balance training with a video-game system improves dynamic balance in chronic stroke patients. Tohoku J Exp Med, 2012, 228 (1): 69-74.

15. Saleh S, Bagce H, Qiu Q, et al. Mechanisms of neural reorganization in chronic stroke subjects after virtual reality training. Conf Proc IEEE Eng Med Biol Soc, Boston, MA, 2011: 8118-8121.

16. Jang SH, You SH, Hallett M, et al. Cortical reorganization and associated functio-nal motor recovery after virtual reality in patients with chronic stroke: anexperiment-er-blind (an experiment blind) preliminary study. Arch Phys Med Rehabil, 2005, 86 (11): 2218-2223.

17. Crammond D J. Motor imagery: never in your wildest dream. Trends Neurosci, 1997, 20 (2): 54-57.

18. Pfurtscheller G, Neuper C. Motor imagery activates primary sensorimotor area in humans. Neurosci Lett, 1997, 239 (2-3): 65-68.

19. Liu K P, Chan C C, Lee T M, et al. Mental imagery for relearning of people after brain injury. Brain Inj, 2004, 18 (11): 1163-1172.

20. Calautti C, Leroy F, Guincestre J Y, et al. Sequential activation brain mapping after subcortical stroke: changes in hemispheric balance and recovery. Neuroreport, 2001, 12 (18): 3883-3886.

21. Page S J, Levine P, Leonard A C. Effects of mental practice on affected limb use and function in chronic stroke. Arch Phys Med Rehabil, 2005, 86 (3): 399-402.

22. 李桥军.运动想象结合运动再学习对偏瘫患者上肢运动功能恢复的作用.中国实用神经疾病杂志, 2009, 12 (24): 79-81.

23. 朱士文,李义召,宋成忠等.强迫疗法联合想像疗法治疗偏瘫患者上肢功能障碍.中国康复理论与实践, 2007, (02): 131-132.

24. 吴亚芩,唐学琴,张长杰等.运动想象疗法对脑卒中偏瘫患者下肢运动功能恢复的影响 . 中国当代医药，2013，20（10）：48-49.

25. Marshall R S, Perera G M, Lazar R M, et al. Evolution of cortical activation during recovery from corticospinal tract infarction. Stroke，2000，31（3）：656-661.

26. Calautti C, Jones P S, Guincestre J Y, et al. The neural substrates of impaired finger tapping regularity after stroke. Neuroimage，2010，50（1）：1-6.

27. Scottish Intercollegiate Guidelines Network. Management of patients with stroke：identification and management of dysphagia. A national clinical guideline. Edinburgh：Scottish Intercollegiate Guidelines Network，2010. http：//sign.ac.uk/guidelines/published/index.html

28. Maria H. Provencio-Arambula 主编 . Treatment of Dysphagia in Adults. 出版社：Plural Publishing，Incorporated. 2006.

29. 万萍等 . 言语治疗学 . 人民卫生出版社 . 2012 年出版，2012-06-01：173.

30. 高素荣等 . 失语症（第二版），北京大学医学出版社。2006 年出版。

31. 田野，林伟，叶祥明等 . 汉语失语症诊疗进展 . 中国康复理论与实践，2012，7（12）：151-155.

32. 贾子善，汪洁，闫彦宁 . 脑卒中言语语言障碍的康复治疗 . 继续医学教育。2013，21（15）：21-26.

33. 周苹，单春雷 . 失语症的药物治疗 . 中国康复医学，2008，23（9）：860-863.

34. 李胜利 . 构音障碍的评定与康复治疗 . 中国康复听力语言科学杂志，2009，1：8-13

35. 史泱，李胜利 . 失语症患者声调障碍的机制和表现 . 中国康复医学理论与实践，2011，17（2）：148-151.

36. 梁猛军，蔡永亮 . 脑卒中后构音障碍的治疗研究进展 . 2011，23

（12）: 1136-1137.

37. 赵华，毛善平，冯学峰等. 非流利型失语患者对汉语句子理解的句法和语义加工研究. 卒中与神经疾病杂志.2010，17（3）: 154-157.

38. Lazar，RM，Minzer，B，AntonielloD，et al. Improvement in aphasia scores after stroke is well predicted by initial severity. Stroke. 2010，41（7）: 1485-1488.

39. Payabvash，S，Kamalian，S，Fung，S，et al. Predicting language improvement in acute stroke patients presenting with aphasia: a multivariate logistic model using location-weighted atlas-based analysis of admission CT perfusion scans. AJNR Am. J. Neuroradiol. 2010，31（9）: 1661-1668.

40. Tomanino，C. Effective music therapy techniques in the treatment of nonfluent aphasia. Ann N Y AcadSci，2012，1252，312-317.

41. de Jong-Hagelstein，M，Prins，N. D.，Dippel，D. W. et al. Efficacy of early cognitive-linguistic treatment and communicative treatment in aphasia after stroke: a randomised controlled trial（RATS-2）. J. Neurol. Neurosurg. Psychiatry，2011，82（4），399-404.

42. Croquelois，A，&Bogousslavsky，J. Stroke aphasia: 1，500 consecutive cases. Cerebrovasc. Dis. 2011，31（4）: 392-399.

43. TuckerFM，EdwardsDF，MathewsLK，et al. Modifying health outcome measures for people with aphasia. American Journal of Occupational Therapy. 2012，66（1）: 42-50.

44. ELHachiouiH，LingsmaHF，van de Sandt-Koenderman，et al. Long-term prognosis of aphasia after stroke. Journal of Neurology，Neurosurgery & Psychiatry. 2013，84（3）: 310-315.

45. CherneyLR.，BabbittEM，HurwitzR，et al. Transcranialdirect current stimulation and aphasia: The case of Mr. C. Topics in Stroke

Rehabilitation. 2013，20（1）：5-21.

46. Vallila-Rohter，Sofia，Kiran，Swathi. Non-linguistic learning and aphasia：Evidence from a paired associate and feedback-based task . Neuropsychologia. 2013，51（1）：79-90.

47. Samson Jarso，Muwei Li，AndreiaFaria，et al. Distinct mechanisms and timing of languagerecovery after stroke. Cognitive Neuropsychology. 2014，30：7-8，454-475.

48. Hurkmans，J. d. B.，M；Boonstra，AM；Jonkers，R；Bastiaanse，R；Arendzen，H；Reinders-Messelink，HA. Music in the Treatment of Neurological Language and Speech Disorders：A Systematic Review. Aphasiology，2012，26（1），1-19.

49. 贾建平，韩阅 . 重视血管性认知障碍的神经心理学研究 [J]. 中国脑血管病杂志，2010，7（2）：57-59.

50. 刘妍君，雒扬，滕庆兰等 . 缺血性脑血管病导致认知障碍的研究进展 [J]. 医学综述，2011，20（17）：3092-95

51. 胡昔权，脑卒中后认知障碍评估与康复 [J]. 中国实用内科杂志，2013，33（8）：598-601.

52. El-Tamawy MS，Abd-Allah F，Ahmed SM，Darwish MH，Khalifa HA. Aerobic exercises enhance cognitive functions and brain derived neurotrophic factor in ischemic stroke patients. *NeuroRehabilitation* 2014；34（1）：209-13.

53. 李珊珊，徐运 . 卒中后痴呆的预防和治疗 [J] . 国际脑血管病杂志，2015，23：198-203.

54. Shim H. Vascular cognitive impairment and post-stroke cognitive deficits. *Current neurology and neuroscience r*eports 2014；14（1）：418.

55. Douiri A，McKevitt C，Emmett ES，Rudd AG，Wolfe CD. Long-term effects of secondary prevention on cognitive function in stroke patients. Circulation 2013；128（12）：1341-8.

56. Brainin M, Tuomilehto J, Heiss WD, et al. Post-stroke cognitive decline: an update and perspectives for clinical research. European journal of neurology: the official journal of the European Federation of Neurological Societies 2015; 22 (2): 229-38, e13-6.

57. Teuschl Y, Matz K, Brainin M. Prevention of post-stroke cognitive decline: a review focusing on lifestyle interventions. European journal of neurology: the official journal of the European Federation of Neurological Societies 2013; 20 (1): 35-49.

58. Ihara M, Kalaria RN. Understanding and preventing the development of post-stroke dementia. Expert review of neurotherapeutics 2014; 14 (9): 1067-77.

59. Hackett ML, Kohler S, O'Brien JT, Mead GE. Neuropsychiatric outcomes of stroke. The Lancet Neurology 2014; 13 (5): 525-34.

60. Campbell Burton CA, Murray J, Holmes J, Astin F, Greenwood D, Knapp P. Frequency of anxiety after stroke: a systematic review and meta-analysis of observational studies. International journal of stroke: official journal of the International Stroke Society 2013; 8 (7): 545-59.

61. Ali K, Gammidge T, Waller D. Fight like a ferret: a novel approach of using art therapy to reduce anxiety in stroke patients undergoing hospital rehabilitation. Medical humanities 2014; 40 (1): 56-60.

62. 吴江，贾建平主编 . 神经病学，第三版 . 北京，人民卫生出版社，2015，477-478.

63. Meader N, Moe-Byrne T, Llewellyn A, Mitchell AJ. Screening for poststroke major depression: a meta-analysis of diagnostic validity studies. Journal of neurology, neurosurgery, and psychiatry 2014; 85 (2): 198-206.

64. Matsuoka K, Yasuno F, Taguchi A, et al. Delayed atrophy in posterior cingulate cortex and apathy after stroke. International journal of geriatric

psychiatry 2015; 30（6）: 566-72.

65. Skidmore ER, Whyte EM, Butters MA, Terhorst L, Reynolds CF, 3rd. Strategy Training During Inpatient Rehabilitation May Prevent Apathy Symptoms After Acute Stroke. PM & R: the journal of injury, function, and rehabilitation 2015; 7（6）: 562-70.

（张玉梅　张婧　杨雅琴　汪凯　胡波）